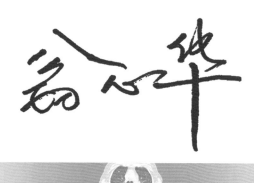

疑难感染病和发热病例

精选与临床思维

2020

主审

翁心华

主编

张文宏　张继明

上海科学技术出版社

图书在版编目（CIP）数据

翁心华疑难感染病和发热病例精选与临床思维. 2020/
张文宏，张继明主编. -- 上海 ： 上海科学技术出版社，
2021.1
ISBN 978-7-5478-5141-8

Ⅰ．①翁… Ⅱ．①张… ②张… Ⅲ．①感染－疑难病
－病案－汇编②发热－疑难病－病案－汇编③感染－疑难
病－诊疗④发热－疑难病－诊疗 Ⅳ．①R441.3

中国版本图书馆CIP数据核字(2020)第225491号

翁心华疑难感染病和发热病例精选与临床思维（2020）

主审　翁心华　主编　张文宏　张继明

上海世纪出版（集团）有限公司
上海 科 学 技 术 出 版 社　出版、发行
（上海钦州南路71号　邮政编码200235　www.sstp.cn）
上海雅昌艺术印刷有限公司印刷
开本 787×1092　1/16　印张 14.5
字数 300千字
2021年1月第1版　2021年1月第1次印刷
ISBN 978-7-5478-5141-8/R·2210
定价:148.00元

内容提要

　　翁心华教授是国内德高望重的感染病学家、内科学家，是至今仍活跃在临床一线的名医。翁心华教授带领的华山医院感染科，是我国最早的国家级重点学科之一，又是我国最重要的集感染病预防、诊断、治疗为一体的临床医疗中心之一，也是国家首批博士点、首批国家重点学科、国家教育部211重点一、二期建设学科。

　　数十年来，复旦大学附属华山医院感染科在诊治传染病及感染病方面具有学科特色和优势，收治了大量疑难感染病和发热待查病例。本书精选了复旦大学附属华山医院感染科在过去一年中所遇到的27例疑难感染病和发热病例，其中有的疾病虽然在既往系列书中就有介绍，但随着时间的推移，再次呈现出来是因为有了新的诊断方法，可以更容易地作出判断，如组织胞浆菌病；有些疾病又有了新的理解，如非结核分枝杆菌及马尔尼菲篮状菌的复数感染，本书中收集的两个病例都是外周血抗IFN-γ抗体阳性。另一方面，还介绍了一些常见病却有着罕见诱因或特殊的治疗措施。如肝脓肿，若不认真追踪，难以发现特殊的诱因；又比如伯克霍尔德菌感染最后为了彻底治愈采取切脾的治疗方案。当然，本书中也少不了一些罕见疾病，本系列书以前从未介绍，如狒狒巴拉姆希阿米巴脑炎、RHOH基因缺陷病。最后，读者还会发现一些编写者深有感触的病例——极为危重的患者通过医务人员难以想象的协作努力而救治成功，如肝衰竭基础上出现播散性米根霉感染患者。本书展示了这些精选确诊案例的诊治过程、主治医师经验体会、诊疗思路，并由翁心华教授等具有丰富临床经验的医师结合国内外文献对病例进行了点评，有助于提高临床医师的诊治思维水平，对业内人士很有参考价值。

编者名单

主　审

翁心华

主　编

张文宏　张继明

副主编

邵凌云　陈　澍

秘　书

胡越凯　阮巧玲　张冰琰

编　者（按姓氏汉语拼音排序）

艾静文　陈　晨　陈明泉　程　琦　高　岩　胡越凯
黄玉仙　贾　雯　蒋卫民　金嘉琳　李　宁　李　谦
刘袁媛　卢　清　毛日成　秦艳丽　阮巧玲　邵凌云
施光峰　苏　然　孙　峰　汪　菁　汪　婷　王新宇
王　璇　徐　斌　杨飞飞　于　洁　虞胜镭　喻一奇
郑建铭　朱浩翔　朱利平

前　言

2020年是特殊的一年，以我名字冠名的"疑难感染病和发热病例精选与临床思维"系列出版了9本了。由于新冠疫情的影响，今年这本书的面世推迟了2个月，但仍然保证了书的高质量。经过精心筛选，今年收录了27例疑难感染病和发热病例。

感染性疾病在不断地变迁，新型冠状病毒的流行促使人们对传染病的认知不断更新，同时也对人类社会产生了深远的影响。而感染科除了共同应对新发、突发传染病外，同样要解决疑难感染病和发热病例的诊治难题。即使在医疗技术非常发达的今天，我们仍然会碰到很多没见过或者无法确诊的病例，本书中也有几例这样的病例，如外周血IFN-γ自身抗体阳性患者并发播散性马尔尼菲篮状菌和非结核分枝杆菌重叠感染、狒狒巴拉姆希阿米巴引起的脑炎、表现为反复发热的胃癌等，都是逐渐被临床医生认识的疾病。所以，大家在遇到这样的病例时不要气馁，有时需要一些时间和经验，需要查找文献了解最新进展，同时我们要对病人保持密切的随访和追踪，直到真相大白的那一时刻。

现代医学非常依赖实验室或其他辅助检查，但我仍然强调病人的病史采集和体格检查。在我查房的时候，床位医生汇报病史会报告很多检查结果，有的检查结果有时无法解释，使得临床医生深陷其中，不知如何取舍。我认为这需要临床医生具有综合分析判断的能力，要抓住主线，去除干扰因素，不能根据某个单一检查结果确定或排除某种疾病的诊断。另外，感染性疾病往往涉及多个系统或学科，很多疑难或重症病例需要多学科的协作，因此很多医院开展了多学科联合门诊，我们科也开展了疑难感染病和疑难肝病多学科门诊，为病人的就诊提供了便利，解决了很多疑难问题。我觉得这种模式很好。感染科要引领其他学科一起讨论，并制订下一步的诊治计划，减少病人就医的麻烦和等待的时间,对学科发展是非常有利的。

伴随着本系列图书的编写,很多医生成长起来了,越来越多的年轻医生加入编写队伍,撰写病例也是很好的学习过程。但由于时间原因,部分病例资料有所欠缺,文字的疏漏错误之处更是在所难免,衷心希望广大读者批评指正。

2020 年 11 月

目 录

1 主动脉瘤术后血流感染合并消化道大出血   1

2 一根"鱼刺"惹的祸   7

3 保胆取石术的阴影——一例误认为单纯大肠埃希菌感染的肝脓肿   17

4 播散性葡萄球菌合并播散性念珠菌感染的大颗粒 T 淋巴细胞白血病   28

5 长期接受治疗和随访的播散性结核(肺、脾、颅内、淋巴结)   40

6 感染性心内膜炎术后继发左侧感染性髂动脉瘤   50

7 反复发热6年背后的隐形杀手：类鼻疽伯克霍尔德菌感染   55

8 先天性脊髓栓系、骶尾部皮肤窦道继发脊髓脓肿   62

9 放线菌的"新不了情"   70

10 宏基因组学诊断播散型组织胞浆菌病   81

11 肝硬化脾切除患者出现不明原因发热伴腹泻、腹痛   88

12 肝衰竭合并皮肤软组织真菌感染   96

13 曲霉性脑膜炎   104

14 播散性隐球菌病合并血行播散性结核   111

15 两例外周血IFN-γ自身抗体阳性患者并发播散性马尔尼菲篮状菌和
非结核分枝杆菌重叠感染   120

16 以发热、腹痛、肺部病灶为表现的肺吸虫病   135

17 引起急性肾衰竭的恶性疟   141

18 狒狒巴拉姆希阿米巴引起的脑炎   147

19 伴肝包膜下大量积液的肝左叶阿米巴脓肿   153

20 巴尔通体感染导致上肢脓肿   160

21 以反复发热为首发表现的克罗恩病   165

22 以发热、全身皮疹为主要表现，皮肤活检病理提示黏液水肿性苔藓的胃腺癌   170

23 表现为反复发热的胃癌   176

24 自发性脾破裂，最终诊断为脾脏弥漫大B细胞淋巴瘤的发热待查   188

25 易误诊为粟粒性肺结核的过敏性肺泡炎   197

26 年轻男性反复肺部感染合并双眼失明，最终诊断罕见原发性免疫缺陷病   206

27 误诊为酒精性肝硬化的特发性缩窄性心包炎   214

1

主动脉瘤术后血流感染合并消化道大出血

人工血管支架感染并不罕见，而且一旦发生，治疗难度很大，除了强有效的抗感染治疗，往往还需要外科介入。本病例为主动脉瘤主动脉支架植入术后感染，虽然找到了病原菌，但治疗过程并不理想，并突发上消化道大出血，病情极为凶险，且出血原因一时让人费解。

病史摘要

入院病史

患者，男，42岁，浙江人，职员，2019年6月5日收入我科。

主诉

间歇性发热1个月。

现病史

患者2019年5月初开始出现发热，不伴畏寒、寒战，体温最高38℃，自认为感冒，开始在当地医院治疗，具体方案不详。其间发热间隔期缩短，由3天1次发热，变为1天2次发热。近1周伴畏寒、寒战，最高体温39℃。每次使用布洛芬退热，体温可恢复正常，无其他明显不适；2019年5月30日在浙江某市人民医院就诊，血常规：白细胞12.84×10⁹/L，血红蛋白126 g/L，C反应蛋白42.19 mg/L；尿常规：隐血（＋），白蛋白29.8 g/L，降钙素原6.71 ng/ml；自身免疫抗体阴性；HBsAg（＋）；HBV-DNA 1.06×10⁸ IU/ml；未找到疟原虫。CT示右肺中叶及左肺下叶纤维灶，左肾小结石；主动脉术后改变。使用"莫西沙星、头孢唑肟"等治疗，体温正常后仍有反复。入院前门诊予以服用法罗培南，患者体温控制可。为进一步明确发热原因，于我科门诊收住入院。患者自患病以来精神好，胃纳可，睡眠佳，大小便正常，体重下降4 kg。

既往史

既往有高血压病史1年，最高血压150/90 mmHg，目前应用硝苯地平片30 mg qd口服控制血压，维持在120/70 mmHg。有乙肝多年，未治疗。否认结核史。手术史：2018年因主动脉瘤行主动脉支架植入术。其余病史无特殊。

入院查体

体温36.7℃，脉搏90次/分，呼吸20次/分，血压119/71 mmHg，身高178 cm，体重81 kg。神志清楚，发育正常，营养好，回答切题，自动体位，查体合作，步入病房，全身皮肤黏膜未见异常，无肝掌，全身浅表淋巴结无肿大。未见皮下出血点，未见皮疹。头颅无畸形，眼睑正常，睑结膜未见异常，巩膜无黄染。双侧瞳孔等大等圆，对光反射灵敏，耳郭无畸形，外耳道无异常分泌物，无乳突压痛。外鼻无畸形，鼻通气良好，鼻中隔无偏曲，鼻翼无扇动，两侧鼻旁窦区无压痛，口唇无发绀。双腮腺区无肿大，颈软，无抵抗，颈静脉无怒张，气管居中，甲状腺无肿大。胸廓对称无畸形，胸骨无压痛；双肺呼吸音清晰，未闻及干、湿性啰音。心率90次/分，律齐；腹平坦，腹壁软，全腹无压痛，无肌紧张及反跳痛，肝脾肋下未触及，肝肾脏无叩击痛，肠鸣音5次/分。肛门及外生殖器未见异常，脊柱、四肢无畸形，关节无红肿，无杵状指（趾），双下肢无水肿。肌力正常，肌张力正常。生理反射正常，病理反射未引出

实验室检查

• 血常规：白细胞7.18×10^9/L，中性粒细胞70.6%，红细胞3.86×10^{12}/L（↓），血红蛋白112 g/L（↓），血小板计数125×10^9/L。尿常规正常。粪便常规隐血阳性（+）。

• 铁蛋白715.50 ng/ml（↑），血沉38 mm/h（↑），降钙素原4.99 ng/ml（↑），C反应蛋白61.50 mg/L（↑）。

• 肝功能、肾功能、电解质、凝血功能、心肌酶谱、血糖、血脂正常。肿瘤标志物基本正常。甲状腺激素正常。呼吸道病原体IgM抗体九联检测均阴性。

• 丙肝病毒抗体阴性。G试验、GM试验、隐球菌、T-SPOT、呼吸道病原体抗炎未见明显异常。HIV抗体检测、TPPA+RPR阴性。自身免疫抗体阴性。

• 乙型肝炎病毒表面抗原（A）：>250.00 IU/ml（+），乙型肝炎病毒表面抗体（A）：0.1（-）IU/L，乙型肝炎病毒核心抗体（A）：9.3（+）s/co，乙型肝炎病毒核心IgM抗体（A）：1.1（+）s/co，乙型肝炎病毒e抗原（A）：667.39（+）s/co，乙型肝炎病毒e抗体（A）：41.6（-）s/co。

辅助检查

头颅CT、下腹部CT平扫未见异常。上腹部平扫示脾大，左肾多发结石可能。

入院后诊疗经过

患者为中年男性，间歇性发热1月余，伴畏寒、寒战，抗感染治疗似乎有效但不持久。既往因主动脉瘤有主动脉支架植入术病史，考虑感染性发热可能。入院后积极寻找病原学依据，反复抽取血培养。患者入院第3天，血培养示缓症链球菌（草绿色链球菌），万古霉素、利奈唑胺敏感。追问病史患者1个月前曾有牙髓根管治疗。考虑牙源性感染为入侵途径，导致缓症链球菌的血流感染。依据药敏结果，经万古霉素抗感染治疗后，患者体温高峰有所下降，C反

应蛋白、降钙素原有所改善。但后期体温又出现波动升高,出现寒战。监测万古霉素谷值,其血药浓度低于正常。患者体温高达39.7℃时,调整抗感染方案,停用万古霉素,改用达托霉素注射液500 mg ivgtt qd。完善心脏彩超、头部MRI检查。患者体温控制在38℃以下,然而5天后患者体温再次升高,Tmax 38.8℃。鉴于此前检测万古霉素谷浓度低下,我们改用了万古霉素1.0 g q8h,次日下午2点患者再次出现高热、寒战,体温41.3℃,并突发意识障碍,呼唤反应迟钝,自主睁眼,双眼可向左侧视,未能配合向右侧视,双瞳等大,3 mm,对光反射存在,鼻唇沟对称,伸舌不能配合,颈抵抗,四肢抽动,肌张力高。血压140/113 mmHg,脉搏170次/分,呼吸50次/分,氧饱和度95%。下午3:26患者出现呕血300 ml,为鲜红色。尚不明确患者突发意识障碍和出血原因,予以急诊CT及CTA检查。检查过程中患者呕大量鲜血约1 000 ml,遂转至ICU予气管插管,胃肠减压引流,并继续万古霉素+美罗培南抗感染,去甲肾上腺素升压,生长抑素、血凝酶止血以及补液、护胃等治疗,后生命体征平稳转至外院行手术治疗。

临床关键问题及处理

关键问题1 已找到病原学证据,依据药敏进行抗感染治疗后,患者高热为何一直反复

患者间歇性发热入院,经血培养发现缓症链球菌阳性。血流感染诊断明确,我们根据药敏试验结果使用敏感药物万古霉素、达托霉素抗感染。为何治疗效果不佳,体温控制不理想?是感染原发灶没控制?还是出现了继发性感染灶?经仔细询问病史,我们考虑患者缓症链球菌血流感染的原发灶来源于牙源性感染(起病前曾经进行根管治疗),而患者有既往主动脉支架植入术病史,应该是迁徙性感染灶存在的高危因素。我们高度怀疑主动脉支架处存在感染灶,复查CT提示食管旁支架处软组织增厚,支架后的感染不能完全排除。若为感染灶持续存在,需要外科协助清除。

关键问题2 患者为何出现上消化道大出血

患者在治疗过程中突然出现上消化道大出血。众所周知,上消化道大出血的常见原因有溃疡出血、食管胃底静脉曲张破裂出血、急性胃黏膜病变、胃部肿瘤出血等。结合患者既往有乙肝病史,B超提示脾大,但未经过抗病毒,患者是否存在肝硬化的并发症——食管胃底静脉曲张破裂出血?因病情危急,我们首先做的是积极止血、对症支持治疗,在患者生命体征平稳后,针对原主动脉支架处食管旁软组织增厚,考虑是支架感染。内科治疗无效,外科的介入显得尤为重要,请原来为患者做主动脉支架术的上海某医院胸外科医生会诊,仔细查阅CTA片(图1-1),考虑支架加强筋刺入食管可能,需紧急手术治疗。但支架加强筋刺破主动脉壁,再刺破食管壁,导致动脉破裂后自上消化道出血,不能完全解释为何食管旁支架植入周围有软组织增厚,会不会是因为支架处感染导致了主动脉食管瘘引起的上消化道大出血?

最终,患者转院至上家医院(为患者做主动脉支架术的医院),胸外和血管外科联合手术治疗,手术中发现并非支架加强筋断裂刺破血管壁及食管壁导致出血,而是支架周围感染、脓肿溃破食管壁,引起主动脉食管瘘,这也证实了我们的猜测。手术成功清除感染灶,并修复损

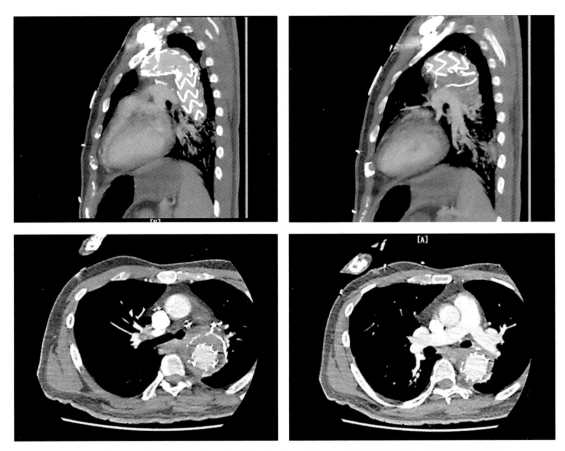

图 1-1　主动脉弓及降主动脉可见支架影,管腔局部明显扩张,支架外可见弧形低密度影(红色箭头指向)。

伤血管,但患者最终还是继发感染,遗憾离世。

背景知识介绍

自1991年Parodi等首次报道使用支架植入物治疗腹主动脉瘤以来,腔内修复术以其特有的优点在主动脉疾病的治疗中得到迅速普及。相对人工动脉支架植入物感染发生率较低,有报道发生率为0.4%,而人工血管植入物感染率在1%～6%。但一旦发生感染,则产生灾难性后果。

支架植入物早期感染的来源可能与置入部位污染有关,邻近部位的肠道细菌传播及远隔部位感染通过血液传播都可能造成植入物感染。其早期诊断非常重要,感染早期多表现为非特异性全身中毒症状(寒战、高热、白细胞计数升高)及感染部位的肿痛,缺乏特异性症状,故早期诊断比较困难,影像学检查能够识别植入物周围的积液及炎症反应,CT检查是评估术后植入物感染常用的方法。

支架植入物感染治疗基本原则为去除感染支架植入物;清除感染坏死组织;恢复远端血

供。主动脉腔内支架植入物感染的发生率低,但产生的危害性大,预后差,有很高的病死率,要重视预防。预防性抗生素的使用、正确的无菌手术操作及对高危患者加强随访均可降低支架植入物感染发生的概率。因支架植入物感染在我们的系列书中多有报道,在此不做赘述,此患者有其特殊之处,支架植入物感染最终导致上消化道大出血值得我们深入思考。

在引起上消化道大出血病因中,有个比较罕见的原因——主动脉肠瘘。主动脉肠瘘是急性上消化道大出血的罕见原因,且常为医源性。最常见于十二指肠的第3或第4部分,其次是空肠和回肠。大多数患者最初会有"先兆出血",表现为呕血和(或)便血,之后可能会发生致命性大出血。如果血凝块暂时堵塞了瘘管,则可出现间歇性出血。其他症状和体征可能包括腹痛或背痛、发热和脓毒症征象。少数情况下,可触及腹部肿块或闻及腹部血管杂音。主动脉肠瘘是由主动脉和消化道直接连通引起。原发性主动脉肠瘘非常罕见,通常由动脉粥样硬化性主动脉瘤侵蚀十二指肠所致。其他更罕见的原因包括梅毒或结核引起的感染性主动脉炎。典型表现是消化道大出血、腹部搏动性肿块,以及腹痛或背痛。然而,一项纳入81例患者的回顾性研究显示,该三联征的发生率仅为11%,大多数病例都有先兆性消化道出血。主动脉肠瘘最常为继发性,发生在植入人工腹主动脉血管植入物之后,比原发性主动脉肠瘘常见得多。压迫性坏死和植入物感染与这种情况下瘘管形成有关。其他继发性原因包括穿透性溃疡、肿瘤侵袭、创伤、放射性损伤,甚至异物穿孔。

患者曾因升主动脉瘤行支架植入术,术后因牙源性感染入侵血流,继而迁徙至支架处形成继发性感染灶,形成压迫性坏死及支架感染,导致食管瘘的发生,从而引起上消化道大出血。植入物感染所致主动脉消化道瘘的治疗包括静脉给予抗生素和紧急手术干预,表现为上消化道出血的主动脉消化道瘘患者若不治疗,病死率接近100%。标准的手术方法是移除感染的植入物并行解剖外旁路术。

临床医生在诊断血流感染时,应注意寻找可能的原发感染源和迁徙感染灶,及时处理原发感染灶和迁徙感染灶是血流感染治疗成功的前提与基础。本例患者有主动脉瘤行支架植入术的高危因素,在血流感染控制不良时,很容易想到植入物感染导致,清除感染灶是抗感染的基石,在内科治疗不佳时,外科手术治疗尤为重要。但此患者治疗过程一波三折,又出现了上消化道大出血,虽有未经治疗的慢性乙肝可能导致肝硬化、食管胃底静脉曲张破裂等因素的干扰,但临床医生仍保持了高度的警觉性,最终诊断为主动脉食管瘘。对所有出现大量或反复上消化道出血,且有胸主动脉瘤或腹主动脉瘤病史,或人工血管植入史的患者,均应考虑主动脉消化道瘘,这应该是此病例给我们的最大警示。

(程 琦 陈明泉 李 宁)

参·考·文·献

［1］方征东，符伟国，王玉琦.主动脉支架移植物感染的诊治体会(附4例报道)［J］.中国普外基础与临床杂志，2009，16（6）：429-433.

［2］Bianco V, Kilic A, Gleason TG, et al. Management of thoracic aortic graft infections[J]. J Card Surg, 2018, 33(10): 658-665.

［3］Saers SJ, Scheltinga MR.Primary aortoenteric fistula[J]. Br J Surg, 2005, 92(2): 143.

［4］Cendan JC, Thomas JB 4th, Seeger JM.Twenty-one cases of aortoenteric fistula: lessons for the general surgeon[J]. Am Surg, 2004, 70(7): 583-587.

2

一根"鱼刺"惹的祸

题记

腔内修复术（endovascular aortic repair，EVAR）术后植入物感染是一种罕见并发症，也是困扰血管外科和感染科医生的一个棘手难题。其治疗的金标准仍然是支架取出后行动脉重建，除非患者有严重的并发症，不能耐受手术。对于病情轻，感染局限的患者，可以采用保守治疗。由于多种因素造成感染的发生，保守治疗往往效果不佳，基于充分抗感染后的外科治疗是一个有效的干预措施，其中长期预后相对较好，但存在围手术期病死率高的问题。本文提供的是1例被"鱼刺"刺破十二指肠及腹主动脉，紧急行腹主动脉支架植入术后继发感染的患者，其治疗难度非常大，希望能为主动脉植入物感染提供有限的治疗经验。

病史摘要

入院病史

患者，女性，54岁，社区工作者，2020年1月14日收入我科。

主诉

反复间歇性寒战、发热2年余。

现病史

患者于2018年1月初开始感腹部隐痛，表现为久坐站起后隐约觉脐周轻微刺痛，当时无发热等其他不适，未就诊。2018年1月21日5时左右突感腹痛加剧，呈剧烈刺痛，脐周明显，伴有大汗淋漓，持续约半小时后自行缓解，表现为隐痛。当日晚18时左右再次腹痛加剧，不能忍受，遂至某医院急诊就诊，腹部CT平扫（图2-1）示：腹主动脉及十二指肠水平段损伤。予以补液后腹痛缓解（具体不详）。腹部CT增强提示：腹主动脉壁增厚，并周围软组织团块，其间线状高密度影，异物？当地医生告知"异物"可能为鱼刺，遂当日收入该院血管外科行"腹主动脉支架植入术"，术中请普外科会诊，行"连开腹探查术＋腹主动脉腔内补术＋空肠营养

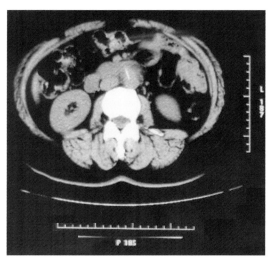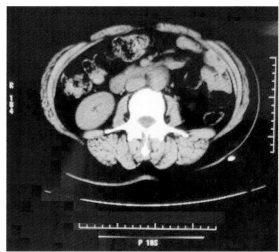

图2-1　腹部CT平扫（2018-01-21）：腹主动脉及十二指肠水平段损伤。

管造瘘+腹腔引流+肠粘松解术"。当时手术记录：盆腔及小肠系膜未触及肿块。肝脏形态、质地正常。打开横结肠系膜及十二指肠侧腹膜，游离十二指肠降部级水平部，至下腔静脉前方可及脓腔，打开脓腔清理，自屈氏韧带分离十二指肠，至腹主动脉前方可及脓腔，打开引流。腹主动脉与下腔静脉之间前方可及包裹性质硬肿物，无法打开。向患者家属交代病情，本次手术可能无法找到"鱼刺"样物，继续探查可能引起血管和十二指肠损伤，家属同意目前仅行置管引流术。温生理盐水2 000 ml冲洗腹腔，逐层关腹。术后给予肠外营养、抗凝、抗生素（奥硝唑、舒普深）控制感染，症状好转稳定。2018年1月30日复查下腹部CT增强：腹主动脉术后所见，腹主动脉（自L1层面）—双侧髂总动脉支架植入后，支架腔内显影佳；腹主动脉（L2层面）前方脂肪间隙模糊；十二指肠水平段-腹主动脉间细条状致密影，可疑阳性异物，较前未见明显变化，腹腔内少量积气、脂肪间隙模糊，考虑腹部术后所致，小肠腔内置管影。2018年1月30日胸部CT平扫：双肺下叶见条片状密度增高影，部分边界不清，双肺坠积性炎症可能性大。患者经抗感染对症处理后症状明显好转，2018年2月13日出院。其间患者无发热、腹痛。2018年2月19日（术后1个月）患者第1次出现畏寒、寒战，体温最高39℃，伴有脐周隐痛不适，无恶心、呕吐。2018年2月20日腹主动脉CTA增强提示：腹主动脉术后所见，腹主动脉（自L1层面）—双侧髂总动脉支架植入后，支架周围管壁斑点状、斑片状高密度影，内漏待除外；腹主动脉（L2、L3层面）壁厚，周围脂肪间院模糊，较前明显进展，感染性病变待除外，请结合临床；右侧髂总动脉起始部支架腔内结节状充盈缺损影，可疑血栓。2018年2月21日予收入院，给予抗感染（哌拉西林-他唑巴坦），肠内营养，补液等对症处理后体温平，症状好转（其间未查血培养），2018年2月26日出院。2018年3月7日患者术后第2次出现畏寒、寒战，体温最高达39℃。无恶心、呕吐，无明显腹痛。在社区诊所输液3天好转（用药不详）；2018年7月患者第3次出现畏寒、寒战、高热，体温达39℃，伴有腹痛，程度不剧。于外院门诊输液5天好转（用药不详）。此后近1年无发热。2019年6～8月患者频繁发热、寒战，伴有腹部隐痛。每次发热持续2～3天，口服布洛芬、头孢地尼可好转。2019年8月28日起患者开始每周均出现发热，体温最高达39℃，腹痛不明显。至某中心医院普外科住院，查血常规：白细胞5.3×10⁹/L，C反应蛋白58.3 mg/L。腹部CT平扫示：肝左叶钙化灶，胆囊壁增厚。血培养：阴性。治疗：抗感染（哌拉西林-他唑巴坦、奥硝唑静滴）（2019-08-28—09-10），体温仍在38℃，后予以甲泼尼龙40 mg qd静滴3天，体温平（2019-09-04—09-06），2019年9月10日出院。2019年10月11日患者再次出现发热，体温最高达42℃。2019年10月12日在血管外科住院，查血常规：白细胞2.72×10⁹/L，C反应蛋白59.71 mg/L，血红蛋白100 g/L，降钙素原5.38 ng/ml，血培养（2019-11-02）示：大肠埃希菌（ESBLs阳性），阿米卡星、头孢替坦、呋喃妥因、亚胺培南、复方磺胺甲噁唑、哌拉西林-他唑巴坦、厄它培南、替加环素、左氧氟沙星、头孢哌酮-舒巴坦、美罗培南敏感。心超示：二尖瓣反流（轻微）、三尖瓣反流（轻微）、左室舒张功能减低。2019年11月8日PET-CT（图2-2）提示：腹主动脉支架植入术后，第3腰椎水平腹主动脉前壁支架周围见气体密度影，SUVmax 4.8。脾轻度增大，密度不均匀，弥漫性轻度代谢增高，SUVmax约3.4。中轴骨弥漫性轻度代谢增高。以上考虑发热继发改变可能大。右肺上叶胸膜下数个浅淡密度小结节，未见异常代谢，考虑慢性炎症可能大。肝左叶钙化灶。子宫肌瘤。左侧颞叶前极脑脊液样低密度灶，无代谢，考虑蛛网膜下腔囊肿；左侧上颌窦炎。L5椎体双侧椎弓崩裂。治疗：头孢哌酮-舒巴坦（2019-10-12—11-10）、奥硝唑（2019-10-14—11-12）、左氧氟沙星（2019-11-08—11-12）、阿米卡星（2019-11-13—11-19）、比阿培南（2019-11-12—12-01）、替考拉宁（2019-11-19—12-01）。经抗感染治疗后患者症状好转，2019年12月2日出院。出院后继续给予丁胺卡那、环丙沙星静滴抗感染治疗2周（2019-12-02—12-12），其间仍反复发热。2019年12月底至2020年1月初发热较频繁，每日均有寒战高热，体温多在40℃以上。2020年1月14日至我科就诊，予收住入院。

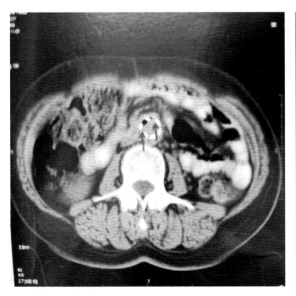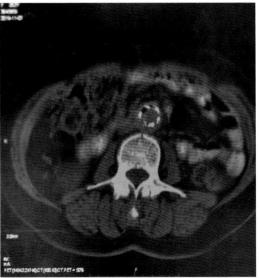

图2-2 PET-CT（2019-11-08）：腹主动脉前壁支架周围见气体密度影。

既往史、个人史

患者既往有糖尿病史4年，血糖控制不佳，在15 mmol/L左右。否认其他慢性疾病史。常年进食较多鱼类，有大口吞咽及喝鱼汤习惯。

入院体格检查

体温36.8℃；脉搏82次/分；呼吸频率18次/分；血压130/80 mmHg；身高170 cm；体重70 kg；神志清楚，发育正常，营养好，回答切题，查体合作，全身皮肤巩膜无黄染，颈软，无抵抗，两肺呼吸音清，未及明显干湿啰音，心率82次/分，律齐，各心脏瓣膜听诊区未及明显杂音，腹软，腹中部见陈旧性手术瘢痕，全腹无压痛，无肌紧张及反跳痛，肝脾肋下未及，移动性浊音阴性。

实验室及辅助检查

• 2020-01-14血常规：白细胞6.96×10^9/L，红细胞3.18×10^{12}/L，中性粒细胞80.9%，血红蛋白88 g/L；谷丙转氨酶/谷草转氨酶正常，白蛋白33 g/L，随机血糖21.4 mmol/L。降钙素原27.08 ng/ml，血沉57 mm/h，铁蛋白584 g/L。肝炎标志物、抗核抗体、肿瘤指标均正常。尿常规：葡萄糖++++。血NGS：大肠埃希菌，序列数131；近平滑念珠菌，序列数19。

• 2020-01-25血培养：大肠埃希菌：亚胺培南、美罗培南、阿米卡星、哌拉西林-他唑巴坦、替加环素、多黏菌素E、米诺环素、复方磺胺甲噁唑均敏感。2020-03-10血培养：热带假丝酵母菌。2020-03-12复查血NGS（-）。2020-03-19及2020-03-23两次血培养示：大肠埃希菌，药敏同前。2020-04-14血常规：白细胞3.51×10^9/L，红细胞3.26×10^{12}/L，中性粒细胞68.1%，血红蛋白103 g/L，降钙素原0.69 ng/ml，血沉10 mm/h，铁蛋白1 151 g/L。

• 2020-01-15腹主动脉CTA：腹主动脉术后，金属影内伴混杂密度影，腹主动脉局部受压狭窄。

• 2020-01-21腹部超声：右肾囊肿，脾大，肝脏、胆囊、左肾、双侧输尿管未见明显异常，膀胱未充盈，显示不清。

• 2020-01-21腹部增强MR：肝内散在小囊肿；右肾小囊肿；腹主脉支架术后改变。

• 2020-01-21心脏超声：房间隔瘤形成，左心收缩功能正常，左心舒张功能正常。

• 2020-02-03腹主动脉CTA：腹主动脉术后，金属影内混杂密度影较前（2020-01-15）减少。

• 2020-03-05腹主动脉CTA：腹主动脉术后，金属影内混杂密度影较前（2020-02-03）稍增多。

• 2020-03-11心脏超声：左房室增大，左心收缩功能正常，左心舒张功能正常。

• 2020-03-19腹主动脉CTA：腹主动脉术后，金属影内混杂密度影较前（2020-03-05）稍吸收。

• 2020-04-13腹主动脉CTA：腹主动脉术后，金属影内混杂密度影较前（2020-03-19）基本吸收。

入院后诊疗经过

患者入院后仍发热，结合外院PET-CT提示腹主动脉支架感染、血培养为大肠埃希菌、考虑为腹主动脉支架感染导致的发热，予以亚胺培南–西司他丁钠 1.0 g q8h ivgtt（2020-01-14—04-20）、阿米卡星 0.6 g qd ivgtt（2020-01-14—04-20）抗感染。2020-01-15 腹主动脉CTA：腹主动脉术后，金属影内伴混杂密度影，腹主动脉局部受压狭窄（图2-3）。同时考虑支架内气体影形成，不排除产气杆菌感染，于 2020-01-22 加用甲硝唑 0.5 g qd ivgtt（2020-01-22—03-10）治疗。患者体温平，2020-02-03 复查腹主动脉CTA提示：腹主动脉术后，金属影内混杂密度影较前（2020-01-15）减少（图2-3）。因入院时血NGS提示近平滑念珠菌感染，予请眼科会诊无眼内炎表现，查腹部B超及腹部增强MR、心超均提示无明显异常，考虑念珠菌血症依据不足。请血管外科会诊表示外科手术难度极大，围手术期并发症、病死率较高，建议继续内科保守治疗。治疗期间患者偶有发热，继续原方案抗感染后很快好转，但1月余后患者发热较前频繁，2020-03-05 复查腹主动脉CTA提示：腹主动脉术后，金属影内混杂密度影较前片（2020-02-03）稍增多（图2-3）。考虑甲硝唑治疗效果不佳，于 2020-03-10 停用。同时 2020-03-10 血培养回报热带假丝酵母菌，考虑存在念珠菌血流感染，于 2020-03-12 以加用卡泊芬净 50 mg qd ivgtt（2020-03-12—04-20）治疗。患者仍有间断性发热。2020-03-19 血培养仍提示为大肠埃希菌，考虑大肠埃希菌耐药可能，于 2020-03-20 加用替

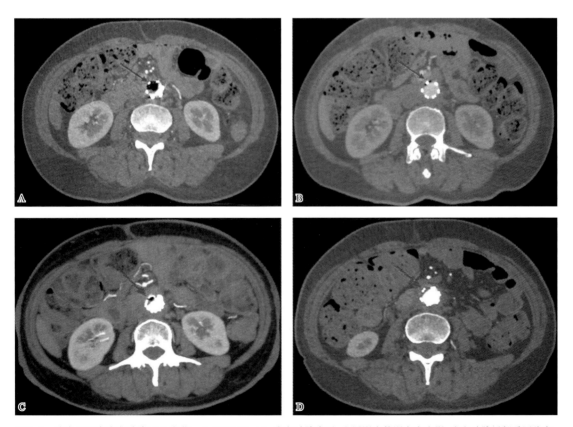

图2-3 治疗过程中腹主动脉CTA变化。A. 2020-01-15：腹主动脉术后，金属影内伴混杂密度影，腹主动脉局部受压狭窄。B. 2020-02-03：金属影内混杂密度影较前（2020-01-15）减少。C. 2020-03-05：腹主动脉术后，金属影内混杂密度影较前片（2020-02-03）稍增多；D.2020-04-13：腹主动脉术后，金属影内混杂密度影较前基本吸收。

加环素 100 mg q12h ivgtt（2020-03-20—04-20）治疗，患者出现恶心、呕吐等消化道症状，请消化科会诊予以PPI对症处理后逐渐耐受。在抗感染基础上，积极治疗基础疾病，予以二甲双胍、甘精胰岛素降糖，血糖控制在 10 mmol/L 以下。患者经抗感染治疗后症状较前明显好转，发热间隔时间最长为15天。2020-04-10复查腹主动脉CTA提示金属影内混杂密度影较前基本吸收（图2-4）。且多次复查血培养均阴性，于2020-04-20出院，至当地医院继续亚胺培南-西司他丁 1.0 g q8h ivgtt、阿米卡星 0.6 g qd ivgtt、替加环素 100 mg q12h、卡泊芬净 50 mg qd ivgtt巩固治疗。2020-05-05当地复查腹主动脉CTA提示金属影内无明显混杂密度影（图2-4），自2020-05-09至今未再发热。2020-06-10至本院复查，血常规、肝肾功能均正常，腹部B超肝脾无肿大。考虑患者目前病情控制可，发热频率明显减少，而手术风险较大，建议继续内科保守治疗，必要时再考虑外科手术处理。故回当地继续原方案巩固治疗，目前仍随访中。

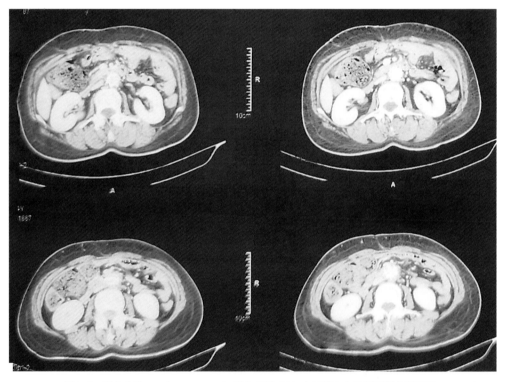

图2-4 腹主动脉CTA（2020-05-05）：腹主动脉术后，金属影内未见明显混杂密度影。

临床关键问题及处理

关键问题1 该患者腹腔内异物是否为鱼刺

该患者于2018年1月初开始感腹部隐痛，表现为久坐站起后隐约觉脐周轻微刺痛。2018年1月21日左右突感腹痛加剧，呈剧烈刺痛，脐周明显，伴有大汗淋漓。并很快再次出现腹痛加剧，不能忍受。腹部CT增强提示：腹主动脉壁增厚，并周围软组织团块，其间线状高密度影，异物？从影像学上看，该异物和鱼刺非常相像。且该患者长期生活在海边，经常进食鱼类，有大口吞咽食物及喝鱼汤习惯。反复追问该患者无吞食其他异物史，所以考虑该异物可能为一根鱼刺。遗憾的是开腹手术由于腹主动脉与下腔静脉之间前方可及包裹性质硬肿物，无法打开，未能确诊该异物。

关键问题2　腹腔感染的常见致病菌有哪些？该患者植入物是混合感染吗

该患者为异物穿破十二指肠继而刺入腹主动脉，并在周围形成脓肿，腹主动脉支架植入过程中存在微生物污染支架覆膜的可能，且在腹主动脉支架植入术后1个月开始反复出现发热。反复多次血培养提示大肠埃希菌，肠道内最常见的病原体为大肠埃希菌、肺炎克雷伯菌、鲍曼不动杆菌、产气肠杆菌、真菌。本次入院后最初也多次培养出大肠埃希菌，所以大肠埃希菌感染诊断明确。抗感染治疗过程中再次出现频繁发热，血培养回报热带假丝酵母菌，给予卡泊芬净抗真菌治疗后好转，热带假丝酵母菌血流感染诊断明确。患者无其明确其他原因所致真菌感染的原因，考虑植入物存在细菌和真菌混合感染。

关键问题3　为何该患者腹主动脉感染反复迁延不愈

该患者采用EVER技术治疗腹主动脉损伤，因为是急诊手术，术野中存在感染，所用的覆膜支架可能滞留有细菌，而且支架与血管管壁之间的血栓很可能成为适宜细菌生长的"培养皿"，从而导致感染的发生。该患者术后2年来反复发热，多次血培养阳性，PET-CT或者腹主动脉CTA提示金属影内伴混杂密度影，腹主动脉局部受压狭窄，考虑腹主动脉支架感染。血培养大肠埃希菌或者热带假丝酵母菌，抗感染治疗有效，但停药后容易反复，抗感染治疗过程中也会出现间歇性发热，继续原方案或者加强抗感染治疗后体温再次平稳，病情反复迁延不愈，2020-03-19血培养仍提示为大肠埃希菌，检验科回报，黏液型大肠埃希菌。考虑该患者腹主动脉支架感染处已形成生物膜，导致感染病灶持续存在，极难清除，同时血管壁与植入物之间的腔隙，抗生素也难以达到有效浓度，以上可能是造成植入物感染持续迁延不愈的原因。

关键问题4　该患者的后续治疗是怎样的

该患者本次入住我院3个多月，体温完全正常最长间歇期约3周，其余时间经常伴有体温短时反跳，每次体温反复均血培养进行鉴定，根据培养结果，抗感染方案从最初的亚胺培南-西司他丁钠联合阿米卡星，至加用卡泊芬净抗真菌，发现黏液型大肠埃希菌加用替加环素抗感染，患者最终逐渐进入体温平稳期，且腹主动脉CTA提示金属影内未见明显混杂密度影，提示强效联合广谱抗感染治疗效果较好。患者目前仍坚持使用上述药物抗感染治疗，门诊密切随访中。

背景知识介绍

异物嵌顿消化道的报道很多，鱼刺是最常见的，嵌顿部位以咽喉、食管常见，也有报道发现鱼刺引起胰腺炎，阑尾穿孔等报道。该患者异物进入身体过程中并无明显临床表现。鱼刺刺入十二指肠后，由于炎性刺激反应和周围组织粘连，未出现消化道穿孔的表现，至后期疼痛明显才发现腹主动脉及十二指肠水平段损伤。因为有紧急手术指征，行腹主动脉支架植入术。

随着腔内器具及方法的飞快发展，越来越多的主动脉疾病首选采用腔内技术治疗。但EVAR并发症众多，包括瘤体破裂、大量内漏、支架移位、脊髓缺血、入路血管损伤、移植物感染等并发症。1993年Chalmers首先报道支架植入后感染，其感染发生率为0.5%～5%，但它是毁灭性的并发症，其病死率达75%，高危因素包括糖尿病、慢性阻塞性肺炎、肥胖、肾功能不全、激素使用等。2016年由血管外科、放射科、感染科等多学科专家组成的协作组分别从临床/手术、影像学和实验室检查3个大方面，制定了主动脉血管植入物感染（AGI）的诊断标准（表2-1）。凡是符合3个方面中任何1条主要标准加上另两个方面的任何1条标准，即可明确诊断。造成植入物感染的原因很多，可能由于术前患者存在相关感染灶、术中未严格执行无菌操作或术后肺炎、阑尾炎、尿路感染等全身败血症所致，以及患者本身存在糖尿病、肿瘤、自身免疫性疾病等因素。该患者有糖尿病病史，平日血糖控制欠佳，本次腹主动脉腔内支架植入术为急诊手术，术中下腔静脉前方可及脓腔，且该鱼刺从十二指肠穿破后刺入腹主动脉。故可能术中植入物覆膜支架滞留有细菌或真菌，而且支架与血管管壁之间的血栓很可能成为适宜细菌生长的"培养皿"，从而导致感染的发生。该患者在术后1个月即开始出现反复发热，腹部CTA提示腹主动脉支架周围出现积气并增多，考虑腹主动脉植入物感染。

腹主动脉植入支架长期压迫附近的肠道及血管，导致肠道局部黏膜缺血、坏死，严重者发生腹主动脉肠瘘，导致肠道正常菌群移位，引起患者免疫功能低下及植入物感染。广谱抗生素的长时间使用常导致正常肠道菌群微生态紊乱，破坏肠道屏障，并发二重感染，最终出现难以控制的感染。该患者在抗感染治疗的过程中，再次出现频繁发热，血培养提示发现黏液型

表2-1 植入物感染的多学科诊断标准

标　准	临床/手术	影　像　学	实　验　室
主要标准	• 手术时在植入物周围或动脉瘤囊内有脓液（经显微镜确认） • 开放性伤口，有暴露的植入物或连通窦 • 瘘管形成（主动脉肠瘘或主动脉支气管瘘） • 移植物植入感染部位的瘘管，真菌性动脉瘤或感染的假性动脉瘤	• 植入物植入后CT扫描发现植入物周围液体≥3个月 • 植入物植入后CT发现移植物周围气体≥7周 • 连续成像显示植入物周围气体量增加	• 从植入物中培养到微生物 • 从手术样本中培养到微生物 • 从经皮放射引导的皮下移植液抽吸物中培养到微生物
次要标准	• AGI局部有红、肿、热、痛、脓性分泌物的临床特征 • 可能由植入物导致的体温≥38℃	• 其他：植入物周围可疑气体/液体/软组织炎症；动脉瘤扩张；假性动脉瘤形成；局灶性肠壁增厚；椎间盘炎/骨膜炎；PET-CT上FDG代谢可疑增高；放射性标记的白细胞摄取	• 血培养呈阳性，除AGI外无明显来源 • 最有可能由AGI导致的炎症指标异常升高，如血沉，C反应蛋白，白细胞

大肠埃希菌,提示覆膜支架感染处可能已经形成生物膜。生物膜也称生物被膜,是指附着于有生命或无生命物体表面被细菌胞外大分子包裹的有组织的细菌群体。生物膜对抗生物和宿主免疫防御机制的抗体很强,单个生物膜可由一种或多种微生物形成,除某些病毒外,都具有生物膜。生物膜多细胞结构的形成是一个动态过程,包括细菌起始黏附、生物膜发展和成熟扩散等阶段。生物膜一旦形成,对抗生素的抗性可以提高1 000倍左右,而且处于生物膜底层的细菌在抗生素的压力下很容易发生耐药突变,导致抗感染效果下降。该患者术后反复发热,CTA提示腹主动膜金属支架处混杂密度影,且抗感染治疗过程中仍多次发热,继续抗感染治疗有效,提示可能存在生物膜中细菌脱落致菌血症并引起反复发热的可能。

腹主动脉支架植入术后感染血培养阳性率50%～68%,致病病原菌中,金黄色葡萄球菌最为常见,约占40%,革兰阴性杆菌表现出相似的概率,10%～15%的患者表现为混合感染。该患者入院即给予亚胺培南-西司他丁联合阿米卡星抗感染治疗,血培养提示大肠埃希菌,因为体温反复,多次血培养示热带假丝酵母菌,提示该患者为细菌、真菌混合感染。

当前主动脉植入物感染基本治疗原则是去除感染的植入物、清除感染灶及解剖外旁路重建远端肢体血运;如果不能耐受手术,采用内科保守治疗需充分长期使用抗生素,甚至终生用药。本例患者曾请血管外科会诊,考虑患者腹主动脉支架植入范围较广,必要时可取出腹主动脉植入物,同种异体冻存血管或自体静脉血管移植原位重建,但手术创伤极大,围手术期的并发症发生率及病死率高。充分评估后,患者及家属决定保守治疗,积极充分抗感染,密切随访。

主动脉植入物感染治疗难度大,预后差,病死率高。因此,临床医生应高度重视植入物感染的预防。需要严格把握主动脉植入物使用指征,提高介入手术室无菌条件,术后合理使用抗生素。

点 评

该患者有糖尿病基础,长期食用鱼类,且进食食物咀嚼不充分,可能导致鱼刺进入十二指肠,在胃肠蠕动的作用下,鱼刺逐渐刺破十二指肠并进入腹主动脉,因为剧烈腹痛发现腹主动脉损伤,继而紧急手术植入支架,也为后续的腹主动脉植入物感染埋下了隐患。主动脉植入物感染是外科治疗非常棘手的一种情况,手术难度较大,病死率较高,预后极差。该患者植入支架范围较广,血培养提示为细菌真菌混合感染,且可能已经形成生物膜,内科保守治疗难度非常大,需长期充分联合广谱抗感染治疗,且需密切监测,防止植入物感染继续侵蚀周围血管导致新的并发症发生。

(秦艳丽　谢　平　朱利平)

参·考·文·献

［1］汪国武,张学军.异物导致咽和食管旁及上纵隔巨大脓肿1例［J］.中华耳鼻咽喉科杂志,2004,39（7）:445.

［2］于永泉,张洪胜,李传宝,等.鱼刺异物穿透胃壁、胰腺致胰腺感染一例［J］.中华胰腺病杂志,2019,19（5）:373-376.

［3］黄邦洋,胡化,熊乾允,等.腹腔镜发现鱼刺致阑尾穿孔一例报告［J］.腹腔镜外科杂志,2019,6:477-477.

［4］Gharib S D, Berger DL, Choy G, et al. Case 21-2015: a 37-year-old American man living in vietnam, with fever and bacteremia[J]. New England Journal of Medicine, 2015, 373(2): 174-183.

［5］Attila T, Mungan Z. Fish bone penetrating into the head of pancreas in a patient with Billroth II[J]. Gastrojejunostomy, 2018, 26(3): 221-222.

［6］Lyons OT, Baguneid M, Barwick TD, et al. Diagnosis of aortic graft infection: a case definition by the management of aortic graft infection collaboration(MAGIC)[J]. Eur J Vasc Endovasc Surg, 2016, 52(6): 758.

［7］Rabin N, Zheng Y, Opoku-Temeng C, et al. Biofilm formation mechanisms and targets for developing antibiofilm agents[J]. Future Med Chem, 2015,7(4): 493-512.

［8］Venkatesan N, Perumal G, Doble M. Bacterial resistance in biofilm-associated bacteria[J]. Future Microbiol, 2015,10(11): 1743-1750.

［9］Lawrence PF. Conservative treatment of aortic graft infection[J]. Semin Vasc Surg, 2011, 24(4): 199-204.

［10］Smeds MR, Duncan AA, Harlander-Locke MP, et al. Treatment and outcomes of aortic endograft infection[J]. J Vasc Surg,2016, 63(2): 332-340.

3

保胆取石术的阴影——一例误认为
单纯大肠埃希菌感染的肝脓肿

题记

　　肝脓肿对于感染科医生来说是常见疾病，但也时常会有些特殊的情况掺杂在其中，导致常见疾病的诊治也变得不那么顺利。这种情况需要发挥感染科医生抽丝剥茧、水落石出的思维能力，找出关键点，并逐一落实，给患者最合理的诊疗方案，得到良好的结果。这例患者在肝脓肿反复不愈情况下，终于找到胆石掉落这一罪魁祸首，最后得到妥当治疗。

病史摘要

入院病史

患者，男性，42岁，普通职员，山东淄博市人，于2020年1月15日收治入院。

主诉

右上腹部隐痛5个月，伴反复发热3月余。

现病史

2019年7月15日患者无明显诱因出现右上腹持续性隐痛，伴发热，无畏寒、寒战，无恶心、呕吐，无腹痛、腹泻等，体温最高38.5℃，于当地医院住院治疗，效果一般，发热、腹痛未见明显改善，2019-07-22于济南某医院上腹部增强MRI提示胆囊结石、胆囊炎MRI表现，肝内多发囊肿，遂予行"腹腔镜保胆取石术"，术后腹痛、发热症状缓解，同时行抗感染治疗1周后出院（具体用药不详）。2019-08-19患者再次出现右上腹隐痛，进一步至上述医院查上腹部增强CT提示肝区斑块影，未诉发热不适，考虑为术后恢复期的正常反应，无腹胀，无解黑便，无恶心、呕吐，右上腹隐痛不影响工作、睡眠，未予重视治疗。2019-10-15自诉再次出现右上腹隐痛症状，较前加重，当地诊所予"青霉素"输液治疗（具体用药方案不详），7天后出现发热，体温在37.5～38.5℃波动，调整药物（加用某些抗生素但具体不详）1周后体温得到控制，7天后再次出现发热,体温波动于38.0℃,再次至原医院就诊,上腹部MRI提示肝脓肿,脓肿较小,嘱其口服药物治疗,但患者自觉症状无明显缓解,2019-11-01患者至中国人民解放军某医院住院治疗,开始予头孢噻肟抗感染治疗2周,发热缓解后出院,出院后给予熊去氧胆酸保肝利胆等治疗,出院3天后再次出现发热伴右上腹隐痛,遂于2019-11-20第2次至中国人民解放军某医院治疗10天,住院期间予美罗培南治疗(5天),效果差,后加用哌拉西林-他唑巴坦联合抗感染(患者口述),血培养提示阴性,体温仍无好转,体温波动在37.5～38.5℃,患者每日予口服布洛芬、对乙酰氨基酚(扑热息痛)退热,发热、腹痛症状好转不明显,2019-12-01于山东省某医院住院,予头孢哌酮-舒巴坦3.0 g bid治疗2天,体温未见明显缓解改用替考拉宁(国产)200 mg q12h联合泰能(注射用亚胺培南-西司他丁钠)1 g q12h抗感染治疗,效果仍一般,继之予利奈唑胺0.6 g qd(2019年12月11日开始应用)联合泰能治疗,效果尚可,2019年12月13日—12月16日体温基本恢复正常,其间多次复查超声(12月3日、12月11日、12月16日)肝右后下病灶有所增大,2019-12-14查上腹部平扫+增强MR+MRCP示肝内多发异常信号,右侧腹腔异常信号,结合病史首先考虑炎性病变伴局部小脓肿形成,较前加重表现;2019年12月16日行肝穿刺抽脓肿术,术后抽取1 ml脓液,脓液送培养示找到大肠埃希菌,药敏试验提示对哌拉西林-他唑巴坦、头孢哌酮-舒巴坦、头孢吡肟、阿米卡星、亚胺培南、美罗培南、厄他培南、替加环素敏感,体温基本恢复正常,MRCP未见明显异常。晚间出现发热,最高体温38.0℃,考虑术后反应,后予头孢曲松3.0 g qd联合利奈唑胺治疗,体温逐渐下降,于2019-12-20出院。出院测体温提示37.3℃,出院予口服头孢地尼继续抗感染治疗,出院3天后再次出现发热,口服退热药处理,体温可降至正常。2019-12-29第3次于中国人民解放军某医院就诊,住院2周,第1周予亚胺培南治疗(剂量不详),体温仍反复,在37.5～38℃波动,第2周亚胺培南1 g q8h联合阿米卡星0.8 g qd,患者仍发热、右上腹隐痛,伴乏力,无头晕、头痛,无咳嗽、咳痰,无胸闷、心慌,无腹胀、腹泻,无解黑便,无血便。患者精神不好,感乏力,胃纳一般,睡眠一般,大小便正常,有体重明显下降,近半年体重下降20 kg。

既往史、个人史

2019-07-22曾受"腹腔镜下保胆取石术",无其他手术史。高血压病史1年,血压最高为150/100 mmHg,目前间断口服缬沙坦1片qd,血压控制平稳。吸烟史:吸烟20年,平均20支/日,已戒烟8年。饮酒史:饮酒(白酒)15年,平均250 g/d,戒酒半年。

入院查体

神志清楚,慢性病面容,全身皮肤黏膜未见异常,无肝掌,全身浅表淋巴结无肿大。未见皮下出血点,未见皮疹。巩膜无黄染。腹平软,上腹可见3个长约1 cm陈旧性瘢痕,全腹无压痛,无肌紧张及反跳痛,肝脾肋下未触及,Murphy征(－),肝肾脏无叩击痛,肠鸣音3～5次/分。双下肢无水肿。肌力及肌张力正常,生理反射正常,病理反射未引出。

实验室及辅助检查

• 2020-01-14　我院门诊腹部彩超示脂肪肝,肝左叶实质性结节,血管瘤可能,肝左内叶实质性病灶,肝脓肿?肝脏右后叶近膈顶病灶,膈下脓肿?请结合临床,外院"保胆"术后,胆囊形态饱满,脾大,胰腺显示不清,双肾未见明显异常。

• 2020-01-15　血沉61 mm/h(↑),降钙素原0.11 ng/ml,铁蛋白1 752.00 ng/ml,C反应蛋白71.80 mg/L(↑),白细胞介素-6 33.54 pg/ml(↑)。

• 血常规:白细胞$6.34×10^9$/L,中性粒细胞绝对值$4.89×10^9$/L,中性粒细胞77.2%(↑),血红蛋白124 g/L(↓),血细胞比容38.7%(↓),血小板计数$327×10^9$/L。

• 电解质、肝功能、肾功能:钠142 mmol/L,白球比例1.24,氯化物96 mmol/L(↓),球蛋白34 g/L,碱性磷酸酶159 U/L(↑),γ-谷氨酰转移酶89 U/L(↑)。

• 尿常规:白细胞计数:25.4/μl(↑)。

• QuantiFeron-TB(QFT)检测结果:阴性。

• 粪便隐血:±。

• 肿瘤标志物、肝炎标志物、风湿因子、类风湿因子、补体、免疫球蛋白、EBV-DNA、CMV-DNA、TBNK、DIC、G试验、GM试验、大便常规均无异常。

入院后诊疗经过

C反应蛋白、降钙素原、血沉等炎症指标升高,结合外院查脓液培养提示大肠埃希菌,仍需考虑肝脓肿引起感染,患者院外给予多种抗生素应用,体温一度降至正常,数日再次起热,反复发热的原因是否为肝脏存在恶性肿瘤的可能。2020-01-16先予完善肝脏MR增强(图3-1),结论:肝内多发异常信号伴不规则强化,结合病史考虑感染伴脓肿形成可能,累及邻近腹膜;肝Ⅳ段血管瘤可能;肝内多发小囊肿;左肾上腺内侧支结节,考虑髓样脂肪瘤可能(图3-1)。遂请介入科评估是否可行肝脓肿穿刺,2020-01-17于介入下行肝穿刺活检术,肝脏脓肿穿刺组织二代测序提示阴性,2020-01-21外科病理检查结论:(肝穿刺)肝穿标本局部显示炎性纤维性病灶,见中性粒细胞、新生毛细血管形成肉芽组织,结合临床符合制脓膜结构。诊断:结合临床,符合肝脓肿。免疫组化结果:CK7(胆管+),CK8(+),CD34(血管+),CK19(胆管+),CD10(毛细胆管+),CD138(+)特殊染色结果:网状染色(网状支架塌陷),MASSON(网状支架塌陷),铁染(-),铜染(-)。根据既往药敏结果及既往的用药史,予特治星(注射用哌拉西林-他唑巴坦)、甲硝唑、阿米卡星抗感染,经抗感染治疗后,患者体温高峰逐渐下降,

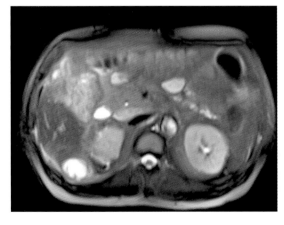
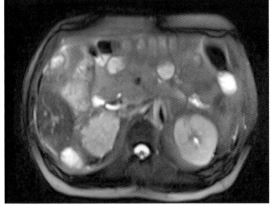

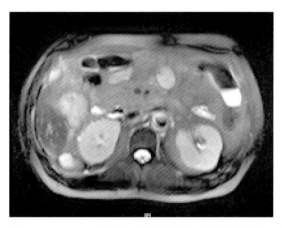
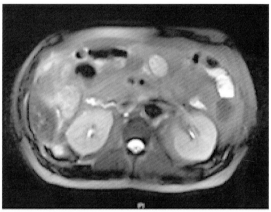

图3-1　2020-01-16肝脏MR增强示：肝Ⅳ段见类圆形长T1长T2信号影，约12 mm，边界尚清，动脉期边缘强化，静脉期及延迟期填充强化；肝内见多发片状长T1稍长T2信号影，边界模糊，较大范围约52 mm×44 mm，DWI呈高信号，增强后边缘不规则强化呈蜂窝状；增强后邻近腹膜见异常强化灶。

其间仍有多次体温上升，但以低中度热为主，1月29日开始体温开始稳定，2月1日再次复查肝脏MR增强（图3-2）：肝内多发异常信号伴不规则强化，结合病史考虑感染伴脓肿形成可能，

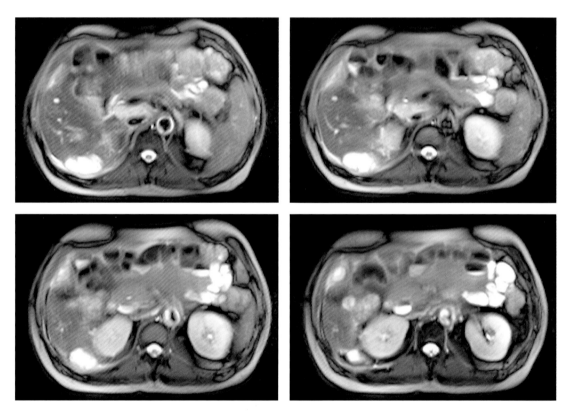

图3-2　2020-02-01肝脏MR增强：肝Ⅳ段见类圆形长T1长T2信号影，约12 mm，边界尚清，动脉期边缘强化，静脉期及延迟期填充强化；肝内见多发片状长T1稍长T2信号影，边界模糊，较大范围约52 mm×44 mm，DWI呈高信号，增强后边缘不规则强化呈蜂窝状；增强后邻近腹膜见异常强化灶。较2020-01-16片相仿。

累及邻近腹膜;肝Ⅳ段血管瘤可能;肝内多发小囊肿;左肾上腺内侧支结节,考虑髓样脂肪瘤可能。较2020-01-16片相仿。2月3日患者无明显诱因再次出现发热,峰值逐渐上升,2月7日反复发热两次,最高体温达到39.1℃(图3-3)。

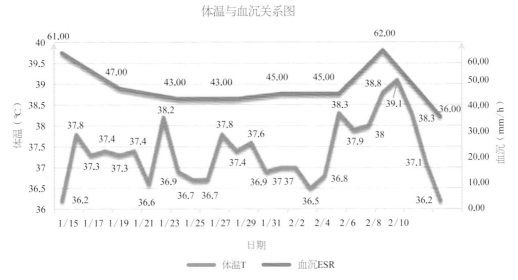

图3-3 入院至2020年2月10日体温峰值与血沉的变化基本一致。

临床关键问题及处理

关键问题1 患者入院前曾因反复发热,迁延不愈,多种抗生素均无明显效果,此次入院后予以调整治疗方案,体温一度稳定,后再次起热,且多次影像学检查均未见明显缩小,原因如何?下一步如何处理

肝脓肿是指肝实质内单发或多发的脓性物积聚,是一种由细菌、真菌、阿米巴原虫等感染所致的肝脏化脓性病变,一般以细菌性肝脓肿为主,占所有肝脓肿的80%。肝脏血液供应丰富,同时接受肝动脉与门静脉血流,又与胆道系统相通,因而易受细菌感染,常见感染途径有胆源性途径、血流途径、开放性损伤、隐匿性途径和邻近感染等。有文献报道,欧美国家细菌性肝脓肿主要致病菌是大肠埃希菌,在中国细菌性肝脓肿(PLA)的常见病原菌有肠杆菌科的克雷伯菌属和大肠埃希菌,以及脆弱拟杆菌和肠球菌。我国20世纪80年代大肠埃希菌是PLA的主要致病菌。由于抗生素的广泛应用,糖尿病的发生率增高,肺炎克雷伯菌(*Klebsiella pneumonia*,KP)逐渐成为引起PLA的主要病原菌。近年来流行病学调查显示,肝脓肿的发病率有所上升,亚洲国家较西方国家高,约为(11.99~17.59)/(10万人・年),丹麦、加拿大、美国分别为1.0/(10万人・年)、2.3/(10万人・年)和(2.7~4.1)/(10万人・年)。随着影像学及治疗方式的改进,诊断率及治愈率均得到了很大的提高,但若不及时治疗,仍可能发生脓肿破裂、感染性休克、多器官功能衰竭等,病死率可高达30%。

　　细菌性肝脓肿主要的治疗方式一般是以抗感染治疗为基础，介入治疗及外科手术治疗为辅助的联合治疗方案，但对于单发脓肿小于 3 cm，可以考虑单纯的抗生素治疗，疗程为 4 ～ 6 周，对于 5 ～ 10 cm 的可采用抗感染联合经皮穿刺抽脓，但脓肿未液化的不宜应用该治疗方式，对于多个脓肿、抽脓失败、抗感染治疗效果差、脓肿破裂及合并其他腹腔内疾病的也可进行外科手术干预。对于细菌性肝脓肿的抗感染方案一般，根据《热病：桑福德抗微生物治疗指南 2016》的推荐治疗方案，治疗 PLA 的抗生素首选为甲硝唑联合头孢曲松或头孢西丁或哌拉西林-他唑巴坦或环丙沙星或左氧氟沙星，备选方案为甲硝唑联合亚胺培南-美罗培南或多尼培南，临床中多选择三代头孢菌素联合甲硝唑。

　　该患者有胆囊结石的病史，且行腹腔镜下胆道取石术，术后出现反复发热，考虑存在胆源性的感染，外院行肝穿刺抽脓已明确了病原体为大肠埃希菌，外院也已经应用多种抗感染治疗方案，甚至特殊级别抗生素的联合应用，但均未取得明显的效果，根据既往的治疗方案，推测有耐药菌的可能或者不规律应用抗感染药物有关，故我科选择予哌拉西林联合阿米卡星及甲硝唑治疗，但初期取得了一定的效果，患者体温可降至正常，虽有反复，也以低热为主，2020 年 1 月 29 日至 2 月 2 日体温基本维持正常，但 2 月 3 日再次起热，2 月 7 日反复发热两次，最高体温 39.1℃，次日清晨体温自行恢复正常，热前有畏寒，无寒战，且多次超声及两次磁共振均提示病灶未见明显缩小，患者已连续 5 天出现发热，最高体温超过 39.0℃，一过性的菌血症可能性不大，主要考虑以下因素。① 药物热：患者已入院后用药 3 周左右，有出现药物热的可能，必要时停用上述药物观察；② 院内感染：此方面的因素不能排除，院内感染主要以革兰阴性菌为主，哌拉西林-他唑巴坦为广谱抗生素，若为上述因素，应该有效，故再次发热需考虑其他部位的感染，行胸部 CT、下腹部 CT、尿常规进一步明确有无相关因素；③ 脓肿中有其他阳性菌的感染：患者既往肝穿刺结果已提示有大肠埃希菌的感染，但近期再次出现发热，需考虑有该因素的可能性，必要时调整抗生素的治疗方案；④ 其他因素：如应用抗感染药物的抗菌谱未完全覆盖病原体或者某些其他的因素导致脓肿未充分的包裹，脓肿继续蔓延扩散，病原菌反复释放入血导致一过性的血流感染。

　　综上所述，先暂停目前应用的所有抗菌药物，2020 年 2 月 8 日改用头孢哌酮-舒巴坦 3 g q8h 抗菌治疗，体温的峰值及发热的频次均较前减少，2 月 10 日上腹部增强 CT 结果回报（图 3-4），请普外科会诊，建议头孢哌酮-舒巴坦应用后复查腹部 CT 观察病灶是否缩小，体温是否仍有反复，若内科治疗效果不佳可考虑穿刺抽脓治疗。继续予注射用头孢哌酮-舒巴坦（舒普生）抗感染治疗，未再出现发热，然而 3 月 3 日复查腹部磁共振较前病灶仍无明显改善（图 3-5），其间多次复查超声亦未见病灶的明显缩小（表 3-1）。

　　关键问题 2　体温正常已近 3 周，但磁共振未见病灶明显缩小，需如何考虑？是否仍需考虑肿瘤因素

　　肝脓肿典型的三联征是发热、寒战及腹痛，但临床上因受年龄、基础疾病、脓肿的大小及位置、抗生素的应用等，患者的症状常不典型。原发性肝癌诊疗规范中指出：肝癌发热多为持续性低热，37.5 ～ 38℃，也可呈不规则或间歇性、持续性或者弛张型高热，类似肝脓肿表现，但

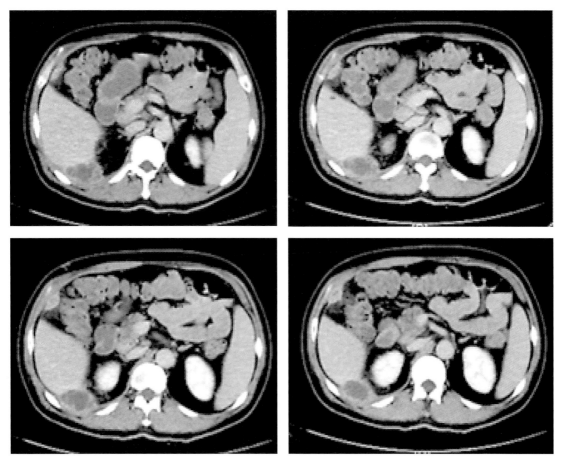

图3-4　2020-02-10上腹部CT增强示：肝右叶片状低密度，大小约6.4 cm×34.2 cm，CT值约38 HU，增强扫描动脉期病灶呈环形强化，周围见强化晕，边缘不清，肝S6段后方可见团块状低密度影（肝肾间隙脓肿形成可能），边缘较清，增强后环形强化，平扫CT值约19 HU，大小约4.7 cm×3.2 cm。肝S4段可见小圆形稍低密度影，直径约1 cm增强后动脉期呈明显强化。

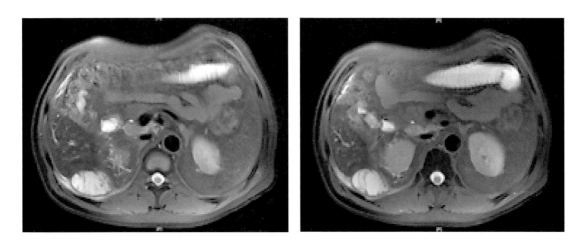

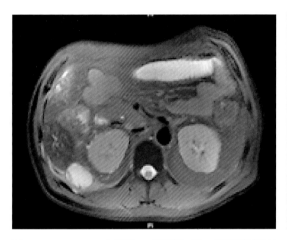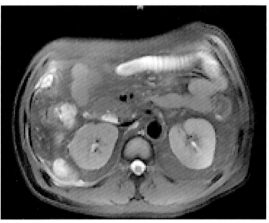

图3-5 2020-03-03上腹部MR增强示：肝IV段见类圆形长T1长T2信号影，约12 mm，边界尚清，动脉期边缘强化，静脉期及延迟期填充强化；肝内见多发片状长T1稍长T2信号影，边界模糊，较大范围约52 mm×44 mm，DWI呈高信号，增强后边缘不规则强化呈蜂窝状。

表3-1 磁共振及B超的病灶范围比较

日 期	检查项目	左外叶近肝表面（mm）	右后叶紧贴膈面（mm）	右后叶（mm）	近第二肝门区（mm）	散在最大（mm）
2020-01-16	MR增强		52×44			12
2020-02-01	MR增强		52×44			12
2020-03-03	MR增强		52×44			12
2020-01-31	超声	48×37	59×47		18×17	12
2020-02-12	超声	66×44	76×26	16×11	15×17、11×10	14×12
2020-02-18	超声	57×49	53×32	15×11	32×17	14×11
2020-02-24	超声	30×32	60×48		17×16	12
2020-03-02	超声	33×37	76×40		17×16	12

是发热前无寒战、抗生素治疗无效，脓肿早期未液化，超声上常提示未液化的低回声占位，故常与肝脏恶性肿瘤难以鉴别。曾有相关报道误诊为肝脓肿的继发大肠埃希菌感染的液化坏死性肝癌的病例，也有原发性肝肉瘤样癌误诊为肝脓肿的病例报道，刘鹏飞等人曾通过对7例初诊为肝癌的患者经过入详细的病史询问、院后全面完善各项检查以及寻找影像学相关的证据等进行总结分析，对两者进行鉴别，避免了误诊漏诊。故肝脓肿与肝癌的鉴别诊断不容忽视，但该患者已多次行磁共振、超声及CT检查，结合血液化验的结果，甚至两次肝穿刺病理结果均未提示有肝脏恶性病变的证据。

然而，患者体温正常已3周，但病灶未见缩小，这又与肝脓肿抗感染治疗有效的表现不相符,因此警惕病情有其他特殊因素持续存在的可能,故请普外科资深教授进一步会诊。果然,该教授直接考虑为胆囊失功能且胆囊结石掉落入肝脏导致脓肿,且致脓肿迁延不愈。2020年3月5日患者转入普外科后,在全麻下行特殊肝段切除+胆囊切除术+肝脓肿切开引流手术,术中见肝Ⅲ段、Ⅳb段质硬占位一枚,直径约4 cm,肝肾隐窝质硬肿块,直径约4 cm,切开肝肾隐窝肿块内见大量脓液涌出,内可见类似胆囊结石样质硬物体数枚,予充分开放脓腔,肝脏Ⅲ段、Ⅳb段质硬占位予切除大部,内同样可见大量脓液及坏死组织,予充分开放脓腔(图3-6)。3月12日术后病理:(肝)肝组织内见较多急慢性炎症细胞浸润,伴微脓肿形成,局灶区可见胆结石,结合临床病史,符合肝脓肿。慢性胆囊炎。免疫组化结果:LCA(散在+),CD68(散在+),CD1a(−),S100(−),CK8(+),HBsAg(−),GPC-3(−)特殊染色结果:特染PAS(−),抗酸(−),银染(−)。患者术后继续头孢哌酮-舒巴坦治疗,术后出现发热,考虑吸收热,从3月13日体温持续正常,后复查CT(图3-7)及磁共振均病灶均较前缩小。2020年4月7日出院,出院后继续予以法罗培南0.1 g tid+左氧氟沙星0.5 g qd抗感染治疗,未再出现发热,2020年4月23日当地医院复查超声脓肿进一步缩小。

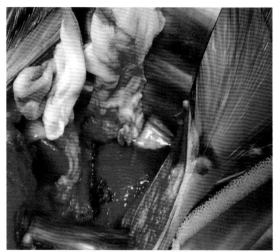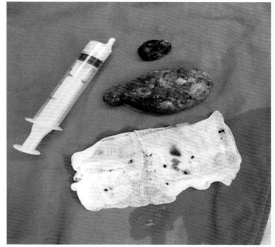

图3-6　2020-03-09全麻下行特殊肝段切除+胆囊切除术+肝脓肿切开引流术,术中所见。

背景知识介绍

随着生活水平的提高和人口结构的老龄化,胆囊结石病发病率有逐年上升趋势。胆囊对于胆汁疏泄的调节具有一定的规律性,对于肠道消化有极为重要的调节作用,胆囊缺失易导致患者术后出现消化功能的紊乱,从而严重影响患者生活质量,另外随着胆囊切除术的开展,因胆囊功能的丧失而导致的慢性腹泻,以及结肠癌等恶性肿瘤发生率逐渐升高的报道也逐渐增多。保胆取石术因其创伤小,术后恢复快,已被越来越多的患者所接受,但因保胆取石术可能会导致胆囊结石无法完全摘除,一直存在争议,故该手术需严格掌握适应证及禁忌证,适应

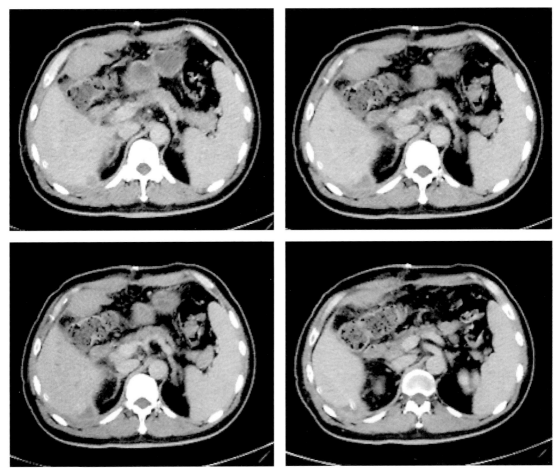

图3-7 2020-03-18上腹部CT增强：肝脏术后改变，局部结构紊乱，可见引流管。右侧腹腔可见包裹性积液和积气。残留肝内多发类圆形低密度，增强后未见明显强化，最大12 mm。

证包括：① 经B超或其他影像学检查确诊为胆囊结石；② 经^{99}Tc ECT或口服胆囊造影证实胆囊功能正常；③ 胆囊未显影，但术中能取净结石，证实胆囊管通畅者。禁忌证包括：① 胆囊萎缩及胆囊腔消失者；② 胆囊管内结石，术中内镜无法发现、无法取出者；③ 胆囊管经术中造影证实梗阻、无法解除者；④ 胆囊内存在弥漫性壁间结石者；⑤ 胆囊结石伴癌变者。根据该患者的描述及整个诊疗过程，该患者的腹腔镜下保胆取术可能术前评估存在界定不严格，术中技术过程谨慎度不够，导致术中结石逆行至肝脏及落入肝肾间隙，进而导致了患者反复发热，迁延不愈。

对于大肠埃希菌所致的肝脓肿常有报道，但因保胆手术后胆囊结石导致迁延不愈的大肠埃希菌所致的肝脓肿确属罕见，仅仅国内有一例关于保胆取石术所致腹腔脓肿报道。通过这个病例提示我们在感染性疾病的临床诊疗过程中，抗感染效果不佳时需考虑抗感染药物的选择是否正确合理，是否存在其他的导致疾病不能完全康复的因素，以便进一步提高临床诊疗水平。

点 评

肝脓肿的诊治对于感染科医生来说是基本功。寻找到诱因、病原学依据和机体的易感因素，并确认脓肿的大小部位后往往就有明确的诊治方案，大多都可以获得良好的预后。然而，也时常会有些特殊的情况掺杂在其中，比如酷似肝脓肿甚至抗感染体温一度能正常的肝癌（见本系列丛书2013年版），或本身同时存在脓肿和肝癌、复数菌感染和特殊病原学等情况，导致其诊治也变得不那么顺利。在这种情况下，就需要耐心地寻找每个患者的特殊点，像本例患者特殊在保胆取石术后发生的多发肝脓肿，请肝胆专科的医生会诊，就自然能确认难点，并有良好的解决方案，最后得到妥当的治疗。这一病例同时也给感染科医生和相关专科医生一些警醒，虽然我们在文献检索时并没有发现很多类似病例，然而，从机制来看，保胆取石术或许会是胆源性肝脓肿很重要的诱因，因此，需要我们更严格掌握保胆取石术的适应证和禁忌证。

（姬会春　胡越凯　陈　澍　黄玉仙）

参·考·文·献

［1］He ZH, Kou ZQ, Xu AQ. Humanpapillomavirusinfectionandvaccination[J]. Chinese Journal of Preventive Medicine, 2018, 52(1): 106.

［2］Sanford J P. The Sanford guide to antimicrobial therapy 2016[M]. 46[th]ed. Sperryville: Antimicrobial Therapy Inc, 2016: 114–115. BE.

［3］Zhang SY, Chen YX. Progress in diagnosis and treatment of pyogenic liver abscess[J]. J Clin Hepatol, 2018, 34(7): 1577–1580. (in Chinese).

［4］Luo CQ, Luo F. Progress in diagnosis and treatment of bacterial hepatic abscess[J]. World Latest Medicine Information (Electronic Version), 2019, 19 (45): 76–77.

［5］Yu SL, Weng XH. Antimicrobial therapy in adult patients with bacteria liver abscess[J]. J Pract Hepatol, 2015, 18(4): 337–339. (in Chinese).

［6］张亮亮,脱红芳,温军叶,等.遗留腹腔胆囊结石致肝脓肿一例［J］.中华普通外科杂志,2018,33（2）: 169.

4

播散性葡萄球菌合并播散性念珠菌感染的
大颗粒 T 淋巴细胞白血病

题记

　　该患者在出差途中突发感染性休克,青岛某医院ICU医生的全力抢救使患者度过休克的第一道难关;我科医生及时介入,发现患者除了播散性金黄色葡萄球菌感染外,还存在葡萄球菌外毒素介导的中毒性休克综合征,加用抗外毒素药物,联合强有力的抗感染治疗后,患者又顺利度过了炎症风暴的第二道难关;念珠菌血流感染给了患者第三重打击,在查清患者的感染部位并制定了合理的抗真菌治疗方案后,多个部位的感染终于逐渐好转;经过不懈的探究,在血液科医生的帮助下最终揭开了感染背后的免疫功能低下原因:大颗粒T淋巴细胞白血病,回答了"感染因何而来"以及"感染去往何处"两个重要问题。经过ICU医生和感染科医生、血液科医生的接力赛跑,患者最终渡过重重难关,感染控制,血象逐渐恢复,出院口服药物序贯治疗,目前仍在密切随访中。

病史摘要

入院病史

患者,男性,48岁,医疗单位管理人员。于2019年11月4日收住我科。

主诉

发热伴乏力、右侧髋部疼痛两周余。

现病史

患者2019年10月17日从广西至青岛出差,受凉后出现全身乏力,伴纳差,无畏寒、发热,无咳嗽、咳痰,无腹痛、腹泻,无尿频、尿急、尿痛等不适,未就诊。10月19日患者出现右侧腰部及髋部疼痛,右下肢麻木疼痛无力,伴尿量减少,下午就诊于青岛当地医院急诊。体温36.9℃,心率129次/分,血压88/59 mmHg,血常规:白细胞0.19×10^9/L(↓),中性粒细胞0.15×10^9/L(↓),红细胞3.39×10^{12}/L(↓),血红蛋白127 g/L,血小板94×10^9/L(↓),C反应蛋白

312 mg/L（↑），降钙素原＞100 ng/ml（↑），肌酐131 μmol/L（↑），葡萄糖23.8 mmol/L（↑），尿糖3+，肌红蛋白＞500 ng/ml（↑），CK-MB 31.5 ng/ml（↑），肌钙蛋白I＜0.05 ng/ml，NT-proBNP正常。急诊给予头孢米诺抗感染及降糖、止痛等对症支持治疗，患者症状未见明显好转，体温进一步升高至38.5℃，并出现四肢湿冷，血压下降至78/58 mmHg，心率上升至140次/分，立即予多巴胺升压但效果欠佳。考虑患者存在感染性休克，为行进一步诊治于2019年10月20日凌晨收住该院ICU。入院体检：患者神志清，胸前区可见散在片状红斑，压之褪色，皮温略高，双肺呼吸音粗，未闻及明显干湿啰音；心率136次/分，律齐，各瓣膜听诊区未闻及明显病理性杂音；腹平软，无压痛及反跳痛，肝脾肋下未触及，肝区无叩痛；双下肢无水肿，双侧足背动脉搏动对称。四肢皮肤湿冷伴花斑，右腰臀部及髋部略肿胀，压痛阳性。关节无红肿，右侧膝关节下方可见一直径约2 cm创口，表面大部分结痂，有少许渗出，周围皮肤无红肿热痛（图4-1）。肛周可见直径约3 mm破口，偶有大便溢出。

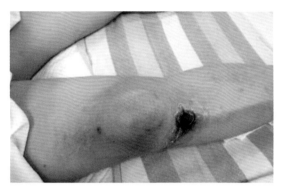

图4-1　右膝关节处外伤伤口。

收入ICU后急查血气分析（鼻导管吸氧2 L/min）：pH 7.41，氧饱和度99%，氧分压193 mmHg（↑），二氧化碳分压27 mmHg（↓），乳酸2.4 mmol/L（↑）；血常规：白细胞0.17×10⁹/L（↓），中性粒细胞比例4.4%（↓），淋巴细胞百分比89.7%（↑），血红蛋白129 g/L，血小板70×10⁹/L（↓）；尿白细胞25.2/μl（↑）；C反应蛋白325.17 mg/L（↑），降钙素原＞100 ng/ml（↑），血沉74 mm/h（↑），铁蛋白1 030 μg/L（↑）；肝肾功能：白蛋白21.6 g/L（↓），谷丙转氨酶41.82 U/L，谷草转氨酶228 U/L（↑），肌酐117.89 μmol/L（↑）；肌酸激酶14 228.9 U/L（↑）；DIC：凝血酶原时间15.6秒（↑），活化部分凝血活酶时间46.3秒（↑）；心肌标志物：肌红蛋白＞500 ng/ml（↑），肌钙蛋白I 0.24 ng/ml（↑），NT-proBNP 20 900 ng/L（↑）；呼吸道病原体抗体九联阴性，CMV-DNA、EBV-DNA阴性，流感病毒抗体阴性，血G试验（1,3-β-D葡聚糖）、GM试验（半乳甘露聚糖）阴性，出血热抗体阴性，ANA、ENA、ANCA、补体、类风湿因子均未见明显异常。

2019年10月20日肺部CT（图4-2）提示：双肺多发小结节灶，多发斑片状高密度影，炎症可能大。腹部CT（图4-2）提示：右侧腰大肌略增粗，密度减低，考虑炎症改变，右肾周-髂窝多发条索影，炎性渗出性改变？右肾周筋膜增厚，左肾盂扩张。头颅及腰椎CT平扫未见明显异常。心超提示：左室壁节段性运动异常（应激性心肌病待排），左室收缩功能重度减低（LVEF 29%），二、三尖瓣反流（轻度）。床旁超声见：右侧腰大肌低回声区，腰大肌脓肿不能排除；右侧膝关节积液。

考虑患者诊断为：感染性休克，肺炎，皮肤软组织感染，应激性心肌病，急性肾功能损伤，急性肝功能损伤，2型糖尿病，肛瘘。入院后予美罗培南1.0 g ivgtt q8h、利奈唑胺0.6 g ivgtt

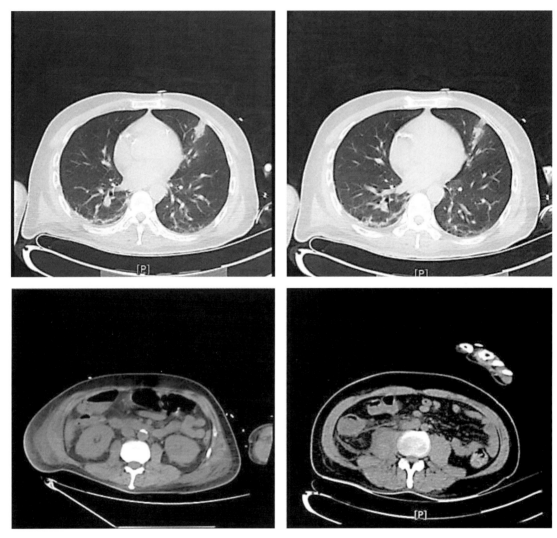

图4-2 2019年10月20日肺部及腹部CT。

q12h（因血小板进行性下降，一日后改为万古霉素0.5 g ivgtt q6h）、奥司他韦75 mg po q12h抗感染，以及镇静、对症支持处理，患者血压进行性下降，并出现谵妄，予补液扩容、去甲肾上腺素升压、艾司洛尔控制心率，并行床旁血液滤过。2019年10月22日右膝关节处伤口分泌物培养回报金黄色葡萄球菌（MRSA）生长，10月23日血培养、尿培养回报金黄色葡萄球菌（MSSA）生长。

　　经过上述积极的治疗后2019年10月24日复查肺部CT（图4-3）示：双肺多发斑片影、实变影及结节状影，考虑肺炎，较2019-10-20片加重，双侧胸腔积液。腹部CT示：右侧腰大肌略增粗，密度略减低，考虑感染性病变，较2019-10-20片未见明显变化；双肾周、右侧髂窝多发条缩影，考虑渗出性改变；左侧肾盂区低密度灶，肾盂旁囊肿，腹盆部周围皮下水肿。复查心超提示：主动脉瓣钙化、二尖瓣钙化，下腔静脉增宽，LVEF上升至55%。2019年10月24

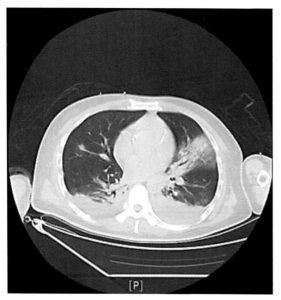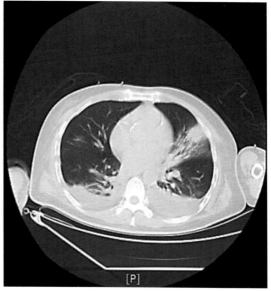

图4-3　2019年10月24日肺部CT。

日复查降钙素原降至25 ng/ml，C反应蛋白降至225.57 mg/L，复查血常规：白细胞0.28×10⁹/L（↓），中性粒细胞8.8%（↓），淋巴细胞76.3%（↑），血红蛋白87 g/L（↓），血小板12×10⁹/L（↓）。炎性指标较前有好转，但三系仍进行性下降。同时患者出现双侧肘关节红肿，皮温升高，触痛明显，以右侧为著，逐渐蔓延至右侧上臂，局部有小水疱形成，双侧膝关节红肿，皮温升高，触痛明显（图4-4）。留取右侧膝关节关节腔穿刺液培养，结果回报金黄色葡萄球菌（MRSA）生长。

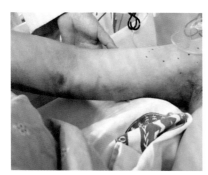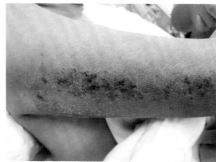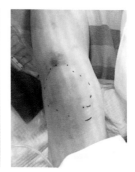

图4-4　上臂及膝关节红肿，局部有小水疱形成，触痛明显，伴有部分脱屑。

2019年10月24日我科李宁教授受邀前去会诊，结合患者皮肤上烫伤样红色皮疹、部分伴有脱屑的表现，李教授当即考虑患者存在金黄色葡萄球菌中毒性休克综合征，建议加用克林霉素900 mg ivgtt q8h，联合万古霉素、美罗培南加强抗感染治疗，同时建议膝关节下创口清创换药。加用克林霉素后，患者发热、皮疹等症状明显缓解，去甲肾上腺素逐渐减停，血压维持正常，但随访血常规示三系仍明显低下，遂行骨穿检查。10月26日骨髓涂片示：骨髓增生低下；粒细胞缺乏伴噬血，单核-巨噬系统增生异常。骨髓培养报告危机值有真菌生长。同时，外送可溶性CD25回报7 554.52 pg/ml（↑）明显升高。考虑患者合并侵袭性真菌感染，同时继发性噬血细胞综合征，故10月26日起加用两性霉素B脂质体50 mg ivgtt qd抗真菌治疗，同时加用地塞米松5 mg静注q12h+丙种球蛋白25 g ivgtt qd×5 d控制噬血细胞综合征。此后10月28日患者骨髓、外周血及拔除的深静脉导管尖端培养相继回报热带念珠菌生长。10月30日加用氟康唑300 mg ivgtt qd抗真菌治疗。10月31日将地塞米松减量至2.5 mg q12h后患者再次出现高热，11月2日激素改为地塞米松早5 mg-晚2.5 mg使用。11月4日患者为进一步诊治转入我科。入院时体温38.4℃，深静脉置管已拔除，右下肢疼痛剧烈，地佐辛持续泵入镇痛。

既往史

糖尿病病史4年，皮下注射胰岛素控制血糖，血糖控制欠佳；肛瘘病史10余年，曾行两次修补术，疗效欠佳；起病前2019年10月3日在桂林醉酒后跌倒致右侧膝关节下方直径约2 cm的伤口，于我院入院时伤口已结痂。

入院查体

体重65 kg，血压102/74 mmHg，神志清楚，被动体位，平车推入病房，全身浅表淋巴结未触及明显肿大。右手前臂可见皮下出血，右下肢膝盖下方可见2 cm×2 cm创口，已结痂。双侧瞳孔等大等圆，对光反射灵敏、对称，颈软，无抵抗，颈静脉无怒张，双肺呼吸音粗糙，未闻及干、湿啰音。心率82次/分，律齐，各瓣膜听诊区未闻及明显心脏杂音，腹平坦，腹壁软，全腹无压痛，无肌紧张及反跳痛，肝脾肋下未触及，右肾区皮温较周围稍高，叩痛阳性。肠鸣音4次/分。肛周可见一瘘口，直径约3 mm，可见少量大便溢出，肛周无红肿。脊柱、四肢无畸形，双侧肘关节红肿，右侧膝关节红肿、压痛明显，双下肢轻度凹陷性水肿。肌力减退，右下肢肌力3-级，左下肢肌力3级，肌张力正常，生理反射正常，病理反射未引出。

实验室检查

- 血常规：白细胞计数0.69×10⁹/L（↓），中性粒细胞34.3%（↓），红细胞2.27×10¹²/L（↓），血红蛋白74 g/L（↓），血小板59×10⁹/L（↓）。
- 血沉48 mm/h（↑）。
- 铁蛋白769.00 ng/ml（↑）。
- C反应蛋白58.22 mg/L（↑）。
- 降钙素原：1.02 ng/ml（↑）。
- pro BNP 432.50 pg/ml（↑），肌钙蛋白T 0.047 ng/ml（↑）。
- 谷草转氨酶27 U/L，γ-谷氨酰转移酶108 U/L（↑），谷丙转氨酶50 U/L，肌酐48 μmol/L（↓），肌酸激酶20 U/L。
- 甘油三酯：1.28 mmol/L。
- D-二聚体：3.30FEU mg/L（↑）。
- 乳酸：2.41 mmol/L（↑）。
- 血隐球菌乳胶凝集试验、T-SPOT.*TB*、G试验（1,3-β-D-葡聚糖）、GM试验（半乳甘露聚糖)、CMV-DNA、EBV-DNA 均为阴性。
- 肿瘤标志物未见明显异常,血、尿免疫固定电泳阴性。
- ANA、ENA、ANCA、dsDNA、CCP 抗体等自身抗体均为阴性。
- CD 抗原分类:淋巴细胞群 49.34%(↑),CD3$^+$ 94.82%(↑),CD4$^+$ 48.54%,CD5$^+$ 93.58%(↑),CD8$^+$ 37.66%,CD19$^+$ 2.92%(↓),CD20$^+$ 3.7%(↓),NK$^+$ 1.74%(↓)。

入院后诊疗过程

患者 2019 年 11 月 4 日入院后即予万古霉素 1.0 g ivgtt q12h、美罗培南 1.0 g ivgtt q8h 抗细菌,卡泊芬净(70 mg ivgtt qd × 1 d,第二天起 50 mg qd)、氟康唑 400 mg ivgtt qd 抗真菌治疗,由于克林霉素已使用 10 天,患者血压稳定,故予停用克林霉素。继续予地塞米松早 5 mg-晚 2.5 mg 静注控制噬血细胞综合征,同时继续予地佐辛镇痛,胰岛素控制血糖,补充白蛋白、补钙、护胃、利尿等对症支持治疗。次日(11 月 5 日)患者体温降至正常,第三日(11 月 6 日)右下肢疼痛明显缓解停用地佐辛,11 月 8 日因患者躯干及上肢出现红色皮疹,万古霉素药疹不能除外,故予停用万古霉素,改为达托霉素 500 mg ivgtt qd 继续抗葡萄球菌治疗,11 月 11 日起根据药敏结果加用左氧氟沙星 0.5 g ivgtt qd 抗细菌,以补充达托霉素在治疗肺部感染上的不足。此后患者体温正常(图 4-5)、生命体征平稳,血小板逐渐升至正常,C 反应蛋白、降钙素原等炎性指标逐渐下降至正常,但白细胞及中性粒细胞计数无明显升高,粒缺改善不明显(表 4-1)。

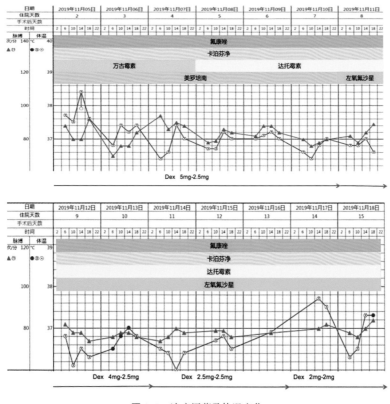

图 4-5 治疗用药及体温变化。

表4-1　血常规、炎性指标动态变化

日　　期	血常规				白蛋白（g/L）	C反应蛋白（mg/L）	降钙素原（ng/ml）	铁蛋白（ng/ml）
	白细胞（×10⁹/L）	中性粒细胞（%）	血红蛋白（g/L）	血小板（×10⁹/L）				
2019-11-04	0.69	34.3	74	59	26	58.22		
2019-11-05	0.70	细胞少	72	57	29		1.02	769
2019-11-08	1.05	细胞少	78	97	29	26.58	0.28	750.7
2019-11-13	1.14	细胞少	68	232	28			782.6
2019-11-18	0.81	细胞少	62	199	30	54.06	0.06	714.3
2019-11-21	0.78	18.2	65	184	34	55.28	0.06	813.9
2019-11-25	1.08	细胞少	66	157	36	12.64	0.03	848.3
2019-11-28	1.54	15	68	150				820.5
2019-12-09	1.48	细胞少	84	139	33	0.76	<0.02	
2019-12-29（外院复查）	2.0	32.3	94	110				

临床关键问题及处理

关键问题1　患者在外院已找出金黄色葡萄球菌（包括MRSA和MSSA）、热带念珠菌两种病原菌，入院后需要进一步排查哪些可能的感染部位以做出全面的诊断

金黄色葡萄球菌是皮肤和黏膜常见的定植菌，约30%的健康人有过金黄色葡萄球菌的定植，最常见的定植部位为鼻前庭和口咽，其他定植部位包括皮肤、会阴、直肠等，可导致皮肤软组织、血流、呼吸道、心脏瓣膜、骨关节、中枢神经系统、尿路等多个部位的感染；健康人群黏膜表面念珠菌定植率约50%～70%，最常见的定植部位包括胃肠道、泌尿生殖道和皮肤，念珠菌可在有腹部手术史的患者中自肠道直接进入腹腔，也可随血流播散至颅内、眼睛、肺、心脏瓣膜、肝脾、肾脏、骨关节等部位。入院后我们对患者可能的感染部位进行了仔细的筛查。患者血、尿、骨髓培养均已转为阴性，2019年11月6日行心超（图4-6），结构诊断：二尖瓣前后叶左室面，主动脉瓣左冠瓣均可见强回声光团附着，结合临床考虑机化赘生物可能，建议随访。轻度二尖瓣反流。功能诊断：左心收缩功能正常，左心舒张功能正常。11月11日行右膝关节增强MRI（图4-7）示：右膝关节肿胀伴异常强化，考虑感染性病变可能；右膝关节前交叉韧带损伤可能；右膝关节腔及髌上囊积液。11月12日上腹部增强MRI未见明显异常。肺部CT（图4-8）示：双肺多发结节模糊影，左肺上叶致密影，双肺下叶炎症伴双侧胸腔积液，建议治疗后复查；冠脉钙化；附见肝周少许积液可

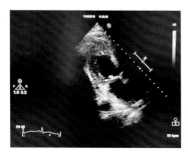
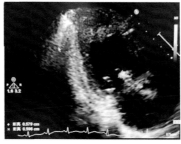
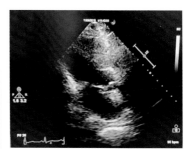

图4-6　2019年11月6日心超。

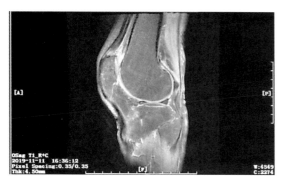
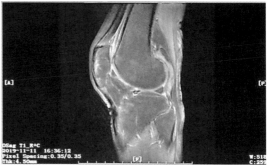

图4-7　2019年11月11日右膝关节增强MRI,T1+C序列。

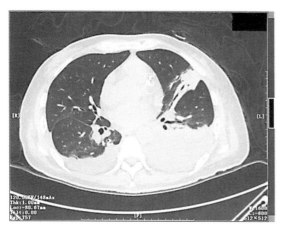
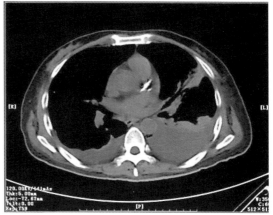

图4-8　2019年11月12日肺部CT。

能。11月13日髋关节增强MRI(图4-9)示:双侧臀部、右侧股骨旁肌肉间异常信号,脓肿不除外;腰臀部肌肉信号异常,炎症可能;双髋关节少量积液;请结合临床。B超浅表淋巴结未见明显肿大。

　　至此,考虑患者的诊断为:① 播散性金黄色葡萄球菌感染(血流、尿路、关节、复杂性皮肤软组织、肺可能);② 金黄色葡萄球菌中毒性休克综合征;③ 播散性念珠菌病(血流、骨髓可能、肺可能);④ 感染性心内膜炎可能(金黄色葡萄球菌或/和热带念珠菌);⑤ 噬血细胞

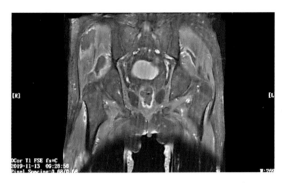

图4-9　2019年11月13日髋关节增强MRI，T1+C序列。

综合征；⑥肛瘘；⑦2型糖尿病。继续予达托霉素联合左氧氟沙星抗细菌、卡泊芬净联合氟康唑抗真菌治疗，其间缓慢减量激素，2019年12月6日起改为甲泼尼龙早12 mg-晚8 mg口服。激素减量过程中曾一过性出现低热，后持续平稳。患者右侧髋部疼痛逐渐缓解，在康复锻炼下下肢肌力有所恢复，无咳嗽、咳痰、胸闷，无尿频、尿急、腹痛、腹泻等不适。

关键问题2　"既往体健"的患者缘何会发生严重的播散性金黄色葡萄球菌感染和播散性念珠菌病，甚至继发了噬血细胞综合征

糖尿病、血糖控制不佳和右下肢的外伤史无疑是患者此次发病的危险因素和可能的导火索，但是在充分的抗生素治疗、感染得到有效控制的情况下患者的白细胞和血红蛋白仍没有得到有效的改善，血液系统疾病有必要进一步排查。患者在青岛行骨穿检查后骨髓流式回报：髓系原始细胞比例不高，CD117表达减弱或消失，表型异常；粒系比例明显减低；红系、单核细胞和NK及B淋巴细胞未见异常表型；部分T淋巴细胞CD7和CD5表达减弱，不除外感染引起反应性改变；浆细胞比例明显增高，未见克隆性异常。外周血流式回报：NK细胞未见异常表型，B淋巴细胞未见克隆性异常；可见异常大颗粒T淋巴细胞，约占有核细胞的22.7%，为异常大颗粒T淋巴细胞表型，大颗粒T淋巴细胞白血病（TLGLL）？建议行T细胞克隆性检查，进一步确定大颗粒T细胞性质。外周血流式TCRVβ检测提示T细胞克隆性疾病可能。进一步行外周血基因重排检查提示*TCRγ*、*TCRD*基因重排阳性。

来我院后再次行骨穿检查，骨髓流式回报：骨髓发现异常表型T淋巴细胞约占淋巴细胞的23.1%。骨髓可见0.8%异常原始髓细胞。外周血流式回报：外周血淋巴细胞约占白细胞的77%，异常表型T淋巴细胞约占淋巴细胞的18.6%。骨髓涂片提示：骨髓象增生欠活跃，以粒系为著，粒系部分伴退行性变。红系比例尚可，铁染色示外铁未见骨髓小粒，内铁偏低。巨核细胞血小板形成欠佳。淋巴细胞比例增多并可见8%异常淋巴细胞及一些噬血细胞（2%）。请华东医院血液科谢彦辉教授会诊，结合患者以上检查结果，考虑大颗粒T淋巴细胞白血病诊断，遵会诊意见，11月20日开始予环孢素A口服治疗，并密切监测环孢素药物浓度。此后随访血常规白细胞及血色素逐渐上升（表4-1）。

2019年12月4日复查心超见二尖瓣前后叶左室面，主动脉瓣左冠瓣均可见强回声光团附着（与前相仿），结合临床考虑机化赘生物可能，轻度二尖瓣反流建议随访。入院1个月后（12月5日）停用达托霉素及卡泊芬净，患者病情平稳，12月14日予出院，出院后继续口服左氧氟沙星0.5 g qd抗细菌、氟康唑400 mg qd抗真菌、环孢素A 50 mg qid治疗血液系统疾病，激素在医生指导下逐渐减量，我科及血液科门诊密切随访。

背景知识介绍

一、金黄色葡萄球菌中毒性休克综合征的诊断和治疗

金黄色葡萄球菌(简称金葡菌)除了可引起播散性的感染以外，由于该种细菌可产生多种外毒素，还可以导致毒素介导的疾病，包括食物中毒、葡萄球菌烫伤样皮肤综合征(Staphylococcal scalded-skin syndrome，SSSS)和中毒性休克综合征(toxic shock syndrome，TSS)。金葡菌产生的多种外毒素中，最为常见的是肠毒素、表皮剥脱性毒素和中毒性休克综合征毒素-1(toxic shock syndrome toxin-1，TSST-1)。肠毒素会导致食物中毒，表皮剥脱性毒素则可以通过剪切表皮内的桥粒钙黏素诱发表皮剥脱，从而导致SSSS。肠毒素与TSST-1都可作为激活T细胞的超抗原，不需要抗原提呈细胞的呈递，直接与II类主要组织相容性复合体(MHC)结合，超抗原-MHC复合物随后与T细胞受体 β 链的可变区(v)相互作用激活T细胞，导致暴发式T细胞单克隆扩增，从而产生并释放大量的细胞因子，如IL-1、IL-2、TNF-α、TNF-β 及IFN-γ 等，其中IL-1是一种内源性致热源，还可介导骨骼肌蛋白水解；TNF则可抑制多形核白细胞的趋化和迁移，从而抑制化脓性反应的发生，以上都对金葡菌TSS的发生都起到了重要作用。此外，宿主无法对TSST-1产生足够的抗体应答也是金葡菌TSS发生以及复发的一个重要因素。

金葡菌TSS是以急性发热、皮疹、血压下降以及多系统受累为特征的临床综合征。最早见于1978年的病例报道中，Todd等报道了7例具有相似临床表现，如高热、头痛、昏迷、结膜充血、猩红热样皮疹、皮下水肿、呕吐、水样泻、少尿、急性肝肾功能异常、DIC、难治性休克的儿童患者，并从这些患者的血或分泌物中分离出了产外毒素的金黄色葡萄球菌。20世纪80年代，NEJM一篇研究发现月经期使用高吸水性卫生棉条是成年患者发生金葡菌TSS的独立危险因素。此后，随着部分卫生棉条品牌退市，金葡菌TSS的发病率急剧下降。非月经相关的TSS常见于外科或产后伤口感染的患者。一项对英国2008—2012年TSS病例的回顾调查研究显示，非经期TSS的发病率较为稳定，约占所有TSS病例的59%，月经期TSS病例则逐年下降。美国CDC对金葡菌TSS的诊断标准详见表4-2，该诊断标准是为流行病学监测而制定的，不推荐用于排除TSS高度可疑病例。值得注意的是，TSS是由外毒素引起的，并非全程伴有金黄色葡萄球菌的感染，因此对于金葡菌TSS的诊断，细菌培养阳性或明确的感染灶不是一个必备条件，条件允许的情况下建议完善外毒素及毒素抗体的检测。

对于金葡菌TSS的治疗，充分的补液扩容并适当使用血管活性药物以纠正低血压是主要方法，如果患者存在阴道内异物应及时清除，如有化脓性病灶形成建议充分引流，对于近期有手术史的患者应进行伤口探查。一些研究推荐使用抗外毒素药物，主要为蛋白合成抑制剂，包括克林霉素和利奈唑胺。如合并有明确的或潜在的感染灶，如本例患者，则推荐联合使用抗葡萄球菌的药物。抗外毒素的治疗应持续至患者临床和血流动力学稳定至少48 ～ 72小时。与TSS相关的死亡通常发生于病初的数日内，也可能发生在入院两周后，非月经相关TSS的病死率约6%。目前的临床观察研究显示糖皮质激素的使用不能

表4-2　美国CDC金黄色葡萄球菌中毒性休克综合征诊断标准

临床标准

发热：体温≥38.9℃
皮疹：弥漫性红皮病
脱屑：皮疹出现后1～2周出现脱屑（包括手心和足底）
低血压：成人：收缩压≤90 mmHg；16岁以下儿童：收缩压小于该年龄段5%
多系统受累（≥以下3个系统）

- 胃肠道：发病时呕吐、腹泻
- 肌肉：严重肌痛或CPK升高>2倍正常上限
- 黏膜：阴道、口咽黏膜或结膜充血
- 肾脏：在没有尿路感染的情况下，血尿素氮或血清肌酐>2倍正常上限
- 肝脏：胆红素或转氨酶>2倍正常上限
- 造血系统：血小板<100 000/μl
- 中枢神经系统：定向障碍或意识改变，无发热、低血压时，无局灶性神经体征

实验室标准

血/脑脊液培养：金葡菌以外的病原体阴性
落基山斑疹热、钩端螺旋体病或麻疹的血清学试验阴性

病例分类

临床诊断病例：符合实验室标准和五项临床标准中的四项
确诊病例：符合实验室标准和所有五项临床标准的病例，包括皮肤脱屑（除非患者在此前死亡）

改善预后。

二、念珠菌血症及播散性念珠菌病的治疗

念珠菌血症的早期全身毒血症状较轻，缺乏特异性的临床症状和体征，容易被忽略，免疫力低下的患者念珠菌容易随血流播散至全身多个器官引起感染性心内膜炎、内源性眼内炎、骨髓炎、肝脾脓肿等。播散性念珠菌病（disseminated candidiasis）是指念珠菌侵入血循环，并在血液中生长繁殖后进一步播散至两个或两个以上不相邻器官，引起相应器官感染。急性播散性念珠菌病在念珠菌血症急性期可同时出现肝脾多发脓肿，皮肤或皮下软组织脓肿，或表现为感染性心内膜炎、骨髓炎、眼内炎、肺炎等，病情危重、预后差。慢性播散性念珠菌病主要累及肝脏和脾脏，偶可累及肾脏等其他器官，故也称肝脾念珠菌病，好发于急性白血病或干细胞移植患者粒细胞缺乏恢复期。根据2020年《中国成人念珠菌病诊断与治疗专家共识》的推荐，播散性念珠菌病的治疗需根据患者病情的严重程度、病原体及药敏、感染部位、临床疗效等因素综合决定，初始治疗首选棘白菌素或两性霉素B或其脂质体，需注意的是棘白菌素类药物不推荐用于中枢神经系统、泌尿系统念珠菌病以及念珠菌眼内炎的治疗；维持治疗多选用氟康唑，伏立康唑作为备选主要用于氟康唑天然耐药的克柔念珠菌感染。疗程提倡个体化。

良好的临床思维是医生正确诊治疾病的基础，哲学思维与现代医学之间一衣带水，医学和哲学自古以来就是共生的。著名的哲学三连击"我是谁？我从哪里来？我到哪里去？"作为一个哲学命题，也可以指导我们的临床思维。本例患者因感染性休克就诊，经积极寻找病原菌，发现是金葡菌和念珠菌感染，回答了"我是谁"；但一位青壮年，如何能同时感染金葡菌及念珠菌，甚至导致感染性休克，经过抽丝剥茧的分析，发现外伤、糖尿病、长期肛瘘、大颗粒 T 细胞白血病等诸多因素存在，明确了病原体的入侵途径，宿主免疫功能低下的状态是易感因素，从而解决了"我从哪里来"；临床医生并未止步于血培养发现病原体（金葡菌和念珠菌），继续遵循哲学问题"我到哪里去"，发现了此患者感染同时累及了血流、尿路、关节、皮肤软组织、肺脏、骨髓、心内膜等多系统。每一种疾病，每一个病理过程，每一种临床表现从来都不是孤立存在的，而是诸多因素共同作用的结果。哲学思维可以帮助我们在临床及科研工作中改变思维的局限性和肤浅性，提高逻辑加工和抽象凝练能力。

（王　璇　凌青霞　胡　丹　李　宁）

参·考·文·献

[1] Todd J, Fishaut M, Kapral F, et al. Toxic-shock syndrome associated with phage-group-I Staphylococci[J]. Lancet, 1978, 2(8100): 1116−1118.

[2] Davis JP, Chesney PJ, Wand PJ, et al. Toxic-shock syndrome: epidemiologic features, recurrence, risk factors, and prevention[J]. N Engl J Med, 1980, 303(25): 1429−1435.

[3] Sharma H, Smith D, Turner CE, et al. Clinical and molecular epidemiology of Staphylococcal toxic shock syndrome in the United Kingdom[J]. Emerg Infect Dis, 2018, 24(2). doi: 10.3201/eid2402.170606.

[4] Schlievert PM. Role of superantigens in human disease[J]. J Infect Dis, 1993, 167(5): 997−1002.

[5] Stevens DL, Wallace RJ, Hamilton SM, et al. Successful treatment of staphylococcal toxic shock syndrome with linezolid: a case report and in vitro evaluation of the production of toxic shock syndrome toxin type 1 in the presence of antibiotics[J]. Clin Infect Dis, 2006, 42(5): 729−730.

[6] Guarana M, Nucci M. Acute disseminated candidiasis with skin lesions: a systematic review[J]. Clin Microbiol Infect, 2018, 24(3): 246−250.

[7] Kullberg BJ, Arendrup MC. Invasive candidiasis[J]. N Engl J Med, 2015,373(15): 1445−1456.

[8] Pappas PG, Kauffman CA, Andes DR, et al. Clinical practice guideline for the management of candidiasis: 2016 update by the Infectious Diseases Society of America[J]. Clin Infect Dis, 2016, 62(4): e1−50.

[9] 中国成人念珠菌病诊断与治疗专家共识组. 中国成人念珠菌病诊断与治疗专家共识[J]. 中华内科杂志, 2020,59（1）: 5-17.

5

长期接受治疗和随访的播散性结核
（肺、脾、颅内、淋巴结）

题记

　　本病例为播散性结核感染，患者病灶广泛，治疗周期长，病程中先后出现过颅内病灶控制不满意、淋巴结结核、癫痫发作等。在治疗初期，患者的发热和头痛好转，但颅内病灶仍有进展，通过长期细致的随访，我们给患者制定了有效的治疗方案，控制住了病情发展，收获了较好的治疗效果。

病史摘要

入院病史

患者，男性，27岁，江苏盱眙人，货车司机（开夜车为主）。于2017年2月27日首次收入我科。

主诉

发热、头痛5个月。

现病史

患者于2016年9月10日左右无明显诱因下出现发热（当时家中未测体温），有头痛，整个头部胀痛为主，自认为"感冒"，自行间断服解热镇痛药缓解症状。

2016年9月13日19点30分开始出现表情淡漠、失语，伴不自主痴笑，送至当地医院急诊，就诊期间，患者意识不清逐步加重，体温39℃。转至省级医院，胸部CT（图5-1）：左肺上叶及右肺散在多发小结节影，左肺上叶见小空洞，纵隔内多发肿大淋巴结。血T-SPOT.*TB*阳性；头颅MRI增强见脑膜强化、肉芽肿病变，考虑结核性脑膜炎。

遂于2016年9月23日转至省级结核专科医院，腰穿查脑脊液：白细胞6×10⁶/L，糖3.17 mmol/L，氯120.5 mmol/L，予脱水降颅压、异烟肼、利福平、吡嗪酰胺、乙胺丁醇、莫西沙星抗结核及护肝对症治疗，患者发热、头痛、意识障碍逐步好转，10月18日出院。

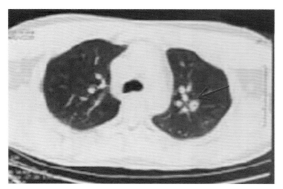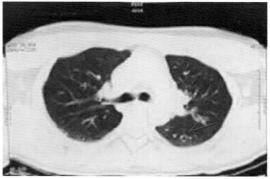

图5-1　2016年9月14日起病时外院肺CT,左肺中叶病灶内见小空洞。

出院后继续口服抗结核药物治疗。因仍间歇性头痛,2016年12月28日至该医院再次住院,给予静脉抗结核治疗及甘露醇+地塞米松脱水、抗炎治疗,2017年2月复查头颅MRI(图5-2)提示颅内病灶较前有所进展。因此,建议患者来我院就诊。

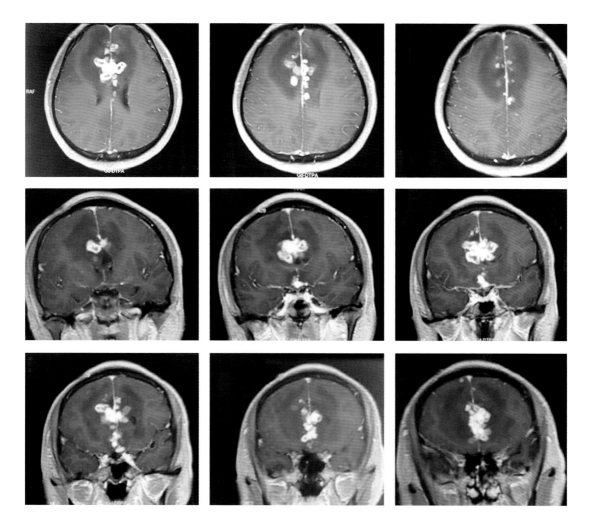

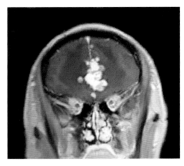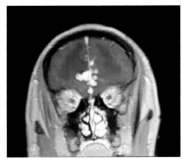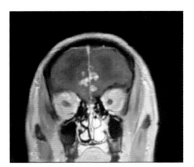

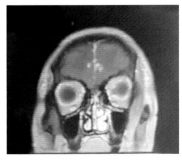

图5-2　2017年2月8日外院头颅MRI增强,见多发异常强化病灶

既往史、个人史、家族史

无特殊。

入院查体

体温36.8℃,脉搏78次/分,呼吸15次/分,血压120/75 mmHg。体型适中,步入病区,意识清晰。肺部未闻及干湿啰音及哮鸣音。心率78次/分,律齐,无心包摩擦音,各瓣膜区未闻及杂音。腹部柔软、无压痛,无反跳痛。脑膜刺激征阴性生理反射存在,病理反射未引出。

诊疗经过

2017年2月27日至我科就诊。入院后查血T-SPOT.*TB*阳性(图5-3),腰穿示颅压230 mmH₂O,脑脊液常规:有核细胞29×10⁶/L,多核细胞5%,单个核细胞95%;脑脊液生化:葡萄糖3.04 mmol/L,氯122 mmol/L,蛋白质1 029 mg/L;同步血糖5.96 mmol/L。3月1日胸部CT示右肺下叶结节灶(图5-4),上腹部MRI示脾脏多发异常信号灶(图5-5)。3月3日头颅MRI增强见前额部多发异常信号灶,符合结核性脑膜炎(图5-6～图5-8)。

No.	检验项目	检验结果	阴性
1	T-SPOT.TB	阳性	
2	--------		
3	阴性对照孔	0	
4	抗原A(ESAT-6)孔	16	
5	抗原B(CFP-10)孔	>60	
6	阳性对照孔	正常	结果判断：阳

图5-3　血T-SPOT.*TB*检验。

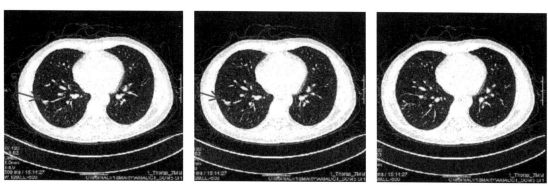

图5-4　2017年3月1日胸部CT平扫,右肺下叶结节灶。

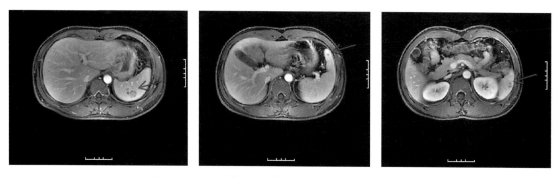

图5-5　2017年3月1日上腹部MRI,脾脏多发异常信号灶。

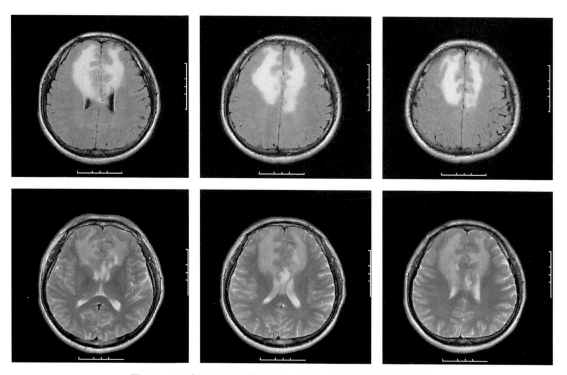

图5-6　2017年3月3日头颅MR T1、T2 WI,多发异常信号灶伴水肿。

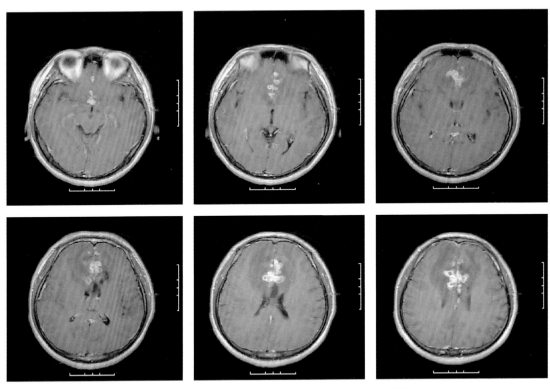

图5-7　2017年3月3日头颅MR T1增强像，多发结节样异常信号病灶。

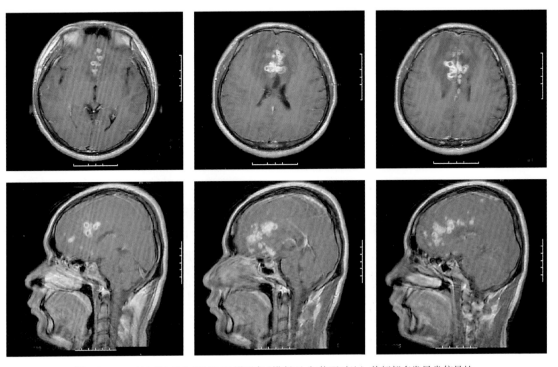

图5-8　2017年3月3日头颅MR T1增强象（横断面、矢状面对比），前额部多发异常信号灶。

综合患者症状、体征、影像学等表现，考虑"结核性脑膜脑炎"伴脾脏、肺部病灶，考虑播散性结核，予静滴异烟肼、利福平、左氧氟沙星和利奈唑胺，联合口服吡嗪酰胺、乙胺丁醇强化抗结核治疗，同时予泼尼松10 mg tid口服抗炎。经治疗患者头痛好转，随访脑脊液指标趋于正常（见表5-1）。

表5-1 脑脊液随访表

| 日 期 | 脑 脊 液 检 查 | | | | | | | 同步血糖（mmol/L） |
	压力（mmH₂O）	白细胞（×10⁶/L）	中性粒细胞（%）	淋巴细胞（%）	糖（mmol/L）	蛋白质（mg/L）	氯化物（mmol/L）	
2016-09-24		6			3.17		120.5	
2017-02-28	230	29	5	95	3.04	1 029	122	5.96
2017-03-09	200	8			3.5	598	116	7.02
2017-03-23	160	14	80	20	3.08	365	120	5
2017-04-07	215	18	20	80	2.76	631	122	5.65
2017-05-25	160	5			3.07	414	123	7.47
2017-07-25	120	15			2.92	571	126	4.51
2017-08-21	130	3			3.4	439	124	5.35
2017-10-16	110	3			2.75	329	123	5.4

2017年10月5日，患者触及右侧颈部淋巴结肿大，无明显疼痛，复查脑脊液、影像学检查情况稳定（表5-1，图5-9）。遂行淋巴结穿刺，提示"倾向肉芽肿性病变伴坏死，结核可能"（图5-10），因此继续加强抗结核治疗。但患者右颈部淋巴结未消退，后于2017年11月手术切除右颈部淋巴结，术后恢复良好。

2017年12月1日患者与家人吃晚饭时突发意识丧失，双下肢抽搐，送入当地医院，头颅CT未见明显异常，当地医院未予特殊处理。4天后来我院复查，脑脊液、头颅MRI情况稳定，继续强化抗结核治疗，同时予德巴金控制癫痫，维持泼尼松2.5 mg qd po。2018年3月入院复查时再次出现癫痫发作一次，后自行缓解。经神内科会诊，加用左乙拉西坦和奥卡西平，后未再发作癫痫。

2019年10月再次复查腰穿及头颅磁共振检查，脑脊液常规、生化结果已完全正常，磁共振显示病灶较前明显吸收（图5-11）。目前患者抗结核治疗已3年余，给予调整抗结核方案为：异烟肼0.6 g qd口服＋利福平0.45 g qd口服＋利奈唑胺600 mg qd口服。经神经内科会诊，建议停丙戊酸钠，奥卡西平和左乙拉西坦均继续逐步减量至停用。

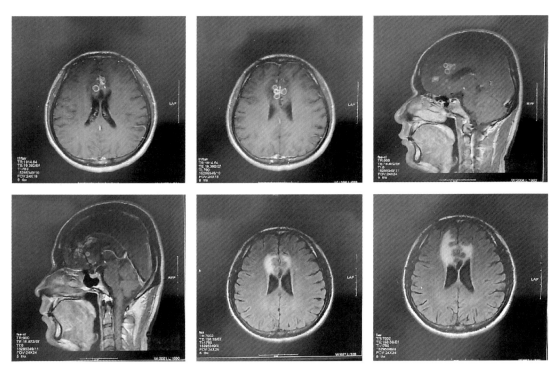

图5-9 2017年10月头颅MRI,两侧额叶及胼胝体膝部多发异常信号灶。

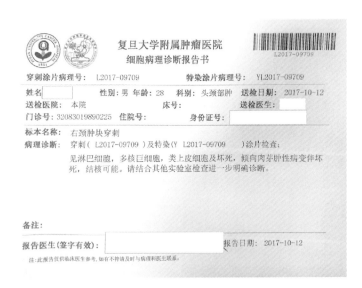

图5-10 肿瘤医院淋巴结穿刺病理报告。

临床关键问题及处理

关键问题1 抗结核治疗5个月后患者颅内病灶未缩小,该如何处理

患者2016年9月开始抗结核治疗,方案为异烟肼、利福平、吡嗪酰胺、乙胺丁醇、莫西沙星联合使用。发热、头痛、意识障碍逐步好转，当时未加用激素。出院后继续口服抗结核药。因仍间歇性头痛，2016年12月在当地医院复查加用甘露醇＋地塞米松静脉给药脱水、抗炎，但2017年2月复查MRI仍见颅内病灶范围扩大。我们综合当时影像学检查，患者存在颅内、肺部、脾脏多处病灶，以颅内病灶为主，考虑应着重关注抗结核药物的血脑屏障通透性，遂予以静脉输注为主的强化抗结核治疗，并加用泼尼松10 mg tid口服抗炎。强化治疗半年后，MRI提示颅内病灶好转。接下来的治疗阶段中，患者在家乡当地医院和我院交替住院进行强化治疗，离院期间患者亦坚持口服药物巩固治疗。截至本文编写时，已经过3年的抗结核治疗，患者颅内结核病灶明显缩小（图5-11）。

关键问题2 患者在强化抗结核治疗期间仍有新问题出现，应如何应对

该患者是一例播散性结核感染病例，以发热、头痛为主要临床表现，颅内病灶范围大，以颅内结核感染为主。在强化抗结核治疗期间，患者先后出现淋巴结肿大、癫痫，当新问题出现时，我们首先关注患者结核感染是否得到有效控制，颅内病灶是否在好转。通过完善脑脊液和头颅磁共振检查，监测体温情况，完善实验室检查评估炎症指标，在确认结核感染得到有效控制的前提下，针对每个新问题进行具体分析，请相关科室会诊协助帮我们制订进一步治疗方案。

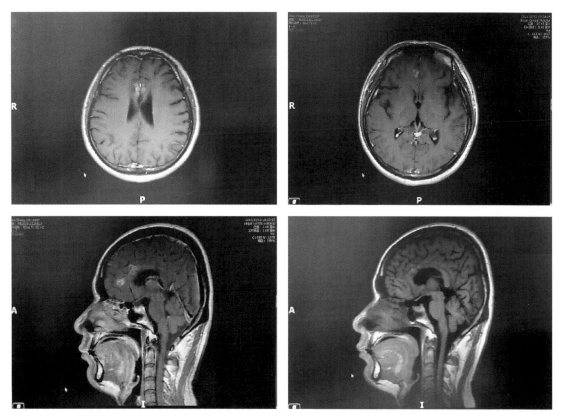

图5-11 2019年10月头颅MRI，双侧额叶及胼胝体边缘异常强化病灶。

背景知识介绍

　　颅内结核（intracranial tuberculosis）是结核分枝杆菌通过血行播散引起的一种严重的中枢神经系统结核病，占所有结核病相关死因的1.5% ～ 3.2%，在疾病致残率排名中位列第11位，致死率位列第13位。颅内结核已成为威胁人类健康的结核病的重要类型之一。颅内结核的感染途径通常是经血行播散和由脑脊液沿皮质静脉或小的穿动脉深入感染脑实质所致，常位于血运丰富的皮质内或皮质下及脑底部，大体呈灰黄色，一般有纤维性包膜，与周围脑组织分界明显，内含有干酪样坏死物质，少数有钙化。颅内结核的治疗主要围绕两点，一是降低颅内压，改善脑灌注；二是抗结核治疗，控制颅内感染。故而早期、联合、足量及足疗程的抗结核治疗十分重要。本例患者虽然抗结核药物规范使用，但是病程中仍然出现数次病情波动。在我们坚持激素治疗时，颅内病灶能渐渐缩小，这是因为激素可以抑制免疫反应，可以抑制巨噬细胞的聚集、吞噬作用，减少T淋巴细胞的数量，从而抑制颅内结核瘤的形成，有利于抗结核药物的作用。所以，在颅内结核的治疗中，激素和脱水剂的应用也十分重要。尽管大部分患者可以通过内科治疗痊愈，但部分患者仍需要通过手术治疗。由于结核瘤外科手术可造成结核播散，所以手术过程中应该力争完整地切除结核瘤。此患者经过充分的抗结核治疗后，脑脊液各项指标已经多次正常，但颅内病灶并不局限，经咨询脑外科，暂不建议在此情况下行手术，继续随访。

　　播散性结核感染治疗周期长，漫长的治疗过程中患者可能出现各种情况（如肝损害、视力减退、癫痫、周围神经炎等），需密切观察，长期随访，及时调整治疗方案。本例患者颅内病灶明显，选药时着重考虑了药物透过血脑屏障的能力，加用糖皮质激素治疗后颅内病灶明显缩小，脑脊液指标持续好转。由于长期细致随访，患者信任度和依从性都较高，从而保证了治疗的连贯性，获得了良好的治疗结局。

（苏　然　汪　婷　贾　雯　邵凌云　张文宏）

参·考·文·献

[1] Gupta RK, Kumar S. Central nervous system tuberculosis[J]. Neuroimag Clin N Am, 2011, 21(4): 795-814.

[2] Murray CJL, Vos T, Lozano R, et al. Disability-adjusted life years(DALYs) for 291 diseases and injuries in 21 regions, 1990-2010: a systematic analysis for the Global Burden of Disease Study 2010[J]. Lancet, 2013, 381(9867): 628.

[3] Pablos-Mendeza T, Blumstein J, Knirsch CA.The role of diabetes mellitus in the higher prevalence of tuberculosis among

hispanics[J]. Am J Publis Health, 1997, 87: 574-579.

[4] Basta M, Lydakis C, Daskalogiannaki M, et al. Multi-focaltuberculosis with multiple intracranial tuberculomas in a nonimmunocompromised patient[J]. Respir Med, 2001, 95: 841-843.

[5] Thwaites GE, NguyenDB, Nguyen HD, et al. Dexamethasone for the treatment of tuberculous meningitis in adolescents and adults[J]. N Engl J Med, 2004, 351(17): 1741-1751.

[6] Cosma CL, Klein K, Kim R, et al. Mycobacterium marinum Erp is a virulence. determinant required for cell wall integrity and intracellular survival[J]. Infect Immun, 2006, 74: 3125-3133.

[7] Wolf AJ, Linas B, Trevejo-Nunez GJ, et al. Mycobacterium tuberculosis infects dendritic cells with high frequency and impairs their function in vivo[J]. J Immunol, 2017, 179: 2509-2519.

[8] Clay H, Davis JM, Beery D, et al. Dichotomous role of the macrophage in early Mycobacterium marinum infection of the zebrafish[J]. Cell Host Microbe, 2007, 2: 29-39.

[9] Wasay M, Moolani MK, Zaheer J, et al. Prognostic indicators in patients with intracranial tuberculoma: a review of 102 cases[J]. J Pak Med Assoc, 2004, 54(2): 83-87.

6

感染性心内膜炎术后继发
左侧感染性髂动脉瘤

题记

　　感染性动脉瘤发生的时间不确定,可短期内突然出现,发病机制尚不十分明确。感染性动脉瘤临床表现不典型,容易被忽视和误诊,往往因血管破裂导致死亡。本例患者为青少年,无血管基础疾病,心瓣膜置换及动脉取栓术后,感染得到控制准备出院时,短期内突发感染性髂动脉瘤,经及时发现治疗后,病情缓解。现将诊治过程报道如下,以提高临床医师对感染性动脉瘤的认识。

病史摘要

入院病史

患者,男,16岁,学生。于2018年2月5日入住我科。

主诉

双下肢水肿近2个月,反复发热3周。

现病史

2017年12月中旬无明显诱因出现双下肢水肿,以小腿足背为主,无颜面水肿,伴左足跖间关节疼痛,大拇指指尖按压时出现疼痛。2018年1月13日就诊于上海市某医院,心脏多普勒超声示:二尖瓣异常回声附着,考虑赘生物形成(前叶17 mm×11 mm×14 mm),血培养结果示:草绿色链球菌,诊断为感染性心内膜炎。次日开始出现发热,体温最高39℃,且双下肢仍水肿,左下肢皮肤苍白并感疼痛。1月15日就诊于上海另一家医院,结合CT影像学检查考虑菌栓脱落造成左下肢动脉栓塞,遂于1月16晚急诊行局麻下髂动脉血栓取出术+同期全麻下二尖瓣赘生物清除+二尖瓣置换(机械瓣)+心耳结扎术。但术后患者反复高热,体温最高41.2℃,为进一步诊治收入我科。患病以来患者精神萎,胃纳差,睡眠好,大小便正常,无体重明显下降。

既往史

既往体健。平时喜欢抠鼻子。

个人史

出生于原籍。否认疫区接触史。否认疫情接触史。否认化学性物质、放射性物质、有毒物质接触史。否认吸毒史。否认吸烟史。否认冶游史。否认家族遗传病史。否认家族肿瘤史。

婚育史：未婚未育。

入院时体格检查

体温38.4℃，脉搏93次/分，呼吸20次/分，血压129/80 mmHg神志清楚，精神萎，胸部及左侧大腿处手术伤口愈合佳，无红肿渗液。心律齐，心前区偶可闻及金属碰撞音，未闻及明显病理性杂音，右肺呼吸音低，右侧胸腔闭式引流，腹平软，无压痛及反跳痛，双下肢无水肿，双侧足背动脉可触及，双足皮温较低，右足背发红，双足趾有触痛。肛门及外生殖器未见异常，脊柱、四肢无畸形，关节无红肿，无杵状指，双下肢不肿。肌力正常，肌张力正常，生理反射正常，病理反射未引出。

入院后实验室检查

• 血常规：白细胞7.72×10⁹/L，中性粒细胞63%，血红蛋白95 g/L（↓），红细胞3.61×10¹²/L，血小板228×10⁹/L。

• 降钙素原1.69 ng/ml（↑）；C反应蛋白76.90 mg/L（↑）。

• 多次血培养（－）。

• 肝功能：谷丙转氨酶120 U/L（↑），谷草转氨酶60 U/L（↑），总胆红素8.6 μmol/L，结合胆红素3.5 μmol/L，白蛋白36.6 g/L，球蛋白32.6 g/L。

• 肾功能：尿素氮6.62 mmol/L，肌酐103 μmol/L（↑），尿酸178.2 μmol/L。

• 尿常规：潜血++，蛋白质+，pH 6.0，尿比重1.017，红细胞1 232.9个/μl，白细胞27.5个/μl。

• 凝血功能：凝血活酶时间17.5 秒，D-二聚体5.300 mg/L（↑），国际标准化比率2.15（↑）。血沉68 mm/h（↑）。

• 甲状腺功能、自身免疫指标、肿瘤指标阴性。

入院后辅助检查

• 心脏多普勒超声示：二尖瓣置换术后，人工机械二尖瓣未见明显异常。

• 门静脉CTV（CT静脉血管成像）示：脾大，脾静脉增宽，脾梗死可能。双下肢静脉彩超示双下肢深静脉血流通畅。

临床关键问题及处理

关键问题1 该患者发热的原因是什么？如何进一步治疗

本例患者为青少年男性，有抠鼻嗜好，血培养草绿色链球菌阳性，心脏多普勒超声提示赘生物形成，临床表现有发热，血常规提示贫血，尿常规有潜血，影像学检查发现左侧髂动脉栓塞，因此"感染性心内膜炎"诊断明确。患者曾行心脏二尖瓣置换术及左侧髂动脉取栓术，术后仍反复高热，需要考虑原有血流感染未完全控制，入院后予以哌拉西林-他唑巴坦（4.5 g ivgtt q8h）抗感染治疗，体温逐渐恢复至正常，降钙素原下降。但2018年2月12日起体温又复升，2月16日加用利奈唑胺（0.6 g ivgtt q8h），第2天体温渐恢复正常，其间复查2次血培养结果均阴性，血液二代测序阴性。2月22日复查血常规和降钙素原均正常。患者病情好转，感染明显控制，准备择日出院。

关键问题2　2月27日患者出院前突感下腹胀痛，查体左下腹有压痛，可扪及搏动性肿块。患者病情出现了什么变化，下一步该如何处理

结合患者主诉和体征，给予腹髂动脉CTA检查，结果提示：左侧髂内动脉起始段巨大动脉瘤可能（图6-1）。2018年3月1日转入血管外科，3月5日局麻下行髂动脉经皮腔内血管成形术（percutaneous transluminal angioplasty, PTA）＋支架植入术，术中利用Pigtail导管行左侧髂动脉造影示：左髂动脉假性动脉瘤隔绝良好，左下肢血供良好。

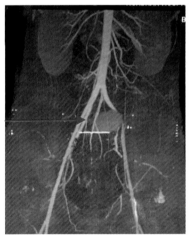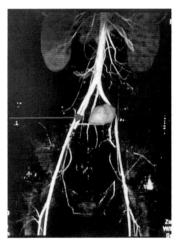

A（最大密度投影重建MIP）　　　　　B（表面重建VR）

图6-1　患者2018年2月28日髂动脉CTA。

2018年3月12日转回感染科，复查腹髂动脉CTA示血流通畅（图6-2），继续哌拉西林-他唑巴坦（4.5 g ivgtt q8h），术后病情平稳，无发热，腹痛缓解，3月22日转当地医院继续抗感染治疗，哌拉西林-他唑巴坦（4.5 g ivgtt q8h）总疗程共达3个月。最近随访，患者一般情况良好，无不适主诉。

背景知识介绍

感染性心内膜炎是一种由细菌、真菌、病毒、立克次体、衣原体、螺旋体等病原微生物感染

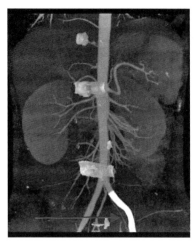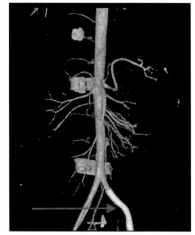

A（最大密度投影重建MIP）　　　　　　　B（表面重建VR）

图6-2　患者2018年3月12日术后复查髂动脉CTA。

引起的心内膜和或心瓣膜炎症的感染性疾病。据美国流行病学资料统计，年发病率为（3～7）/10万，病死率达14%～46%。

　　感染性动脉瘤是病原微生物侵袭动脉血管壁甚至周围组织，导致血管局部或弥漫性扩张，形成一种特殊类型的动脉瘤，部分穿孔进展为假性动脉瘤，往往较其他类型动脉瘤更容易破裂出血。目前，国际上对感染性动脉瘤尚无统一或明确的临床诊断标准。本例患者有感染性心内膜炎和血管栓塞基础，临床表现有腹痛、搏动性肿块，结合CTA新发的假性动脉瘤，诊断感染性动脉瘤是明确的。

　　感染性心内膜炎继发感染性动脉瘤的发生率为3%～5%，受累动脉依次为近端主动脉、脑、内脏和四肢，5年生存率为35%～55%，一旦动脉瘤破裂，病死率高达80%～90%。本例患者经过二尖瓣赘生物的清除术、左侧髂动脉取栓术以及积极的抗感染治疗2个月后，突然出现下腹疼痛，下腹增强CT以及腹髂CTA检查发现左侧髂内巨大假性动脉瘤。查阅本例患者术前上海某医院的下腹部增强CT扫描结果，未见动脉瘤，左髂动脉血栓取出术的手术记录提示脐动脉至股动脉血流通畅，管壁光滑，管腔内未见狭窄及血栓，说明在行髂动脉血栓取出术时，患者的左侧髂内动脉感染性动脉瘤尚未形成，是短期内新发生的。其形成的可能原因有以下几点：① 草绿色链球菌感染，草绿色链球菌有血管亲和性和黏附、定植能力，同时能抵抗人体血液中的C5b～C9膜攻击复合体的杀灭作用；② 菌栓脱落，这是感染性心内膜炎继发感染性动脉瘤的主要原因；③ 介入手术的创伤，正常动脉血管内壁具有很强的抗菌保护能力，但当血管壁受到损伤时，血液里的细菌很容易黏附、定植和生长；④ 抗感染的疗程尚不足以清除病原体，本例患者虽经有效的抗菌治疗后体温恢复正常，血培养阴性，但考虑抗菌治疗的时间较短，患者仍可能存在菌血症，或是局部栓塞感染病灶未能完全清除。文献报道，50%～85%的感染性动脉瘤患者血培养阳性，但血培养阴性时不能排除感染性动脉瘤。

　　本例患者为青少年，无动脉粥样硬化等血管基础疾病，在心内膜炎瓣膜术和髂动脉取栓术后，血流感染得到控制准备出院时，才发现左侧感染性髂动脉瘤，这种短期内新发的感染性动脉瘤较为罕见。感染科医生需要提高对本病的认识，对感染性动脉瘤的风险因素有一定的预判，做到早期诊断，早期联合足疗程的抗菌治疗，条件允许时可行全身血管CTA筛查，并长期随访。感染性动脉瘤术后抗菌药物疗程尚无明确标准。一般认为至少需4～6周。对于某些高毒力致病微生物，有人甚至推荐终生药物治疗。

螳螂捕蝉，黄雀在后。回顾这一病例，患者在经历了心脏二尖瓣置换术及左侧髂动脉取栓术，虽经积极的抗感染治疗，但又在原有血栓取出的左髂动脉处新出现感染性动脉瘤，其实是可以理解的。但是由于动脉瘤的隐匿性，如果在临近出院前没有对患者的不适做积极的检查，完全有可能出现感染性动脉瘤破裂，继而酿成大祸。因此，临床医生需要很强的责任心，合理分析患者的不适主诉。而在有人工血管植入的血管成形术后，持续长疗程的强有力抗感染治疗是这些患者最终获得良好预后的必要保障。

（毛日成　贺繁荣　宋　妹　蒋卫民）

参·考·文·献

［1］Duval X, Delahaye F, Alla F, et al. AEPEI Study Group. Temporal trends in infective endocarditis in the context of prophylaxis guideline modifications: three successive population-based surveys [J]. J Am Coll Cardiol, 2012, 59: 1968−1976.

［2］Correa de Sa DD, Tleyjeh IM, Anavekar NS, et al. Epidemiological trends of infective endocarditis: a population-based study in Olmsted County, Minnesota [J]. Mayo Clin Proc, 2010, 85: 422−426.

［3］Federspiel JJ, Stearns SC, Peppercorn AF, et al. Increasing US rates of endocarditis with Staphylococcus aureus: 1999−2008 [J]. Arch Intern Med, 2012, 172: 363−365.

［4］Tleyjeh Imad M, Abdel-Latif A, Rahbi H, et al. A systematic review of population-based studies of infective endocarditis[J]. Chest, 2007, 132(3): 1025−1035.

［5］Sörelius K, Mani K, Björck M, et al. Endovascular treatment of mycotic aortic aneurysms: a European multicenter study［J］. Circulation, 2014, 130(24): 2136−2142.

［6］Lin CH, Hsu RB. Primary infected aortic aneurysm: clinical presentation, pathogen, and outcome［J］. Acta Cardiol Sin, 2014, 30(6): 514−521.

［7］贺繁荣,李勇忠,吴静雯,等.感染性心内膜炎继发感染性动脉瘤一例［J］.中华传染病杂志,2020,38（2）:121-123.

［8］Maeda H, Umezawa H, Goshinma M, et al. Primary infected abdominal aortic aneurysm: surgical procedures, early mortality rates, and a survey of the prevalence of infectious organisms over a 30−year period[J]. Surg Today, 2011, 41: 346.

7

反复发热 6 年背后的隐形杀手：类鼻疽伯克霍尔德菌感染

题 记

类鼻疽主要见于热带地区,流行于东南亚地区,是由类鼻疽伯克霍尔德菌引起的人类与动物的共患疾病。本文通过介绍1例反复发热6年的患者,旅居菲律宾时发病,每次发热使用美罗培南都有效,但是停药后再次发热。最终通过脾脏切除证实为类鼻疽伯克霍尔德菌感染,通过规范治疗彻底痊愈,希望给临床医生诊治类似患者带来启发。

病史摘要

入院病史

患者,男性,67岁,福建泉州人。于2019年7月1日收住我科。

主诉

反复发热6年,再发伴头痛3月余。

现病史

患者在2013年旅居菲律宾时开始无明显诱因出现发热,体温38.5℃左右,无畏寒、寒战,无咳嗽、咳痰,无腹痛、腹泻等。入住当地医院,检查发现脾脏结节,予以治疗后(具体诊疗不详),体温恢复正常,但脾脏结节未消退,亦未再随访。

2016年患者再次出现发热,体温38.5℃左右,每次发热维持1～2小时后可自行降至正常,体温平稳3～7天后再次升高,如此反复发作2周。当地医院腹部CT检查见脾脏多发结节影,脾包膜下积液,脾门区及腹膜后多发肿大淋巴结,考虑感染性病变,经口服"抗生素(具体药物不详)"后体温再次恢复正常。

2018年5月患者再次出现发热,遂就诊我院。门诊行脾脏MR增强检查见脾脏多发异常结节(图7-1),考虑多发脓肿可能,收入相关病房。入院后完善相关检查,查血常规:白细胞8.77×10⁹/L,中性粒细胞65.4%,淋巴细胞23.9%,单核细胞10.1%(↑),血红蛋白114 g/L(↓)。C

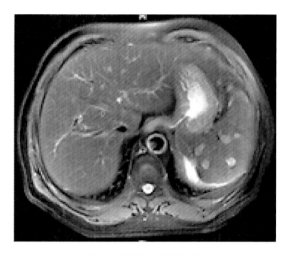

图7-1　脾脏MR增强检查。

反应蛋白19.1 mg/L（↑），降钙素原0.06 ng/ml（↑）。肝肾功能、电解质、凝血功能及肿瘤标志物未见明显异常。2018-07-28 PET-CT示：脾脏多发低密度影伴边缘处FDG代谢轻度增高（图7-2），结合病史，考虑肿瘤性病变尚不足，建议治疗后随访；纵隔及双肺门多发淋巴结，腹膜后多发淋巴结FDG代谢增高，考虑炎性增生可能大，建议随访；左上肺近纵隔旁致密影FDG代谢增高，建议抗炎治疗后密切随访除外炎症基础上伴不典型恶变。2018-07-30骨髓穿刺＋流式＋活检：结果未见明显异常。由于患者入院后体温平，

未予抗感染药物治疗，建议胸腔镜下行纵隔淋巴结及占位活检术，患者及家属拒绝，并自动出院。患者出院后仍有发热，体温可达38℃，约1～2个月发生1次。

2019-06-15患者因前列腺增生于当地医院行"激光手术"治疗，术后两天出现发热，体温38℃左右。至当地医院查血常规：白细胞6.92×10⁹/L，中性粒细胞69.8%，血红蛋白105 g/L；C反应蛋白＜8 mg/L；降钙素原0.34 ng/ml；血沉117 mm/h。2019-06-27复查血常规：白细胞12.56×10⁹/L，中性粒细胞91.7%，血红蛋白104 g/L，予以哌拉西林-他唑巴坦4.5 g ivgtt q8h

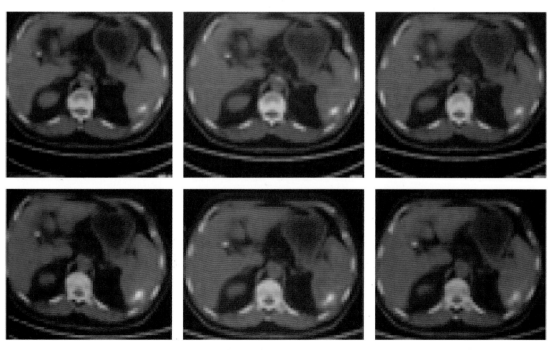

图7-2　2018-07-28 PET-CT。

治疗 3 天，体温未见明显下降。为进一步治疗，于 2019-07-01 收入我科。患者入院后予以完善相关检查。2019-07-01 白细胞 13.01×10^9/L（↑），中性粒细胞 76.4%（↑）；血沉 120 mm/h（↑）；降钙素原 0.90 ng/ml（↑）。考虑细菌感染可能性大，经验性予以美罗培南 0.5 g q12h 治疗，患者体温有所下降。2019-07-02 胸部 CT（图 7-3）：两肺多发结节影，考虑真菌性肺炎改变；两侧局部胸膜增厚，两侧胸腔积液；纵隔淋巴结肿大；脾

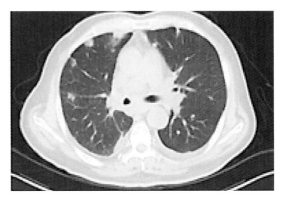

图 7-3　2019-07-02 胸部 CT。

脏多发低密度灶伴脾周积气积液。行支气管镜检查，未见明显占位及新生物。予以灌洗送细菌+真菌+结核培养均为阴性。

多瓶血培养均报告（图 7-4）为伯克霍尔德菌，对美罗培南、左氧氟沙星、米诺环素、SMZ 均敏感。考虑血流感染，根据肾功能调整美罗培南剂量至 1.0 g q12h，同时加用莫西沙星 0.4 g qd，患者体温逐渐正常。2019-07-09 复查 PET-CT（图 7-5）：① 鼻咽部增厚黏膜、全鼻旁窦、双侧鼻腔多发软组织影（累及颅底）、双肺多发结节及斑片影、脾脏包膜下多发病灶，全身骨髓 FDG 代谢不同程度增高，同 2018-07-28 图像比较，病情进展。② 左侧咽后淋巴结、双侧颈部、右侧锁骨区、纵隔、双侧肺门、腹膜后、双侧腹股沟多发淋巴结，部分肿大，FDG 代谢不同程度增高。请五官科会诊，查见：双侧鼻腔见大量脓涕，鼻腔黏膜充血水肿，鼻窦 CT 示全鼻旁窦炎症。考虑双侧急性鼻窦炎，予以布地奈德喷鼻，桉柠蒎肠溶软胶囊口服对症支持治疗。患者于 2019-07-11 出院，出院诊断：血流感染（伯克霍尔德菌）；肺部感染；急性鼻窦炎；肾功能不全；2 型糖尿病并周围神经病；高血压病 2 级，高危；胆囊结石。出院后继续美罗培南 1.0 g q12h 一周，后改为法罗培南 0.1 g po tid，体温正常。

患者出院后自行停用硝苯地平，于 2019-08-01 出现左侧肢体乏力至福建省泉州市某医院住院诊断为"右侧丘脑出血"，经控压、降糖、减轻脑水肿等治疗后于 08-13 好转出院。08-14 患者再次出现高热，Tmax 39℃，伴头痛、流脓涕，自行口服法罗培南后可热退，但仍反复发热，于 08-18 至当地诊所经美罗培南 1.0 g q12h 治疗后热退，于 08-30 序贯予以法罗培南 0.2 g po

送检目的：血培养+鉴定（分枝杆菌）　　　　　　　　　　　　　　　　　申请|
标本类型：血　　　　采样时间：2019-07-05　06:49:30　　　　送检时间：2019-07-05
备注：

序	名称	结果	参考区间	单位	序	名称	结果	参考区间
1	伯克霍尔德菌属				4	米诺环素	敏感	≤14；≥19
2	美洛培南	敏感	≤15；≥20		5	左氧氟沙星	敏感	≤2；≥8
3	复方新诺明	敏感	≤10；≥16					

图 7-4　血培养报告。

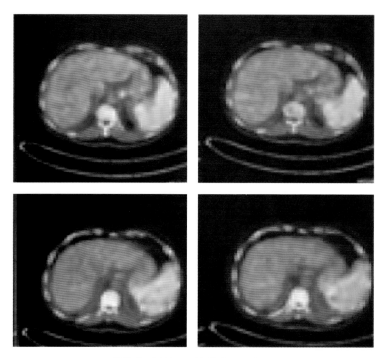

图7-5　2019-07-09复查PET-CT。

tid。2019-10-21患者出现口角歪斜诊为"右侧面神经麻痹、双侧基底节多发腔隙性脑梗死"，予以对症治疗，好转后于10-23出院。10-30患者再次出现发热，Tmax 38.5℃，伴头痛，乏力，无脓涕，自行口服法罗培南后可热退，但仍反复发热，至当地诊所再次予以美罗培南1.0 g q12h后热退后再序贯予以法罗培南0.2 g po tid。

2019-11-14患者再次出现发热，Tmax 38.8℃，仍头痛、乏力，伴尿失禁，再次予以美罗培南1.0 g q12h后发热无好转，伴头痛、乏力，头痛以右半侧脑部疼痛为主，消瘦明显，今为进一步诊治于2019-11-20收入我科住院。入院后查肺部CT见多发结节（图7-6）；腹部MR增强：脾脏多发占位伴脾周积液，结合病史考虑感染性病变（如脓肿）可能（图7-7）。头颅MR见右侧颞叶强化灶，右侧颞部硬脑膜增厚伴强化，考虑感染可能大。予以美罗培南1.0 g q12h抗感染治疗，患者体温恢复正常，头痛恢复正常。

患病以来患者精神萎，胃纳及睡眠差，大小便正常，无体重明显下降。

既往史

有高血压病史10年；有糖尿病史10年。

个人史

出生于原籍。间断菲律宾居住。吸烟史：吸烟40年，平均30支／日，未戒烟。否

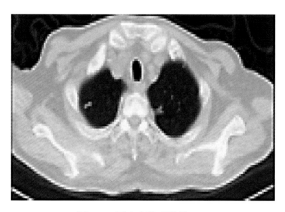

图7-6　再次入院后肺部CT。

认饮酒及冶游史。否认家族遗传病史。否认家族肿瘤史。

婚育史

已婚已育。

入院时体格检查

体温36.5 ℃，脉搏93次/分，呼吸18次/分，血压138/82 mmHg；神志清楚，全身皮肤黏膜未见异常，无肝掌，全身浅表淋巴结无肿大。未见皮下出血点，未见皮疹。头颅无畸形，眼睑正常，睑结膜未见异常，巩膜无黄染。双侧瞳孔等大等圆，对光反射灵敏，右侧额纹浅，右眼闭合无力，右侧鼻唇沟浅，口角左歪，咽反射正常存在，伸舌居中。耳郭无畸形，外耳道无异常分泌物，无乳突压

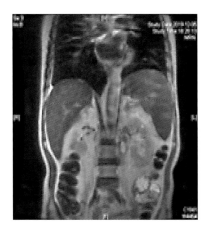

图7-7 腹部MR增强扫描。

痛。外鼻无畸形，鼻通气良好，鼻中隔无偏曲，鼻翼无扇动，两侧鼻旁窦区无压痛，口唇无发绀。双腮腺区无肿大，颈软，无抵抗，颈静脉无怒张，气管居中，甲状腺无肿大。胸廓对称无畸形，胸骨无压痛；双肺呼吸音清晰，未闻及干、湿性啰音。心率93次/分，律齐；腹平坦，腹壁软，全腹无压痛，无肌紧张及反跳痛，肝脾肋下未触及，肝肾脏无叩击痛，肠鸣音4次/分。肛门及外生殖器未见异常，脊柱、四肢无畸形，关节无红肿，无杵状指（趾），双下肢无水肿。左上肢内侧可扪及结节，直径2 cm左右，质软，无压痛，边界清，活动性可。肌力减退，左侧肢体肌力4级，右侧肢体肌力5级。肌张力正常，生理反射正常，病理反射未引出。

临床关键问题及处理

关键问题1 该患者的诊断是什么？如何进一步明确诊断

患者反复6年间歇性发热，美罗培南治疗有效，所以还是需要考虑"细菌感染"，病原体目前尚不明确。目前病灶可能存在肺部、脾脏。为明确诊断，请翁心华老师查房。翁老考虑：发热原因为感染性发热可能性大（低毒力病原体），建议行脾脏切除，肺部及脑部病变可能为血行播散所致。经与患者及家属充分沟通，同意转外科行脾脏切除明确病因。

2019-12-13患者行脾脏切除术，术中见腹腔内少量淡黄色腹水，左上腹部广泛粘连，肝脏无硬化，边缘较钝。脾脏约15 cm×12 cm×8 cm大小，表面可见多发占位直径1～3 cm不等，取出脾脏（图7-8）。切下标本见多发脓腔，内可见干酪样坏死组织，将脾脏结节病灶予以病理、二代测序等检查，术后病理:（脾脏）多发性坏死性肉芽肿性病变，二代测序为类鼻疽伯克霍尔德菌，序列数高达数万条（图7-9）。

至此，诊断明确，患者为"类鼻疽伯克霍尔德菌感染，脾脓肿"，由于定植在血供丰富的脾脏，细菌可以长期存活，间断释放入血，引起血流、肺部、鼻窦部感染。

关键问题2 如何治疗该患者

2019年12月23日转入我科继续美罗培南2.0 g q8h联合多西环素0.1 g bid抗感染，辅以

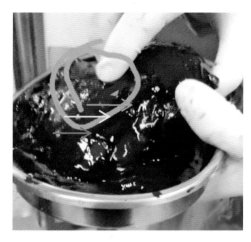

图7-8 2019-12-13患者行脾脏切除术。

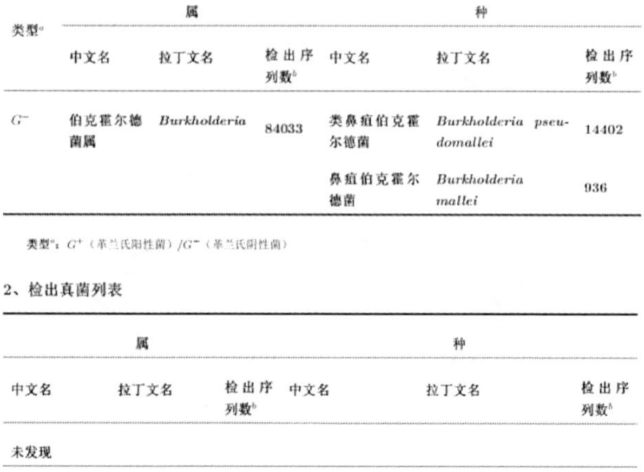

类型[a]	属			种		
	中文名	拉丁文名	检出序列数[b]	中文名	拉丁文名	检出序列数[b]
G^-	伯克霍尔德菌属	Burkholderia	84033	类鼻疽伯克霍尔德菌	Burkholderia pseudomallei	14402
				鼻疽伯克霍尔德菌	Burkholderia mallei	936

类型[a]：G^+（革兰氏阳性菌）/G^-（革兰氏阴性菌）

2、检出真菌列表

	属			种		
中文名	拉丁文名	检出序列数[b]	中文名	拉丁文名	检出序列数[b]	
未发现						

图7-9 二代基因测序报告。

补充白蛋白、抗凝、降压、降血糖等治疗。2周后改为口服方案继续治疗3个月（多西环素胶囊0.1 g bid+SMZco 2片bid）。目前患者已经停药超过3个月，体温一直正常，无不适主诉。

关键问题3 该患者是如何获得感染的

追问病史，患者在菲律宾工作期间，曾经长期赤脚在工地上干活，与泥土有直接接触。同时患者长期患有糖尿病，所以是类鼻疽伯克霍尔德菌感染的高危人群。

背景知识介绍

类鼻疽由类鼻疽伯克霍尔德菌引起的人类与动物的共患疾病。该菌是一种需氧革兰阴性杆菌，是兼性胞内寄生菌，具有极生单鞭毛，能运动（图7-10）。

主要见于热带地区，流行于东南亚地区。人主要通过接触含有致病菌的水和土壤（图7-11），经破损的皮肤而受感染。人群对类鼻疽杆菌普遍易感。本病潜伏期一般为4～5天，但也有感染后数月、数年，甚至有长达20年后发病，即所谓"潜伏型类鼻疽"，此类病例常因外伤或其他疾病而诱发。

一般为散发，也可呈暴发流行。

一、传染源

流行区的水和土壤常含有该菌。细菌可在外界环境中自然生长，不需任何动物作为贮存宿主。该菌可使多种动物感染甚至致病，但并不是主要传染源，人间传播罕见。

二、传播途径

人接触含菌的水和土壤，经破损的皮肤而感染。食入、鼻孔滴入或吸入病菌污染物也可致病。

三、易感人群

人普遍易感。新近进入疫区，糖尿病、酒精中毒、脾切除、艾滋病病毒感染等为易患因素。

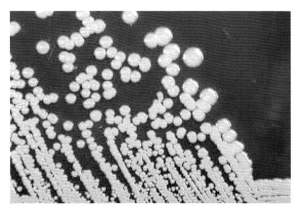

图 7-10　类鼻疽伯克霍尔德菌。

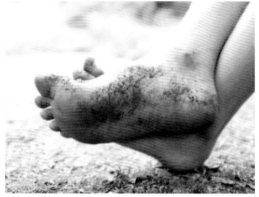

图 7-11　人主要通过接触含有致病菌的水和土壤感染此菌。

四、临床表现

临床表现多样化，可以累及中枢神经系统、心血管系统、头颈部、泌尿系统、消化系统、皮肤软组织、骨骼肌、角膜、乳腺、纵隔、阴囊、睾丸等。

五、治疗

在抗生素治疗的同时，还需要结合大脓肿引流术。类鼻疽通常对 SMZco、阿莫西林克拉维酸、替卡西林克拉维酸、头孢他啶、喹诺酮类、四环素类、氯霉素和碳青霉烯类等抗生素敏感，静脉治疗首选美罗培南 2.0 g q8h 或者头孢他啶 2.0 g q6h。《桑福德抗微生物治疗指南（4版）》推荐：美罗培南至少使用 2 周以上，可予以多西环素胶囊 0.1 g bid+SMZco 2 片 bid 口服12 周。

点　评

类鼻疽伯克霍尔德菌感染是热带地区常见的感染之一，该患者曾经在菲律宾长期工作，并且有赤脚接触土壤的病史，每次使用美罗培南治疗有效，应该想到此特殊感染。该患者自 2013 年起就存在脾脏多发结节，且多次持续的抗感染虽然有体温的好转，但是脾脏多发结节并没有消除，使得细菌在体内长期存活，从而导致一系列后果。及时清除感染灶，对类鼻疽的治疗非常重要。

（毛日成　朱　彬　虞胜镭　邵凌云　张文宏）

参·考·文·献

[1] Wiersinga WJ, Virk HS, Torres AG, et al. Melioidosis[J]. Nat Rev Dis Primers, 2018, 4: 17107.

8

先天性脊髓栓系、骶尾部皮肤窦道
继发脊髓脓肿

脊髓脓肿在临床中并不多见,成人发病则更为罕见。本文介绍一例成人患者继发于先天性脊髓栓系、骶尾部窦道的脊髓中央管脓肿病例,通过积极抗感染、及时手术及后续有效的康复治疗,感染科、神经外科、放射科、康复科等多学科协作,患者最终顺利康复。

病史摘要

入院病史

患者,男性,33岁,程序员。于2019年1月17日入复旦大学附属华山医院西院感染科。

主诉

发热伴骶尾部疼痛10天,下肢无力3天。

现病史

患者2019年1月7日凌晨2点起无明显诱因下感骶尾部麻木伴疼痛,后疼痛加剧,并自觉发热,未自测体温,外院急诊查体有颈项强直,查血常规白细胞20.6×10^9/L,中性粒细胞90.1%,予头孢曲松2.0 g qd及利巴韦林0.5 g ivgtt qd后无明显好转,并出现40℃左右高热,予退热治疗后体温可有所下降但很快再次上升。1月9日起患者出现双膝内侧感觉异常及排尿困难,1月10日至某二级医院继续予头孢曲松+阿昔洛韦治疗,仍无明显改善。1月12日患者至我院急诊,予头孢曲松2.0 g q12h联合万古霉素1.0 g q12h抗感染治疗后体温平2日,但1月14日凌晨2时开始出现腰背部疼痛,此后逐步出现双下肢麻木,当天下午双下肢肌力降为0级。1月15日晚20时患者再发39℃高热,伴腹胀,1月16日开始增加磷霉素8.0 g q12h抗感染治疗。病程中多次复查血常规白细胞波动于$(12 \sim 33) \times 10^9$/L,以中性粒细胞为主。为进一步诊治于1月17日收入我科。

患者发病以来精神萎,胃纳可,睡眠不好,大小便无知觉,体重无明显下降。

既往史

患者自幼患有先天性脊髓栓系综合征伴骶尾部窦道,每日均有无色液体流出,不影响生活。4岁时曾患脑膜炎,予药物治疗后好转。无其他慢性疾病及家族遗传性疾病。2018年11月常规随访MRI提示脊髓栓系;骶尾部瘘口伴感染可能(图8-1)

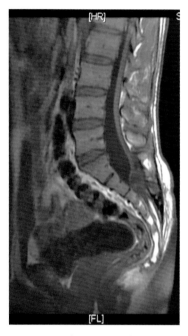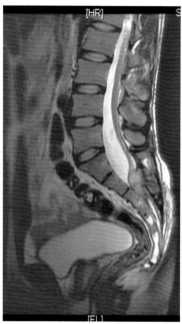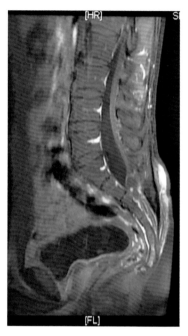

图8-1 2018年11月16日常规随访时MR增强。骶尾椎曲度序列可,S2～S3椎板未见骨性融合,腰骶椎蛛网膜下腔扩大,脊髓低位,下缘达L5水平,椎管内可见类圆形囊性灶与椎管背侧软组织粘连,内见结节状强化灶,腰骶部皮下脂肪组织增厚,增强后可见环形强化。

入院查体

神清,GCS 15,鼻唇沟对称,双侧瞳孔等大等圆,对光反射灵敏。双肺呼吸音略粗,未闻及明显干湿啰音,心脏各瓣膜区未闻及明显杂音。颈抵抗明显,克氏征阳性。双上肢肌力肌张力正常,反射++,双下肢肌力0,腱反射引不出,病理征阴性。L1以下痛觉消失,震动觉明显减退。骶尾部可见窦道开口,周围区域毛发密集(图8-2)。

实验室检查

• 血常规:白细胞24.8×10^9/L(↑),中性粒细胞90%,血红蛋白142 g/L,血小板

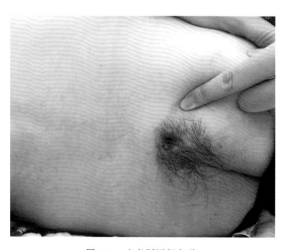

图8-2 患者骶尾部窦道。

492×10^9/L。

- 降钙素原0.12 ng/ml，C反应蛋白126.25 mg/L（↑），血沉42 mm/h（↑）。
- 心肌标志物：肌红蛋白21.00 ng/ml（↓），肌钙蛋白T 0.004 ng/ml（↓），CK-MB mass 0.52 ng/ml，pro BNP 216.30 pg/ml（↑）。
- 电解质，肝功能，肾功能，心肌酶谱：钾3.1 mmol/L（↓），肌酐51 μmol/L（↓），钠133 mmol/L（↓），总胆红素7.7 μmol/L，谷丙转氨酶285 U/L（↑），谷草转氨酶122 U/L（↑），γ-谷氨酰转移酶67 U/L，碱性磷酸酶98 U/L，白蛋白32 g/L（↓）
- DIC：凝血酶时间16.5秒，纤维蛋白原降解产物2.9 μg/ml，部分凝血活酶时间25.8秒，国际标准化比率1.11，D-二聚体1.00（↑），纤维蛋白原定量7.4 g/L（↑），凝血酶原时间13.2秒（↑）。
- 血隐球菌乳胶定性试验：阴性。
- 血T-SPOT.*TB*：阴性。

辅助检查

- 肺部CT：双肺下叶少许炎症，两侧胸腔少量积液可能。
- 上腹部CT平扫：胆囊结石可能。结肠积液。
- 下腹部CT平扫：导尿管置入后改变，膀胱扩张；回盲部扩张伴结肠多发积液；附见骶管扩张伴隐裂，请结合MR检查。
- 头颅MR增强：软脑膜异常强化，可符合脑膜脑炎表现。
- 腰骶椎MR增强：骶骨裂，硬膜囊膨出，骶尾部瘘道形成；脊髓内脓肿形成可能，硬膜囊异常强化（图8-3）。

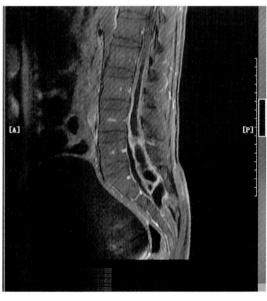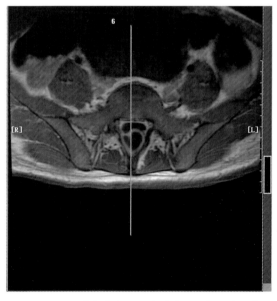

图8-3 入院后腰骶MR增强。腰骶椎曲度自然，顺列齐，骶骨椎板不连续，硬膜囊膨出，骶尾部皮肤可见瘘口，与椎管相通。脊髓形态不规则，明显增粗，脊髓圆锥位置显示不清，脊髓内见条片状T1W低信号，T2呈混杂稍高信号，增强后边缘环形强化，内见多发分割样表现，硬脊膜线样明显强化，瘘道及周围软组织可见强化。

临床关键问题及处理

关键问题1 该患者抗感染方案的选择

根据患者的症状体征以及影像学表现，患者脊髓内脓肿不难诊断。由于患者存在先天性脊髓栓系，无法行腰穿检查，因此依据骶尾部皮肤窦道这一入侵途径，抗感染方案选择首先考虑覆盖表皮葡萄球菌、金黄色葡萄球菌等革兰阳性球菌，同时由于骶尾部皮肤窦道位于骶尾部，邻近肛门，故需要同时覆盖肠杆菌科细菌。患者入院后继续万古霉素 1.0 g q12h 联合头孢曲松 2.0 g q12h 抗感染治疗，因患者体温正常后再次发热，不排除万古霉素药物热，故 2019 年 1 月 18 日调整万古霉素为利奈唑胺 0.6 g q12h，为加强对肠杆菌科细菌及厌氧菌覆盖，1 月 19 日改头孢曲松为美罗培南 2.0 g q8h。但患者仍持续高热，且腰背部及胯部疼痛剧烈，难以忍受，考虑神经根性疼痛，需使用阿片类镇痛药物，但利奈唑胺与多种药物存在配伍禁忌，且更换为利奈唑胺后患者仍有高热，不考虑万古霉素药物热。故 1 月 20 日起调整抗感染方案为万古霉素 1.0 g q8h + 美罗培南 2.0 g q8h，测万古霉素峰浓度 23.64 μg/ml，谷浓度 13.49 μg/ml。此后患者热峰下降，体温渐平，血常规白细胞及 C 反应蛋白等炎症指标明显好转。

关键问题2 椎管内感染的治疗：保守或手术

因影像学检查提示患者存在脊髓脓肿，脊髓压迫症状很明显，单纯抗感染治疗难以根治。虽然从体温及炎症指标上看患者初步抗感染治疗有效，但是患者下肢运动及感觉情况无明显改善，甚至出现了脊休克症状。请神经外科会诊考虑脊髓脓肿明确，短期出现脊髓压迫症状，有手术减压指征，但手术切开有损伤脊髓致永久功能丧失可能，且感染未控制，手术风险非常大。经过感染科、放射科和神经外科的多学科讨论，最终决定在感染初步控制后手术。2019 年 2 月 1 日在全麻下行椎管内脓肿切开引流术，术中剪开硬脊膜，未见明显脓肿腔，正中切开脊髓，见脓肿位于中央管，抽吸后送检细菌学培养，反复生理盐水冲洗，见大量浑浊液体流出，术中诊断为脊髓中央管脓肿。脓液细菌、真菌、结核培养均阴性。

后续治疗及随访

术后继续万古霉素联合美罗培南抗感染治疗，术后体温平，下肢肌力较前有所恢复（Ⅰ～Ⅱ级）。2019-02-14 抗感染疗程满 1 个月时降阶梯为头孢他啶 2.0 g q12h + 万古霉素（剂量根据血药浓度调整）。请康复科会诊后开始逐步康复治疗。至 3 月 26 日术后抗感染疗程满 8 周时停用抗感染药物，转康复医院进一步治疗。整个治疗过程总结详见表 8-1。术后 4 个月随访腰骶椎 MRI 椎管内未见脓肿，椎管及窦道感染明显好转（图 8-4）。

患者的骶尾部皮肤窦道始终是再发感染的隐患，为消除此风险，患者于 2019 年 9 月 10 日全麻下行骶管内占位切除术 + 骶尾部皮肤窦道切除术，术后病理示骶尾部送检为纤维、脂肪组织及神经束，部分为软骨组织，考虑为成熟畸胎瘤成分。

2020 年 4 月康复医院随访，患者现可助行器行走，大小便正常。感觉平面部分恢复；双下肢近端肌力在 3～4 级，远端肌力 0 级。

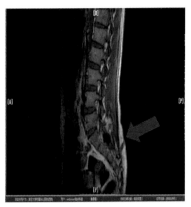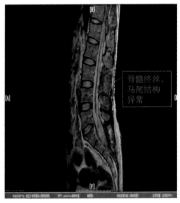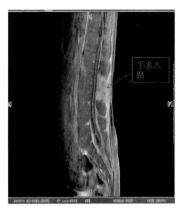

图8-4　术后4个月随访腰骶椎MR增强。腰骶椎曲度变直，顺列齐，各椎体缘轻度骨质增生。腰骶段椎管内可见不规则囊状异常T1低信号，T2高信号，内可见分隔，增强扫描囊壁及分隔明显强化，S3水平骶管背侧与皮肤及皮下可见异常信号相连续，增强扫描可见S3水平背侧异常信号明显强化，与骶管异常信号相通。

关键问题3　患者起病后留置导尿，1个月后多次诉导尿不畅伴疼痛，更换导尿管无效，导尿管未见明显堵塞，后影像学检查发现大量膀胱结石

患者2019年2月24日下腹部CT扫描示双侧肾积水伴肾结石，膀胱结石（图8-5A）。泌尿外科会诊后考虑患者结石量大，建议手术治疗。患者尿培养多次提示白色念珠菌，且拟近期行尿路手术，予加用氟康唑400 mg qd治疗。3月11日行膀胱镜下取石术，术中发现膀胱内大量片状结石，平均直径2～3 mm，最大者直径约10 mm，体积共计约3 cm×4 cm×2 cm。

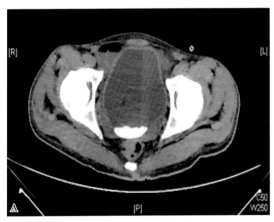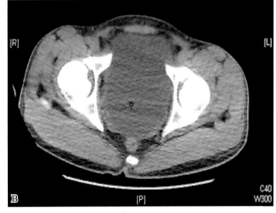

图8-5　下腹部CT扫描。A. 2月24日，起病1月余后CT，可见膀胱内片状致密影，膀胱结石。B. 1月12日，起病初期CT。

膀胱结石产生的主要原理为膀胱没有完全排空时，尿液会形成结晶，从而形成膀胱结石，感染以及任何异物都可能促成膀胱结石。常见的导致膀胱结石的病因有：前列腺肿大、神经性膀胱、膀胱炎症、导尿管等医源性设备、肾结石等。在脊髓损伤留置导尿或耻骨上膀胱造瘘导尿的患者中，约30%～40%的患者会发生膀胱结石，因此膀胱结石在是脊髓损伤患者的常见并发症；而间断自行导尿的患者产生膀胱结石的可能性较低提示导尿方式以及医源性异物

与结石的产生有关。

对比前片,我们发现患者1月12日患者急诊下腹部CT未见尿路结石(图8-5B)。而在仅1个月左右的时间中产生大量膀胱结石,考虑与患者脊髓损伤神经源性膀胱、留置导尿以及尿路感染都可能有关。

表8-1 治疗过程总结

日 期	白细胞×(10⁹/L)	中性粒细胞(%)	C反应蛋白(mg/L)	血沉(mm/h)	降钙素原(ng/ml)	热 峰	治 疗 方 案
2019-01-17	24.8	90	126.25	42	0.12	39.0	头孢曲松
2019-01-19	15.33	85.6	—	—	—	38.4	利奈唑胺
2019-01-21	17.13	83.5	38.03	19	0.08	37.5	美罗培南 / 2019-02-01行椎管内脓肿切开引流术手术
2019-01-30	8.97	73.2	—	—	—	37.0	
2019-02-14	5.66	61.7	2.55	—	—	36.8	
2019-02-28	6.45	62.2	8.14	—	—	36.9	万古霉素 头孢他啶 / 加用氟康唑
2019-03-13	5.97	57.4	2.46	16	0.03	36.8	2019-03-11手术取石
2019-03-25						36.6	停药,仅康复锻炼
2019-09-10							骶管内占位切除术+骶尾部皮肤窦道切除术

背景知识介绍

脊髓栓系综合征(tethered cord syndrome, TCS)是脊髓末端固定导致脊髓牵拉使脊髓在发育过程中不能上升引起脊髓功能障碍的综合征。脊髓末端固定的异常结构常见的有囊肿、脂肪瘤等。其影像学特点有:① 脊髓圆锥低位,成年TCS中65%低于L2～L3椎间盘,其中25%低于L3～L4椎间盘;② 脊髓终丝增粗,42%的成TCS终丝直径>2 mm;③ 合并脊柱内占位性病变,如脊柱内脂肪瘤等;④ 常伴有其他解剖异常,如脊柱裂等。TCS可以造成腰背痛、脊柱活动受限,运动、感觉、二便异常等症状,症状严重或者持续加重是手术治疗的指征。

脊髓内脓肿非常罕见,2013年有学者统计自1830年起全世界报道病例仅约150例,笔者粗略统计至今病例报道可能不足200例。儿童脊髓内脓肿患者多与先天的解剖异常相关，最主要是皮肤窦道，但随着年龄的增大，患者合并皮肤窦道的可能性降低，在成年脊髓内脓肿患者中则多由血型播散所致，可合并HIV感染等免疫缺陷。脊髓内脓肿的病原学也与入侵途径密切相关，可以是单一病原体感染也可以多种细菌混合感染。在治疗选择上，由于病例较少，目前缺少针对性描述成人脊髓内脓肿治疗的研究。但2019年报道的针对50例儿童骶尾部皮肤窦道合并脊髓内脓肿的患者文献综述显示，窦道完全切除+脊髓切开引流+髓内囊性病变减压+抗感染治疗是这一疾病的标准治疗，其中60%的患者预后较好，而发热和肢体肌力减退与预后不良相关。美国麻省总院1995—2001年共46例硬膜外脓肿患者的分析显示，手术治疗的患者中约60%可获得改善，而单纯抗生素治疗仅有15%的患者能取得改善，超过50%的患者病情恶化。脊髓内脓肿常见病原学及经验性抗感染方案详见表8-2。

表8-2 脊髓内脓肿病原学及参考经验性抗感染方案

感 染 途 径	病 原	抗感染方案
来源于邻近窦道开口，特别是腰部窦道，脊髓的任何节段都可能受累	表皮葡萄球菌，金黄色葡萄球菌，肠杆菌科细菌，厌氧菌（包括脆弱拟杆菌）	万古霉素+头孢噻肟+甲硝唑
脊髓外感染灶的血源性播散	取决于原发灶	取决于原发灶病原
神经手术后并发症	表皮葡萄球菌，金黄色葡萄球菌，肠杆菌科细菌，铜绿假单胞菌；厌氧菌（腰骶部受累时）	万古霉素+头孢他啶±甲硝唑
隐源性	李斯特单胞菌，草绿色链球菌，嗜血杆菌属，肠杆菌科，厌氧菌（厌氧链球菌，口腔厌氧革兰阴性杆菌）	氨苄西林+头孢噻肟+甲硝唑

点 评

　　本例患者既往有先天性脊髓栓系合并骶尾部窦道，有明确的入侵途径，曾在年幼时有脑膜炎发作。此次急性发病，起病后出现快速进展的脊髓压迫症状，甚至出现脊休克。影像学提示脊髓脓肿，虽经积极有效的抗感染治疗后体温有所下降，炎症指标有所好转，但脊休克症状无法缓解。在和放射科、神经外科的多学科合作下成功手术，术后患者恢复顺利，疾病稳定后辅以有效的康复治疗，患者最终康复。治疗过程中继发多发膀胱结石，泌尿外科膀胱镜下取石术。康复后行骶管内占位切除术+骶尾部皮肤窦道切除术以修复窦道，消除再次感染的隐患。该患者的诊治过程非常的艰辛、惊险和曲折，牵涉多个学科，最终快速进展的病情恢复得益于有效的多学科合作。

（周　晛　朱浩翔　孙　峰　虞胜镭　金嘉琳　张文宏）

参·考·文·献

［1］Chan C T, Gold W L. Intramedullary abscess of the spinal cord in the antibiotic era: clinical features, microbial etiologies, trends in pathogenesis, and outcomes[J]. Clinical Infectious Diseases, 1998, 27(3): 619−626.

［2］Curry Jr W T, Hoh B L, Amin-Hanjani S, et al. Spinal epidural abscess: clinical presentation, management, and outcome[J]. Surgical Neurology, 2005, 63(4): 364−371.

［3］Ord J, Lunn D, Reynard J. Bladder management and risk of bladder stone formation in spinal cord injured patients[J]. The Journal of Urology, 2003, 170(5): 1734−1737.

［4］Prasad GL, Hegde A, Divya S. Spinal intramedullary abscess secondary to dermal sinus in children[J]. European Journal of Pediatric Surgery, 2019, 29(03): 229−238.

［5］Kanaheswari Y, Lai C, Raja Lope R J, et al. Intramedullary spinal cord abscess: the result of a missed congenital dermal sinus[J]. Journal Of Paediatrics And Child Health, 2015, 51(2): 223−225.

9

放线菌的"新不了情"

放线菌病是由放线菌引起的慢性化脓、肉芽增生性病变。在正常人口腔中,龋齿、牙周脓肿时,扁桃体隐窝、上呼吸道、胃肠道和泌尿生殖道内都可能有放线菌存在,正常情况下不致病,在免疫功能下降的情况下可引起放线菌病。本文分析了3例不同部位感染放线菌的病例,由此引起我们临床上对放线菌感染的重视,提高对放线菌病的诊疗水平。

病史摘要

病例1

入院病史

患者,男,57岁,福建长乐人。于2019年5月10日收入我科。

主诉

反复咳嗽、咳痰3月余,间歇性咯血2月余。

现病史

患者2019年2月初感冒后出现咳嗽、咳黄痰,伴有血丝,当地社区医院就诊,考虑肺部感染予以对症治疗(具体用药不详),症状无好转。2个月前出现频繁咯血,色鲜红,量少,1个月前咯血加重,色鲜红,量约20 ml,无畏寒、发热、胸痛,无头晕、头痛,遂至福建某医院就诊,门诊肺CT示:左肺上叶下舌段病变;双肺下叶慢性炎症。收入院后予以左氧氟沙星抗感染,止血、化痰等治疗,1周后复查肺CT示:左肺上叶下舌段病变范围较前增大。停用抗生素并于2月26日CT引导下行肺穿刺活检术,结果回报:(左下肺组织)镜下见肺间质胶原纤维组织增生伴急、慢性炎症细胞浸润,灶区渗出物中查见真菌菌丝。考虑"肺真菌病"予以伏立康唑抗真菌治疗(2019年2月28日—3月19日),患者2019年3月8日出现咳嗽较前加重,咳黄色脓痰,量多,考虑合并细菌感染可能,加用阿莫西林抗感染治疗(3月8日—3月15日)。3月11日复查肺CT示:左肺上叶下舌段病变,范围较前增大。因真菌菌种不明确,将原肺组织病理标本送广州某附属医院会诊,结果回报:肺炎症性病变,结合特染考虑放线菌感染。改用青霉素640万U Q8H(3月8日—5月4日),4月25日复查肺CT示:左肺上叶下舌段病变,较前稍缩小。因病灶吸收较慢予加用多西环素0.1 g q12h口服(4月26日—5月4日),患者4月29日再次出现咳血,鲜红色,量约3 ml,加用邦亭、酚磺乙胺等止血治疗。为进一步诊治,收住我院。

患病以来患者精神可,胃纳、睡眠正常,大小便正常,无体重明显下降。

既往史

既往有糖尿病病史,予拜糖平控制血糖,血糖控制可。

入院查体

神清,精神可。左肺可闻及少量干啰音,心律齐,未及杂音。腹平软。肝脾肋下未及。双下肢不肿。

实验室检查

• 血常规:白细胞6.12×10^9/L,成熟中性粒细胞54.4%,成熟淋巴细胞36.1%,成熟单核细胞7.2%,嗜酸性粒细胞1.8%,中性粒细胞绝对值3.33×10^9/L,成熟淋巴细胞绝对值2.21×10^9/L,血红蛋白144 g/L,血小板236×10^9/L。

• C反应蛋白(CRP)3.08 mg/L;血沉8 mm/h;降钙素原(PCT)0.06 ng/ml。

• 免疫球蛋白:IgM 1.35 g/L,免疫球蛋白IgA 1.36 g/L,免疫球蛋白IgG 11.70 g/L,总IgE 44.30 IU/ml。

• 肿瘤标志物:未见明显异常。

• 肝功能:谷丙转氨酶18 U/L,谷氨酸脱氢酶2.3 U/L,γ-谷氨酰转移酶23 U/L总胆红素<4.0 μmol/L,直接胆红素<3.4 μmol/L,前白蛋白221 mg/L,总蛋白65.1 g/L,白蛋白43.1 g/L,白球比例2.0,碱性磷酸酶116 U/L,球蛋白22.0 g/L。

• [痰]革兰染色涂片检测:见革兰阴性杆菌;见革兰阳性球菌链状排列。

辅助检查

2019-5-13胸部CT:左肺舌段片影,考虑炎症可能。两肺纹理增多,两下肺多发条索影。纵隔多发轻度肿大淋巴结(图9-1)。

治疗经过

根据既往病史及肺穿刺病理结果(图9-2),肺部放线菌病诊断明确。入院后复查肺CT见图9-1,继续给予青霉素480万U q6h抗感染治疗,治疗过程中患者无发热,无明显咳嗽、咳痰,无咯血,病情稳定。青霉素抗感染治疗2月余后改为阿莫西林胶囊1.0 g qid po继续抗感染治疗,2019年6月19日及2020年5月13日复查肺部CT,见肺部病灶较前明显好转(图9-3)。

外院肺穿刺组织读片:左下肺组织穿刺,HE染色,可见肺间质胶原纤维组织增生,可见灶性坏死物,其间可见细长、有分枝状嗜伊红杆状体。PAS染色:呈玫瑰红色;六胺银染色:黑

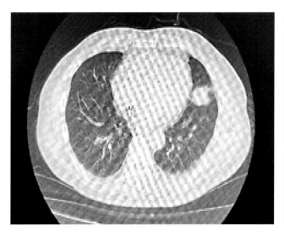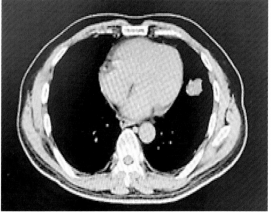

图9-1 2019-05-13胸部CT。

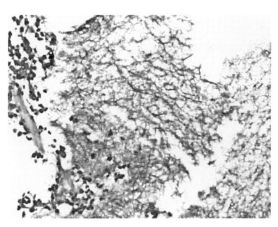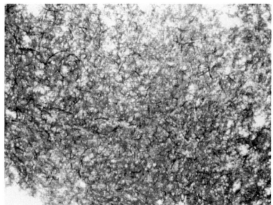

图9-2 肺穿刺组织病理（2019-02-26）。革兰染色（1 000倍）：菌体中心呈阳性，边缘菌丝末端呈阴性，GMS染色（1 000倍）：黑色分枝状菌丝样交织。

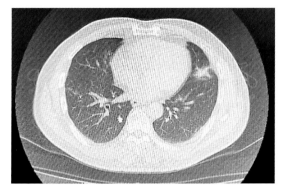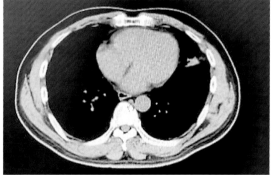

A

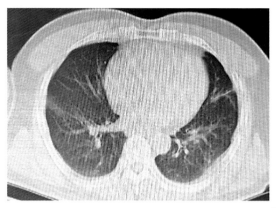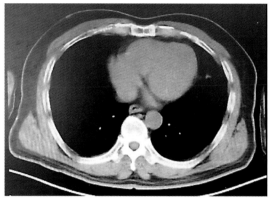

B

图9-3　患者治疗过程中肺CT复查结果。A. 2019-06-19肺CT；
B. 2020-05-13复查肺CT结果均提示左肺舌段片影较前进一步好转。

色分枝状菌丝炎组织：抗酸染色（－）弱抗酸染色（－）；革兰染色：菌体中心呈阳性，边缘菌丝末端呈阴性。综合特染及菌体形态符合放线菌属。

病例2

入院病史

患者,女,68岁,浙江省海盐人,于2019年5月16日收入我科。

主诉

头痛、发热半月余。

现病史

患者于2019年4月20日起无明显诱因下出现头痛、头胀,可自行缓解,当时未予以重视。04-30患者头痛明显加重,右侧枕部为主,伴畏寒、寒战、恶心、呕吐。呕吐为非喷射性,呕吐物为胃内容物,未测体温。至A医院就诊考虑脑梗,予以甘露醇等治疗效果不佳。05-02头颅增强MRI考虑脑脓肿,胶质瘤待排。后转至B医院后仍有头痛、恶心,体温波动在38.5℃。血常规：红细胞$4.24×10^{12}$/L,成熟中性粒细胞77.1%,白细胞$6.12×10^9$/L,C反应蛋白10.3 mg/L。头颅MRI（05-05）提示右侧枕叶病变,考虑脑脓肿。头颅CT平扫（05-05）：右侧颞叶病变。予以头孢曲松2 g q12h联合甲硝唑0.5 g ivgtt q12h抗感染治疗（5月2日—5月13日）,体温无明显好转,头痛稍有改善。5月12日头颅CT示：右侧颞顶枕叶占位病变,较5月5日进展。改用美罗培南2.0 g q12h联合万古霉素2.0 g ivgtt q8h抗感染治疗,甘露醇降颅压。患者头痛症状较前稍有改善,无畏寒发热,为进一步治疗转我院就诊,门诊拟"颅内占位性病变；脑脓肿可能"收入住院。

患病以来患者精神可,胃纳、睡眠正常,大小便正常,无体重明显下降。

既往史

2004年因垂体瘤在上海某医院行微创手术，2018年4月行咽部手术。

入院查体

神清，精神可，颈软，两肺呼吸音粗，双肺未及明显干湿啰音，心律齐，各瓣膜听诊区未闻及杂音。腹平软，肝脾触及不满意，肠鸣音正常。生理反射存在，病理反射未引出。

实验室检查（5月16日）

- 血常规：白细胞$4.58×10^9$/L，成熟中性粒细胞79.5%（↑），成熟淋巴细胞9.4%（↓），中性粒细胞绝对值$3.64×10^9$/L，成熟淋巴细胞绝对值$0.43×10^9$/L，成熟单核细胞绝对值$0.46×10^9$/L（↓），嗜酸性粒细胞0.9%，成熟单核细胞10.0%，血红蛋白124 g/L（↓），血小板$136×10^9$/L。

- 肝功能：谷丙转氨酶139 U/L（↑），谷氨酸脱氢酶266.5 U/L（↑），γ-谷氨酰转移酶753 U/L（↑），碱性磷酸酶274 U/L（↑），总胆红素40.1 μmol/L（↑），直接胆红素38.5 μmol/L（↑），总蛋白58.5 g/L（↓），白蛋白38.4 g/L（↓），球蛋白20.1 g/L；血沉27 mm/h（↑）；C反应蛋白（CRP）15.70 mg/L（↑）；降钙素原（PCT）0.06 ng/ml；肿瘤标志物：细胞角蛋白19片段（CY211）1.51 ng/ml，癌胚抗原（CEA）1.73，糖类抗原CA12-5 11.71 U/ml，神经元特异性烯醇化酶（NSE）8.13 ng/ml，鳞状上皮细胞癌抗原（SCC）2.41 ng/ml，甲胎蛋白（AFP）2.47 μg/L，糖类抗原CA72-4 4.33 U/ml，胃泌素释放肽前体（ProGRP）45.15 pg/ml，糖类抗原CA15-3 6.40 U/ml，糖类抗原CA19-9 15.25 U/ml。

辅助检查

见图9-4～图9-6。

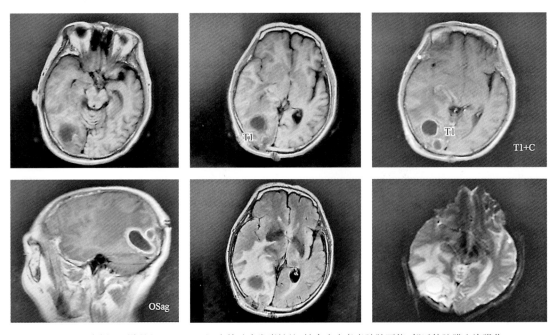

图9-4 头颅MR增强（2019-05-18）：右枕叶多发囊性灶，结合病史考虑脓肿可能，邻近软脑膜少许强化。

病原学检查

脓液涂片+培养（细菌+结核）：阴性。

诊疗经过

2019年5月17日转至复旦大学附属华山医院神经外科，5月21日于全麻下行脑脓肿引流术，手术顺利，术后予以哌拉西林-他唑巴坦（特治星）抗感染治疗，患者脑脓肿引流液二代基

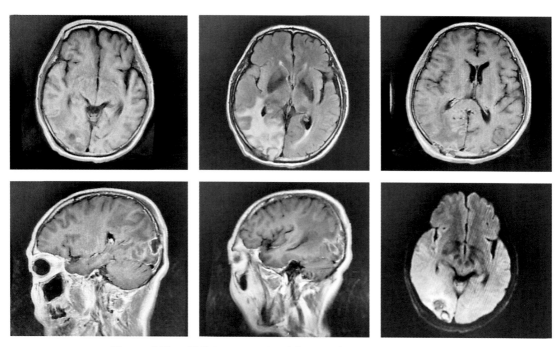

图9-5 头颅MR增强（2019-06-12）。右枕叶多发囊性灶，结合病史考虑脓肿可能。

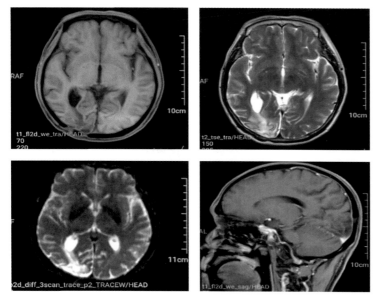

图9-6 头颅MR增强（2020-05-05）。右枕叶病灶较前明显吸收。

因测序提示检测到放线菌，序列数：493；5月24日调整抗生素方案为"青霉素480万 U q6h+头孢曲松钠 2.0 g q12h"抗感染。6月12日复查头颅MRI增强较前好转。予口服阿莫西林胶囊1.0 g qid 出院继续抗感染治疗1年余。

病例 3

入院病史

患者，女，62岁，上海人，于2019年8月22日入院。

主诉

听神经瘤术后发热1月余。

现病史

患者于2019年7月2日于上海某医院接受全麻下左侧乙状窦后径路听神经瘤切除术，手术过程顺利。7月4日患者出现发热，体温波动于37.5～38.5℃，7月13日体温最高升至39.5℃，7月14日再次收治该鼻喉科医院，入院后查血常规：白细胞8.33×10⁹/L，中性粒细胞79.3%。完善腰穿检查，CSF生化：糖2.12 mmol/L，氯化物115 mmol/L，总蛋白0.98 g/L；脑脊液常规：白细胞140×10⁶/L、潘氏实验弱阳性，予万古霉素1.0 g q12联合盐酸莫西沙星氯化钠针0.4 g ivgtt qd治疗后体温高峰下降，8月1日出院后继续服用多西环素加法罗培南抗感染治疗，体温高峰较前有下降，波动于37.5～37.9℃，但患者仍有反复头痛，时伴有恶心、反酸，无腹痛、呕吐及腹泻，无咳嗽、咯痰、胸闷、胸痛、心悸，无昏迷及四肢抽搐等。患者患病以来精神稍萎，胃纳偏差，睡眠、大小便尚可，体重下降3 kg。

既往史

患者10余年慢性肾炎病史，长期在外医院随访、服用中药治疗（具体不详）。2016年上海某医院检查发现"胆囊萎缩"、长期服用"胆宁片"治疗。

入院查体

神清，精神可，双侧瞳孔等大等圆，对光反射灵敏。左耳后可见一10 cm长陈旧性手术瘢痕，愈合可，周围稍红，无压痛，颈稍强直，有抵抗（±）。心肺阴性。腹软，无明显压痛及反跳痛，双下肢无明显水肿。肌力及肌张力正常，生理反射正常，病理反射未引出。

实验室检查

• 血常规：白细胞7.89×10⁹/L，成熟中性粒细胞75.1（↑）%，成熟淋巴细胞14.6（↓）%，成熟单核细胞7.6%，成熟单核细胞绝对值0.60（↓）×10⁹/L，成熟淋巴细胞绝对值1.15×10⁹/L，MCV 100.3（↑）fl，血红蛋白110（↓）g/L，血小板175×10⁹/L。

• 血沉24（↑）mm/h；C反应蛋白（CRP）2.07 mg/L；T-SPOT阴性。

• 脑脊液 压力：256 mmH₂O，糖2.4 mmol/L（同步血糖5.1 mmol/L），氯化物116 mmol/L，蛋白质1 138 mg/L；白细胞数51×10⁶/L，单个核细胞48/51，多核细胞3/51，潘氏试验+。脑脊

类型^a	属			种		
	中文名	拉丁文名	检出序列数^b	中文名	拉丁文名	检出序列数^b
G⁺	放线菌属	*Actinomyces*	537	黏放线菌	*Actinomyces viscosus*	91
				牙齿放线菌	*Actinomyces dentalis*	73

图9-7 脑脊液二代基因测序结果。

液二代测序结果见图9-7。

诊疗经过

患者入院后,完善相关检查,白细胞7.89×10^9/L,成熟中性粒细胞75.1(↑)%,血沉34(↑)mm/h,C反应蛋白2.07 mg/L。考虑患者病程较短,且本次发病前有听神经瘤手术史,T-SPOT.*TB*阴性,考虑化脑不除外,改为美罗培南2.0 g q8h抗感染治疗后患者再次出现头痛。入院后脑脊液二代测序结果提示:放线菌属537条序列(黏放线菌:91,牙齿放线菌:73)。予青霉素钠480万U ivgtt q6h抗感染治疗,其间3次复查腰穿,脑脊液压力较高(末次压力250 mmH₂O),脑脊液常规正常,脑脊液糖基本正常,脑脊液蛋白质在730～778 mg,考虑病情稳定,2019-10-3日改为阿莫西林0.5 g tid口服继续治疗。患者出院后体温一直正常。2020年5月20日复查腰穿,脑脊液常规:有核细胞1×10^6/L,葡萄糖2.86 mmol/L,蛋白质0.48 g/L。脑脊液二代测序虽仍能检出放线菌,但序列数较前减少。结合患者临床表现及脑脊液生化常规考虑治疗,加大口服剂量为阿莫西林1 g qid继续治疗。

临床关键问题及处理

关键问题1 放线菌属为呼吸道常见定植菌,痰培养阳性不能确诊,如何通过寻找肺部放线菌致病依据并进行鉴别诊断

放线菌常寄生于人体口腔黏膜、牙龈、扁桃体、结肠等处,当机体抵抗力下降,可因口腔分泌物吸入而侵入呼吸道,首先在支气管内引起病变,再侵入肺实质,在肺部引起化脓性肺炎。胸部放线菌病多侵犯肺门或肺底,呈急性或慢性感染表现,如不规则发热、胸痛、咳嗽、咳痰带血等;累及胸膜可致胸膜炎、脓胸,可形成瘘管,脓液中有硫黄颗粒,也可伴胸膜粘连和胸腔积液;波及心包可致心包炎等。肺放线菌病发病率较低,临床医生对该病认识不足,易将其误诊为肺真菌病、肺结核、肺脓肿及肺癌等。

病例1中,患者临床表现为反复咳嗽、咳痰、咯血,肺部CT表现包括局灶性或片状实变影,按照社区获得性肺炎予左氧氟沙星抗感染效果不佳,肺组织穿刺病理发现菌丝,便误以为肺部真菌感染。放线菌是介于细菌与丝状真菌之间而又接近于细菌的一类丝状原核生物。因

其呈丝状生长、以孢子繁殖,故很容易误认为真菌菌丝,误导诊断方向。

痰和支气管肺泡灌洗液对诊断肺部放线菌感染意义不大,有时仅代表定植。临床上我们需要寻找放线菌感染的其他证据。肺部放线菌影像学诊断困难,与肺真菌、肺结核和肺癌及其他细菌感染所致肺脓肿表现相似。有文献总结了肺放线菌影响特点,典型CT表现是包含有空气支气管征的肺部实变、实变中多发坏死和虫噬样空洞,早期表现为肺部结节,其后表现为有空气征的实变或者肿块。实变通常是节段性分布,但是它可以在病程的晚期累及整个肺叶,也可以引起多发和邻近胸膜增厚和胸腔积液。值得注意的是,肺放线菌病可以与肺癌共存,因为放线菌倾向于在坏死组织上定植。因此,抗感染治疗后一定要密切随访影像学变化。

目前为止,肺放线菌病的确诊依赖于病理学或微生物学,在咳出物涂片找到典型"硫磺颗粒"或在肺活检组织内找到放线菌即可诊断。放线菌菌丝直径约1 μm,细长无分支,革兰和六胺银染色阳性,过碘酸雪夫染色及抗酸、弱抗酸染色阴性。该病例是通过肺组织病理找到放线菌确诊,予大剂量青霉素治疗一年后肺部病灶明显好转,考虑治疗有效。

关键问题2　经验性颅内感染治疗效果不佳时,需要结合入侵途径考虑放线菌属感染可能

脑型放线菌病的临床表现主要表现为脑脓肿、脑膜炎或脑膜脑炎,可有肉芽肿、硬膜下积脓、硬膜外脓肿。病理检查示肉芽肿样改变,革兰染色找到"羊毛团"样菌丝及"硫黄颗粒"是确定病因的客观依据之一。脑型放线菌病少见,容易误诊和漏诊。放线菌的感染一般与较差的口腔卫生、牙科手术、腹部手术相关。病例2、病例3均为颅内感染,经验性抗感染效果不佳,两例发病前均有头颈部手术史,由于放线菌为人类口咽部的正常居住菌群,为颅内感染的主要致病菌之一。放线菌为厌氧或兼性厌氧,培养阳性率较低,2个病例并没有培养阳性的结果,均为二代测序测得。与呼吸道标本不同,颅内组织二代测序示放线菌具有临床意义,可以考虑为致病菌。值得注意的是,该患者起病后考虑为细菌性脑脓肿及细菌性脑膜炎,予经验性抗感染治疗,但病情仍在进展,最后明确为放线菌感染后调整了抗感染方案,因此临床上如果遇到头颈部位术后的中枢神经系统感染,经验性抗感染治疗效果不佳,需考虑到放线菌感染可能,并积极寻找病原学证据。

放线菌感染一般推荐大剂量青霉素治疗,剂量1 200万～2 400万 U/d。大剂量青霉素静脉治疗2～6周后,口服可改阿莫西林2～4 g/d,治疗6～12个月,但近年来治疗上强调应个体化,具体治疗方案应取决于病变情况、感染部位,有否接受手术以及治疗的临床和影像学反应。病例2放线菌脑脓肿经手术脓液引流后,予青霉素静脉治疗两周后口服治疗一年,病灶消失。病例3大剂量青霉素静脉治疗2个月后,改为口服治疗,9个月后虽然脑脊液二代测序仍有放线菌,但已明显好转。

背景知识介绍

放线菌病是由放线菌引起的慢性化脓、肉芽增生性病变。放线菌属原核生物,具有细

菌的特征,其增殖不是孢子形成或丝状芽生,而是通过细菌分裂复制,绝大多数为厌氧菌或兼性厌氧菌。放线菌种类繁多,迄今已从人体分离出14种菌属,一般为革兰染色阳性、非抗酸、无孢子的丝状杆菌,对人体致病的有以下6种,依次为衣氏放线菌(*Actinomyces israelii*)和戈氏放线菌(*A. gerencsceriae*)、内氏放线菌(*A. naeslundi*)、溶牙质放线菌(*A.odonto-lyticus*)、黏放线菌(*A. viscosus*)、迈氏放线菌(*A. meyeri*),其中以衣氏放线菌为最常见致病株。

在正常人口腔中、龋齿、牙周脓肿、扁桃体隐窝、上呼吸道、胃肠道和泌尿生殖道(女性外生殖器)内都可能有放线菌存在,一般情况下不致病,但当机体全身或局部(如皮肤黏膜机械屏障受损)抵抗力降低,尤其是同时伴有其他需氧菌感染而利于厌氧性的放线菌生长时,则可引起放线菌病。放线菌病按受累部位分为以下临床类型:面颈型,约占60%;胸部型,约占15%;腹盆型,约占20%;皮肤型、脑型、其他部位约占5%。

放线菌病临床表现隐匿,诊断困难。由于放线菌生长缓慢,培养时间长,需厌氧或微需氧培养,因此培养阳性率低。脓液中有硫磺颗粒是诊断此病的重要依据,镜检时可见菌体排列呈菊花状。取活检组织切片染色检查也是诊断该病的主要方法,活检组织病理切片示有肉芽肿形成或见"硫磺颗粒",镜下见革兰阳性放射状丝状杆菌,抗酸染色阴性即可确诊。苏木精-伊红染色时,菌体呈紫色,菌体的棒状末端为菌体蛋白和多糖,即抗原抗体复合体,可染成红色。

放线菌感染的危险因素
(1)年龄20～60岁
(2)男性(除盆腔放线菌外)
(3)糖尿病
(4)有以下的免疫功能低下因素
激素使用;双磷酸盐类使用;HIV;酗酒;血液病化疗;肺或肾移植后;外伤、近期手术史、放疗

高度怀疑放线菌感染的临床表现
(1)慢性病程
(2)肿块表现
(3)反复窦道感染
(4)短程抗感染后易复发
(5)邻近组织蔓延生长

放线菌病治疗需选用敏感的抗生素足量、长疗程治疗,疗程至少6～12个月。在放线菌病治疗中仍需强调高剂量、长疗程以防复发。研究显示放线菌对多种抗生素敏感,当青霉素过敏或耐药时可选用磺胺类药物、红霉素、多西环素、四环素和克林霉素等药物,而硝基咪唑类、氨基糖苷类和喹诺酮类一般无效。对播散性放线菌病及病情严重进展快速的放线菌感染而言,通常为混合性感染,常伴有其他细菌的存在,所以应该与广谱抗生素联合应用。经内科治疗无效、有脓肿或窦道形成的复杂性放线菌感染需要手术治疗。

点 评

放线菌病临床表现隐匿，菌体生长缓慢，培养时间长，给临床诊断带来了很大的困难。宏基因组测序（mNGS）作为新一代的测序技术不依赖于微生物培养，能快速、精确地找到病原体，为放线菌病的诊断提供了重要的依据。需要注意的是，虽然在无菌体液如脑脊液中测到放线菌往往就代表中枢神经系统放线菌感染，但是在肺泡灌洗液中测到放线菌仍要注意定植可能，需要结合更多线索诸如病理等指标来做判断。放线菌病的治疗要选用敏感的抗感染药物，足量、长疗程治疗，疗程至少6～12个月，以免复发。

（张馨赟　秦艳丽　王新宇）

参·考·文·献

[1] WongVK, Turmezei TD, Weston VC. Actinomycosis[J]. BMJ, 2011, 343: d6099.

[2] Boyanova L, Kolarov R, Mateva L, et al. Actinomycosis: a frequently forgotten disease[J]. Future Microbiol, 2015, 10(4), 613−628.

[3] Kocsis B, Tiszlavicz Z, Jakab G, et al. Case report of Actinomyces turicensis meningitis as a complication of purulent mastoiditis[J]. BMC Infect Dis, 2018, 18(1): 686.

[4] Könönen E, Wade WG. Actinomyces and related organisms in human infections[J]. Clin Microbiol Rev, 2015, 28(2): 419−442.

10

宏基因组学诊断播散型组织胞浆菌病

播散型组织胞浆菌病已不再限于流行区域及免疫缺陷者,病情发展迅速,病死率高。本例患者表现为高热、肝脾肿大、三系进行性下降,很容易误诊为血液系统疾病。既往该疾病的诊断依赖血/骨髓培养、组织病理学依据,以骨髓培养和骨髓细胞学检查的阳性率较高。在我院,由于强有力的血液病实验室和真菌室,组织胞浆菌的诊断不太困难。但是,不同医院辅助科室水平参差不齐,培养假阴性或者骨髓涂片中识别不了病原体都是可能的。近年来,随着mNGS技术在感染性疾病领域的应用逐渐成熟,可作为经典诊断手段的补充,用于快速诊断播散型组织胞浆菌病。播散型组织胞浆菌病治疗仍以经典的两性霉素B及伊曲康唑为主。

病史摘要

入院病史

患者,男,52岁,安徽芜湖人,银行职员。2019年4月16日入院。

主诉

反复发热4月余。

现病史

患者4个月前无明显诱因下出现发热,最高体温40℃,伴畏寒、寒战,伴乏力,伴尿频、尿黄,否认恶心、呕吐、腹痛、腹泻、咳嗽、咳痰、尿急、尿痛、咽痛流涕、肝区疼痛等不适主诉,遂至当地医院住院,查血常规(2018-12-18):白细胞 7.7×10^9/L,血红蛋白109 g/L,血小板 128×10^9/L,血培养阴性;(2019-01-01)白细胞 5.10×10^9/L,血红蛋白80 g/L,血小板 70×10^9/L,白蛋白26 g/L,肥大反应阴性,铁蛋白1 000 μg/L,浅表淋巴结B超:双侧颌下、腋窝、腹股沟、左侧颈根部可见1～2 cm大小淋巴结,予以激素、抗生素治疗,诊断不明,具体诊疗经过不详,2019年1月中旬出院,出院时患者乏力症状未见明显好转,体温波动38.5~40℃。后患者至当地另一家医院,予中药治疗一个半月后自觉乏力症状有所缓解,仍反复发热,伴体重进行性下降,体重3个月内下降10 kg。后至某医学院附属医院就诊,血常规(2019-03-27):白细胞3.8×10⁹/L,血红蛋白63 g/L,血小板24×10⁹/L;C反应蛋白41.40 mg/L;白蛋白23.2 g/L,肝酶胆红素等肝功能指标未见明显异常;结核感染T细胞试验(+),痰涂片未见抗酸杆菌,结核抗体(-);自身免疫、肿瘤等相关指标均未见明显异常;骨穿结果提示骨髓血小板减少。2019-03-28浅表淋巴结B超:双侧颈部、腋窝、腹股沟未见明显肿大的淋巴结。2019-03-29胸部CT:两肺散在多发小结节灶,较2018-12-18大致相仿、两肺下叶纤维灶、纵隔淋巴结肿大,双侧胸膜增厚。2019-04-02腹部增强CT:肝硬化、脾大、门静脉高压、食管下段及胃底静脉曲张;左肾小囊肿、左侧肾上腺内支增生可能;前列腺钙化;盆腔积液。2019-04-01肠镜:直肠息肉、回盲瓣炎、痔疮。2019-04-06胃镜:慢性浅表性胃窦炎伴糜烂。考虑"发热乏力待查,肝硬化、低蛋白血症",住院期间予激素对症处理后发热可控(具体治疗不详),仍反复高热,现为进一步诊治收入院。

患病以来,患者精神萎,胃纳差、睡眠正常,大小便正常,3个月内消瘦10 kg余。

个人史及流行病学史

有吸烟史30余年,约30支/日。有外出探险爱好,发病前2个月曾至洞穴探险。

家族史

母亲慢性粒细胞性白血病病史。

入院查体

体温38.4℃,血压108/66 mmHg,呼吸20次/分,脉搏112次/分,神志清楚,精神萎靡,贫血貌,皮肤黏膜苍白,未见黄染及皮疹,左侧腋窝扪及约1 cm大小淋巴结,双肺呼吸音粗,双下肺呼吸音低,可及少量细湿啰音,心律齐,无杂音,腹部平软,剑突下压之不适,无压痛、反跳痛,肝脾均肋下约4~5指,双下肢轻度水肿。

实验室及辅助检查:

- 血常规(2019-04-16):白细胞5.33×10⁹/L,中性粒细胞4.81×10⁹/L,血红蛋白79 g/L(↓),血小板15×10⁹/L(↓);血沉10 mm/h,C反应蛋白82.70 mg/L(↑)。

- 肝功能:谷丙转氨酶17 U/L,谷草转氨酶10 U/L,总胆红素36 μmol/L,白蛋白27 g/L。

- 肾功能:肌酐87 μmol/L,eGFR(EPI公式计算)88。

- 电解质:钙1.75 mmol/L(↓),钠132 mmol/L(↓),钾2.6 mmol/L。(↓)

- 甘油三酯1.53 mmol/L。铁蛋白1 833 μg/L。

- DIC:纤维蛋白原降解产物4.1 μg/L,纤维蛋白原1.86 g/L,凝血酶原时间20秒。

- G试验(真菌D-葡聚糖检测)G试验(血浆1-3-B-D葡聚糖)271.80 pg/ml(↑)。

- 病毒性肝炎相关抗体、肿瘤标志物、自身免疫性抗体、甲状腺功能、心肌标志物、呼吸道九联等未见明显异常。

- 腹部彩超(2019-04-18):肝肿大(肝右叶肋下斜径178 mm),肝囊肿(12 mm),肝门肿大淋巴结(33 mm×16 mm)。脾肿大(204 mm×75 mm)。左肾囊肿。甲状腺左叶结节伴环状钙化，TI-RADS 3类。左颈部及左锁骨上肿大淋巴结；其余甲状腺、浅表淋巴结未见明显异常。

- 肺CT(2019-04-22)：两肺炎症，双侧胸腔积液，心包少量积液；右肺中叶、双肺上叶小结节，请结合临床随访。
- 上腹部CT(2019-04-22)：肝脾肿大，胆囊壁略厚，左肾上腺局部可疑增粗。腹腔积液，腹壁软组织肿胀；肝脏数个小囊肿，左肾数个囊肿；随访。附见双侧胸腔积液。下腹部CT(2019-04-22)：前列腺钙化，腹盆腔积液，两侧腹股沟小淋巴结影。请结合临床及其他检查。腹盆壁软组织肿胀。
- 骨髓涂片(2019-04-17)：可见大小均匀的卵圆形芽生孢子，一端稍尖，另一端钝圆，紫红色的胞浆呈半月形集中在一端，孢子外围绕一圈未染色的空晕，形似荚膜，考虑荚膜组织胞浆菌(图10-1)。
- 骨髓二代基因测序(2019-4-19)结果提示：找到荚膜组织胞浆菌66条序列。
- 骨髓病理活检(2019-04-22)：部分细胞可见组织胞浆菌样物，巨核细胞4~5个/HP(图10-2)。

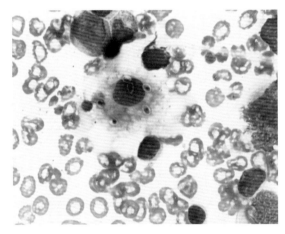 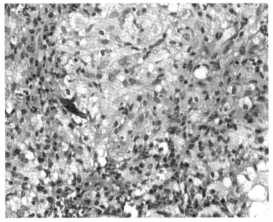

图10-1　治疗前骨髓涂片(瑞氏染色)。　　　　图10-2　治疗前骨髓病理(瑞氏染色)。

入院后诊疗经过

入院当天予告病危，绝对卧床、心电监护，丙种球蛋白20 g ivgtt qd治疗，申请单采血小板，同时予补钾补钙、补充白蛋白等积极营养支持对症治疗。

次日骨髓涂片结果回报后，立即予以两性霉素B去氧胆酸盐抗真菌治疗(5 mg×1 d，10 mg×1 d，继以25 mg qd)，同时监测血常规、凝血指标、肝肾功能电解质等。第3日体温平。第40日后患者已无不适主诉，再次行骨髓涂片：荚膜组织胞浆菌孢子轮廓清楚完整，仅荚膜着色，边界较深，荚膜着红色且清楚连续，胞内容物不着色(图10-3)；骨髓活检病理：与原骨髓象比较，骨髓增生活跃，组织胞浆菌数量较前明显减少，寻找巨噬细胞内仅见荚膜空壳，菌体死亡消失(图10-4)。复查血常规：白细胞$6.75×10^9$/L，NEUT $4.83×10^9$/L，血红蛋白105 g/

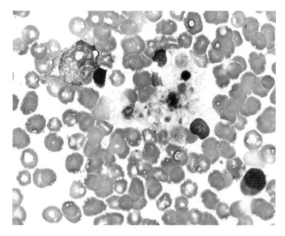

图10-3 治疗40天后骨髓涂片（瑞氏染色）。

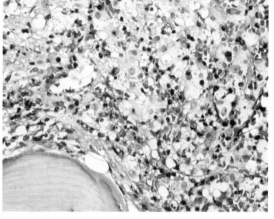

图10-4 治疗40天后骨髓病理（瑞氏染色）。

L，血小板 97×10^9/L，腹部彩超提示：肝脾未见肿大。至2019年6月10日两性霉素B去氧胆酸盐共累计1 315 mg，患者一般情况可，改为伊曲康唑口服液20 ml一日两次口服。

随访

随访至2019年9月，患者体温正常，症状消失，一般情况良好。

临床关键问题及处理

关键问题 该患者曾在外院以"发热待查"收住院，已完善一系列检查，包括骨髓穿刺+活检，为何仍诊断不明，如何提高组织胞浆菌病的早期诊断

该患者主要表现为高热、肝脾肿大、全身多发淋巴结肿大、三系进行性下降，临床需鉴别血液系统疾病，骨髓病理学报告是重要的证据。该患者于我院入院当天即再次完善骨髓穿刺+活检，次日骨髓涂片回报：可见大小均匀的卵圆形芽生孢子，一端稍尖，另一端钝圆，紫红色的胞质呈半月形集中在一端，孢子外围绕一圈未染色的空晕，形似荚膜，考虑荚膜组织胞浆菌，于是立即予以两性霉素B去氧胆酸盐抗真菌治疗。可见，辅助科室人员的经验对寻找病因起关键作用。基层医院检验科医生或我国非组织胞浆菌病流行区域的医生对该病认识程度不足，无丰富经验，容易误诊、漏诊。

早期诊断是救治患者的关键。就诊断而言，培养及镜检依然是"金标准"，但培养过程繁琐、复杂，需双相培养，周期一般2～6周，且阳性率低，不利于早期诊断。镜检有早期诊断价值，其酵母相在镜下典型表现为圆形或卵圆形的大小约2～4 μm的窄出芽酵母样菌体，多见于巨噬细胞内。一般常规染色难以发现，特殊染色如瑞氏染色或六胺银染色可提高检出率。

如何快速诊断成为挽救患者生命的关键。宏基因组测序（mNGS）作为新一代的测序技术，不依赖于微生物培养，能快速、精确地找到病原体。在组织胞浆菌病等地方流行性疾病的非流行地区，mNGS对病原学诊断有着明显优势。mNGS可作为一种经典诊断方法的补充，可

以减少因辅助科室医生经验不足而导致的误诊率、漏诊率,提高该病诊断准确率。本病例也再次证实mNGS对于地方流行性疾病及危重感染快速诊断的临床价值。

背景知识介绍

　　组织胞浆菌为土壤腐生菌,易在阴暗、潮湿环境如洞穴、鸟巢、陈旧建筑中生长,鸟粪、蝙蝠粪为其重要载体。既往认为组织胞浆菌病是一种地方流行性疾病,多见于北美洲、中美洲,而我国多为输入性病例。但近期廖万青院士等调查发现,我国300例确诊组织胞浆菌病患者中178例为本土感染,约75%发生在长江流域附近。组织胞浆菌病本地病例已不再罕见。James等人通过回顾分析发现非流行区域人群患组织胞浆菌病的环境高危险因素有:饲养及观赏鸟类、蝙蝠;洞穴探险;竹子的搬运工作等。此例患者有探险爱好,经常深入天然洞穴探险,发病2个月前未采取保护措施进入山洞探险,可能吸入大量分生孢子而患病,符合环境的高危因素。

　　组织胞浆菌为条件致病菌,患者吸入环境中的分生孢子时大多呈自限性,肺部病变多见,但全身多器官均可累及。播散型组织胞浆菌病发病率低,但病死率高。该患者既往体健,此次亚急性起病,进展速度相对免疫缺陷者慢,但后期仍进展迅速,病情危重,符合免疫健全者患播散型组织胞浆菌病的临床特点。该患者无明显免疫缺陷,此次播散发病原因尚不得知。播散型组织胞浆菌病临床表现多种多样,典型表现有发热、血细胞下降、咳嗽、皮损、肝脾及淋巴结肿大、体重下降等,但均无特异性,常被误诊。Alessandro等人认为播散型组织胞浆菌可能为不明原因发热病因之一。播散型组织胞浆菌病临床进展快,病情重,可并发噬血细胞综合征等严重并发症,危及患者生命。本例患者虽然未达到噬血细胞综合征的诊断标准,但有噬血综合征倾向,若不及时抗真菌治疗,可能发展成噬血细胞综合征。

　　早期诊断是救治患者的关键。就诊断而言,培养及镜检依然是"金标准",但培养过程繁琐、复杂,需双相培养,周期一般2～6周,且阳性率低,不利于早期诊断。镜检有早期诊断价值,其酵母相在镜下典型表现为圆形或卵圆形的大小约2～4μm的窄出芽酵母样菌体,多见于巨噬细胞内。一般常规染色难以发现,特殊染色如瑞氏染色或六胺银染色可提高检出率。荚膜组织胞浆菌镜下形态上与马尔尼菲篮状菌等病原体相似,基层医院检验科医生无丰富经验易误诊、漏诊。抗体阳性出现相对较晚,不利于早期诊断。如何快速诊断成为挽救患者生命的关键。

　　宏基因组测序(mNGS)作为新一代的测序技术,不依赖于微生物培养,能快速、精确地找到病原体。胡必杰等通过大样本研究发现mNGS敏感性高于传统培养,在真菌、结核、病毒及厌氧菌等诊断优势明显,且不受抗生素应用的影响,是一种有潜力的检测方法。我国《宏基因组分析和诊断技术在急危重症感染应用的专家共识》也指出,mNGS诊断精确、所需时间短,尤其适合危重症和疑难感染的病原学诊断,有着较高临床价值。张文宏教授等对分别感染组织胞浆菌、利什曼原虫或马尔尼菲篮状菌且临床症状相似的5例患者,同时进行骨髓镜检及宏基因组测序，发现mNGS诊断准确率为100%，明显高于传统检查手段，并认为在组织胞浆菌病等地方流行性疾病的非流行地区mNGS对病原学诊断有着明显优势。我国非组织胞浆菌病流行区域，临床医生对该病认识程度不足，组织胞浆菌病常被漏诊或误诊。此时mNGS可作为一种经典诊断方法的补充，提高该病诊断准确率。本病例也再次证实mNGS对于地方流行性疾病及危重感染快速诊断的临床价值。

　　播散型组织胞浆菌病治疗应及时有效。美国感染病协会相关指南指出：播散型胞浆菌病推荐治疗方案为：两性霉素B脂质体3 mg/（kg·d）应用1～2周，序贯伊曲康唑200 mg口服，一天3次，应用3天，继而伊曲康唑200 mg口服，一天2次，治疗时间至少12个月。两性霉素B去氧胆酸盐［0.7～1 mg/（kg·d）］可作为两性霉素B脂质体的替代者。国内Ling等报道1例轻中度播散型组织胞浆菌病，根据指南初始予以伊曲康唑治疗但效果不佳，后改用两性霉素B脂质体病情得到有效控制，并提出应权衡患者病情及指南建议，制定个体化治疗方案。于洁等通过回顾研究也发现长疗程的两性霉素B去氧胆酸盐疗效较伊曲康唑好。我们报道的该例患者就诊时病情重，结合文献资料，我们决定应用两性霉素B去氧胆酸盐长疗程强化治疗，后序贯伊曲康唑巩固治疗。经两性霉素B及伊曲康唑治疗，患者恢复良好，无不适主诉。除两性霉素B及伊曲康唑外，其他三唑类药物如氟康唑及伏立康唑也被证明治疗播散型组织胞浆菌病有效，但氟康唑剂量偏大（800 mg/d），且效果仍不如伊曲康唑；伏立康唑虽有效，但相关研究少，限制了其临床应用。故目前两性霉素B及伊曲康唑依然是治疗播散型组织胞浆菌病的一线药物，若出现应答不佳者，Goucalves认为泊沙康唑也可用于组织胞浆菌病挽救治疗。

点　评

　　本例发热待查患者入院第二日即确诊播散性组织胞浆菌病，得益于临床科室与辅助科室的通力协作，辅助科室在早期诊断中起重要作用，甚至比mNGS更早诊断。但回顾类似疾病，为了减少因辅助科室医生经验不足而导致的误诊、漏诊，对于长期高热伴随肝脾明显肿大，但是又没有血液病倾向的患者，建议送检骨髓mNGS，提高对于组织胞浆菌、杜氏利士曼原虫等特殊病原体的早期诊断率。mNGS作为新一代的测序技术不依赖于微生物培养，能快速、精确地找到病原体，在组织胞浆菌病等地方流行性病的非流行地区mNGS对病原学诊断有着明显优势。本病例也再次证实mNGS对于地方流行性疾病及危重感染快速诊断的临床价值。

（王牛牛　刘其会　秦艳丽　王新宇）

参 · 考 · 文 · 献

［1］ 廖万清,潘搏,潘炜华.警惕在我国长江流域的组织胞浆菌病［J］.皮肤性病诊疗学杂志,2014,21（03）: 171–172.

［2］ Diaz JH. Environmental and wilderness-related risk factors for histoplasmosis: more than bats in caves[J]. Wilderness Environ Med, 2018, 29(4): 531–540.

［3］ Choi SJ, Choi HS, Chun JY, et al. Subacute GY.Progressive disseminated histoplasmosis in immunocompetent patient[J]. Korean J Intern Med, 2016, 31(5): 999–1002.

［4］ Bonsignore A, Orcioni GF, Barranco R, et al. Fatal disseminated histoplasmosis presenting as FUO in an immunocompetent Italian host[J]. Leg Med, 2017, 25: 66–70.

［5］ Ferguson-Paul K, Mangum S, Porter A, et al. Hemophagocytic lymphohistiocytosis and progressive disseminated histoplasmosis[J]. Emerg Infect Dis, 2016, 22(6): 1119–1121.

［6］ 李云,王惠.马尔尼菲青霉菌与荚膜组织胞浆菌的鉴别诊断［J］.现代检验医学杂志,2004,19（05）:第12–13页.

［7］ Kauffman, CA. Histoplasmosis: a clinical and laboratory update[J]. Clin Microbiol Rev, 2007, 20(1): 115–132.

［8］ Miao Q, Ma Y, Wang Q, et al. Microbiological diagnostic performance of metagenomic next-generation sequencing when applied to clinical practice[J]. Clin Infect Dis, 2018, 67(2): 231–240.

［9］ 宏基因组分析和诊断技术在急危重症感染应用专家共识组.宏基因组分析和诊断技术在急危重症感染应用的专家共识［J］.中华急诊医学杂志,2019,28（2）:第149–153页.

［10］ Zhang HC, Zhang QR, Ai JW, et al The role of bone marrow metagenomic next generation sequencing to diagnosis to differerntial diagnosis among visceral leishmaniasis, histoplasmosis, and talaromycosis marneffei[J]. Int J Lab Hematol, 2019, DOI: 10.1111/ijh.13103.

［11］ Wheat KJ, Freifeld AG, Kleiman MB, et al. Clinical practice guidelines for the management of patients with histoplasmosis: 2007 update by the Infectious Diseases Society of America[J]. Clin Infect Dis, 2007, 45(7): 807–825.

［12］ Ling QX, Zhu WS, Lu Q, et al. Disseminated histoplasmosis in an immunocompetent patient from an endemic area A case report[J].Medicine, 2018, 97(29): e11486.

［13］ 于洁,朱利平,陈明泉,等.播散型组织胞浆菌病五例临床分析及文献复习［J］.中华临床医师杂志,2012,6（5）: 4502–4504.

［14］ Zanotti P, Chirico C, Gulletta M, et al. Disseminated histoplasmosis as AIDS-presentation: case report and comprehensive review of current literature[J]. Mediterr J Hematol Infect Dis, 2018, 10(1): e2018040.

［15］ Goncalves D, Ferraz C, Vaz L. Posaconazole as rescue therapy in African histoplasmosis[J]. Braz J Infect Dis, 2013, 17(1): 102–105.

11

肝硬化脾切除患者出现不明原因
发热伴腹泻、腹痛

腹腔感染是肝硬化失代偿期患者的常见并发症之一，尤其在合并脾脏切除的患者，更加容易感染。本例患者肝硬化脾切除术后4年，出现严重腹腔感染，腹腔巨大脓肿，术后病原菌确认除细菌感染外，还存在真菌感染。从本例病例我们可以看出控制感染源是腹腔感染治疗至关重要的环节，也是治疗成败的关键环节。

病史摘要

入院病史

患者，男性，41岁。江苏省丰县人。2019年3月21日收入我院。

主诉

发热、腹泻2个月，加重伴腹痛2天。

现病史

患者2019年1月23日出现发热，体温最高39℃，伴腹泻，同时出现腹水，于当地行腹腔穿刺术抽取腹水，并行抗生素治疗（具体方案不详），患者体温下降，治疗疗效可，于2019年2月27日出院，出院后腹水培养回报：铅黄肠球菌。2019年3月7日患者体温再次升高，当地医院予以利奈唑胺治疗3天，体温稍有下降。2019年3月19日患者体温再次升高至38℃，行CT示膈下积气、积液，可见肝区低密度区、液平。同时患者出现腹壁红肿疼痛，当地医院考虑腹壁脓肿，多次穿刺，总计抽出脓液约1 600 ml，脓液培养阴性。2019年3月20日患者出现右下腹疼痛，发热达38℃。CT示腹腔肠管扩张积液，腹水，膈下游离气体，阑尾显示不清，管壁模糊，局部管腔致密影；左侧输尿管结石，左肾、输尿管积水；右侧胸腔积液。患者于2019年3月21日发现腹部红肿及腹痛加重，为进一步诊治入住我院普外科治疗（图11-1）。入院后予以利奈唑胺600 mg q12h和美罗培南1.0 g q8h抗感染治疗，同时控制血糖，抗HBV治疗和其他对症支持治疗。3月25日患者腹壁脓肿液化流脓,予以脓肿切开引流。为进一步诊治转入我科。

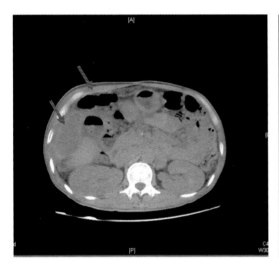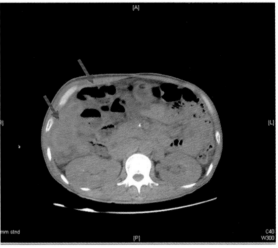

图11-1 2019-03-21上腹部CT:膈下积气积液,可见肝区低密度区、液平。

既往史

患者2000年发现HBsAg阳性,未行抗病毒治疗。2012年因胆囊结石行胆囊切除术。2014年发现2型糖尿病,应用胰岛素控制血糖3年,血糖时有波动。2015年因乙肝肝硬化、脾大、脾功能亢进,行脾切除术。2019年3月21日在我院普外科住院期间,开始予恩替卡韦抗病毒治疗。

入院查体

体温38.9 ℃,脉搏80次/分,呼吸18次/分,血压130/86 mmHg,身高168 cm,体重65 kg。神志清楚,发育正常,营养好,回答切题,自动体位,查体合作,步入病房。慢性肝病面容,皮肤巩膜黄染,可见蜘蛛痣,见肝掌。双侧瞳孔等大等圆,对光反射灵敏,耳郭无畸形,外耳道无异常分泌物,无乳突压痛。外鼻无畸形,鼻通气良好,鼻中隔无偏曲,鼻翼无扇动,两侧鼻旁窦区无压痛,口唇无发绀。双腮腺区无肿大,经软,无抵抗,颈静脉无怒张,气管居中,甲状腺无肿大。胸廓对称无畸形,胸骨无压痛;双肺呼吸音清晰,未闻及干、湿性啰音。心率80次/分,律齐。右上腹部见敷料覆盖,有脓液渗出,局部皮肤颜色正常,局部张力大,右上腹部皮肤皮温明显升高,腹部膨隆,移动性浊音阳性,右上腹轻压痛,无反跳痛,下肢轻度凹陷性水肿。

入院后实验室检查和辅助检查

- 血常规:白细胞16.32×10^9/L,血红蛋白84 g/L,中性粒细胞75.4%,淋巴细胞8.2%,血小板714×10^9/L。

- 网织红细胞百分比2.27%(↑),维生素B_{12} 1 354 pg/ml(↑),叶酸10.8 ng/ml,EPO 90.7 IU/L(↑)。

- Coombs 试验：IgG 阴性，IgM 阴性，C3 阴性。
- 生化检查：谷丙转氨酶 <4 U/L（↓），谷草转氨酶 14 U/L（↓），总胆红素 11.2 μmol/L，直接胆红素 5.6 μmol/L，总胆汁酸 32 μmol/L（↑），碱性磷酸酶 87 U/L，γ-谷氨酰转移酶 42 U/L，总蛋白 63 g/L（↓），白蛋白 29 g/L（↓），球蛋白 34 g/L，尿素氮 2 mmol/L（↓），血肌酐 33 μmol/L（↓），尿酸：0.16 mmol/L。
- 血糖 14.3 mmol/L；血氨 22 μmol/L。
- 凝血功能：国际标准化比值（INR）1.27（↑），凝血酶原时间（PT）14.3 秒（↑），活化部分凝血活酶时间（APTT）26.9 秒，血浆纤维蛋白原（FIB）3.9 g/L（↑），D-二聚体 1.82（↑），纤维蛋白降解产物（FDP）4.5 μg/ml。
- 自身抗体阴性，自身免疫性肝炎抗体谱阴性；肿瘤标记物均正常。
- HBsAg：25.32（+），HBsAb 11.61（↑），HBeAg 0.09（−），HBeAb 0.85（+），HBcAB：0.01（+），抗 HCV：（−）；HBV-DNA：低于检测下限。
- T-SPOT.*TB* 阴性。
- T.B.NK：$CD3^+$ Total T 76%，$CD4^+$ T cell 40%，$CD8^+$ T cell 31%，$CD4^+/CD8^+$ 1.29，$CD19^+$ Total B 3%（↓），Total NK 20%，T^+B^+NK 99%。
- 未饱和转铁蛋白铁结合力 33 μmol/L，总铁结合力 36.6 μmol/L（↓），血清铁 3.6 μmol/L（↓），铁饱和度 10%（↓），胆碱酯酶 2 109 U/L（↓）。
- PCT 0.37 ng/ml（↑），铁蛋白 100 ng/ml，CRP 51.9 mg/L（↑），G 试验 <31.25 pg/ml，血沉 17 mm/h（↑）。
- 2019-03-28 上腹部 CT 增强：右侧膈下积气基本吸收；腹水，腹腔内脂肪间隙显示不清，部分肠管积气积液；肝硬化，肝内密度欠均匀；胆囊及脾脏切除术后改变；右侧中上腹壁异常密度影，切口感染？门静脉肝外段狭窄不清，走行迂曲；双侧胸腔少量积液（图 11-2）。

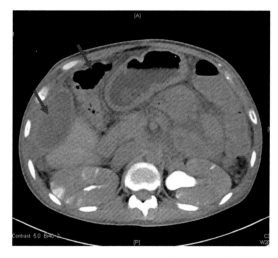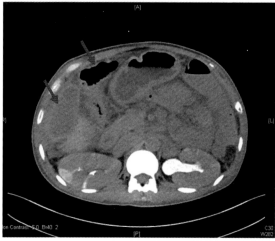

图 11-2 肝脏周围包裹性积液伴积气，符合腹腔感染。

• 2019-03-29肝脏MR增强（图11-3）：肝脏右侧、右结肠旁沟、腹腔前侧及右侧腹壁多发脓肿形成伴部分积气；腹腔内部分肠管管壁增厚、脂肪间隙模糊，腹腔静脉分支增多伴迂曲改变；胆囊及脾脏切除术后改变，肝硬化，肝脏信号欠均匀，腹水；门静脉充盈欠佳，局部不规则狭窄；门静脉肝门区扩张迂曲，肝右叶肝内胆管轻度扩张可能；左侧肾盂及输尿管上段扩张；附见双侧胸腔积液。

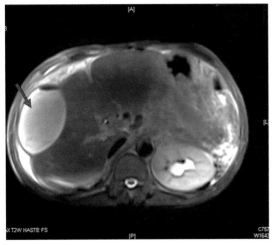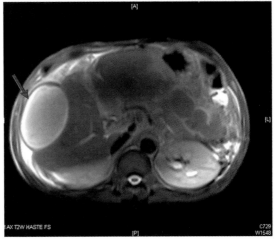

图11-3　肝脏右侧、右结肠旁沟、腹腔前侧及右侧腹壁多发脓肿形成伴部分积气，脾切除术后改变，门静脉充盈欠佳，局部不规则狭窄，门静脉肝门区扩张迂曲。

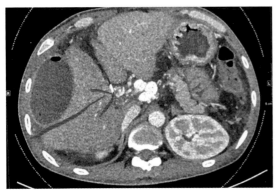

• 2019-03-27门静脉CTV增强（图11-4）：门静脉肝外段狭窄不清，门静脉肝门区迂曲，腹腔静脉及分支增多；肝脏周围包裹性积液伴积气，符合腹腔感染。

图11-4　门静脉肝外段狭窄不清，门静脉肝门区迂曲，腹腔静脉及分支增多；肝脏周围包裹性积液伴积气，符合腹腔感染。

临床关键问题及处理

关键问题1　该患者腹腔感染伴脓肿形成诊断明确，后续应如何继续治疗

结合患者的病史、体征和实验室检查结果，目前诊断"腹腔感染伴脓肿形成，腹壁蜂窝织炎，乙肝肝硬化失代偿期门脉血栓形成：感染性？脾、胆囊切除术后"。转入我科后，给予美罗培南1.0 g q8h+利奈唑胺600 mg q12h+甲硝唑500 mg q12h抗感染治疗，患者反复出现腹部胀

痛。2019年4月7日加用阿米卡星0.6 g qd加强抗感染治疗，腹痛仍无明显好转。考虑患者腹部病灶较大，腹痛明显，入院后患者多次行血培养检查，均阴性。2019年4月10日于普外科行手术治疗（图11-5），术中探查腹腔：右侧腹部膈下-右侧结肠旁沟-双侧中下腹巨大脓肿形成，约20 cm×15 cm×5 cm，脓肿内部多发分隔，脓肿壁厚约1.5～2 cm，全腹部小肠、结肠粘连致密；右侧腹部皮下脓肿形成，脓腔约5 cm×4 cm×1.5 cm，行腹腔脓肿引流术，充分打开脓腔，引流出浑浊脓液约1 000 ml，清除脓腔内分隔及大量坏死组织。

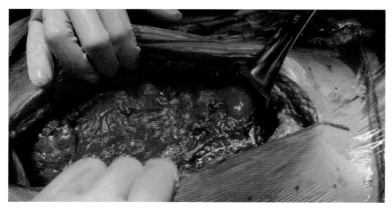
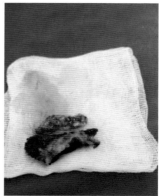

图11-5 手术治疗：术中探查右侧腹部膈下-右侧结肠旁沟-双侧中下腹巨大脓肿形成，约20 cm×15 cm×5 cm，脓肿内部多发分隔，脓肿壁厚约1.5～2 cm，全腹部小肠、结肠粘连致密；右侧腹部皮下脓肿形成，脓腔约5 cm×4 cm×1.5 cm，引流出浑浊脓液约1 000 ml，行腹腔脓肿引流术。

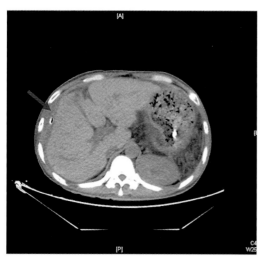
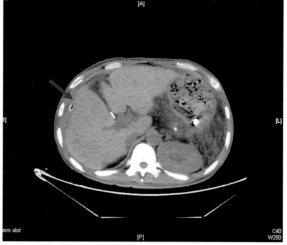

图11-6 2019-04-23上腹部CT，治疗后腹腔脓肿较前明显吸收。

关键问题2 该患者经验性抗感染治疗始终疗效不佳，除了腹部病灶较大且有脓肿形成之外，是否还存在其他原因

一般来说，腹腔感染的经验性治疗方案应包括具有抗肠道链球菌、大肠菌群和厌氧菌活性的抗生素。该患者从2019年1月下旬起病以来，多次接受抗生素治疗，并且在转入我科后，

给予了充分的经验性抗感染治疗方案,然而患者仍有反复腹痛,其中主要的原因当然是因为患者腹腔病灶大,且伴有多发脓肿的形成,在这种情况下,应早期行感染源控制,而单纯的药物治疗并不能解决主要问题。该患者在入院后接受了剖腹探查术和腹腔脓肿引流术,及时控制了感染源(图11-6),但是术后该患者是否依然继续术前的抗感染方案?术前经验性抗感染治疗疗效不佳是否还存在其他可能?

患者术中脓液培养回报:光滑念珠菌。2019年4月18日再次转入我科治疗,调整抗感染方案为头孢哌酮-舒巴坦3.0 g q8h,阿米卡星0.6 g qd,卡泊芬净50 mg qd(首剂70 mg),同时予以恩替卡韦抗病毒和其他对症支持治疗。患者病情好转,无发热,无腹痛等症状。2019年6月5日复查腹部MR增强(图11-7):腹腔感染伴脓肿形成,脓肿较前片(2019-03-28)有减少;腹腔内部分肠管管壁增厚、脂肪间隙模糊,腹腔静脉分支增多伴迂曲改变;胆囊及脾脏切除术后改变,肝硬化,肝脏信号欠均匀,腹水;门静脉充盈欠佳,局部不规则狭窄;门静脉肝门区扩张迂曲;肝右叶肝内胆管轻度扩张可能;左侧肾盂及输尿管上段扩张。2019年6月18日调整抗感染方案为头孢曲松2.0 g qd联合卡泊芬净50 mg qd治疗,2019年6月29日开始予以头孢曲松2.0 g qd联合氟康唑400 mg qd治疗。患者出院后继续上述方案抗感染治疗,至2019年8月患者因尿路结石,肾盂积水行手术治疗,治疗期间抗真菌药物调整为卡泊芬净50 mg ivgtt qd治疗。患者术后恢复好,无畏寒、发热,出院后嘱继续氟康唑抗真菌治疗4周,患者无腹痛,无发热,停抗感染治疗。

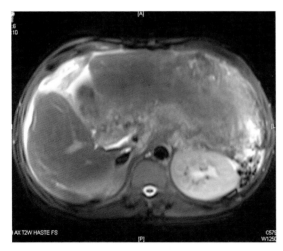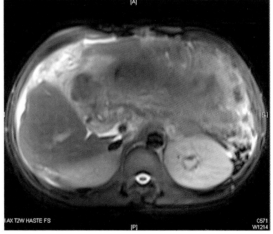

图11-7　2019-06-05上腹部MRI。

关键问题3　引起该患者此次腹腔感染病灶范围大,局部脓肿形成,合并腹腔真菌感染的可能原因有哪些

脾切除术后凶险性感染(overwhelming post splenectomy infection, OPSI):脾脏是人体最大的外周淋巴器官,含有大量的淋巴细胞和巨噬细胞,是机体细胞免疫与体液免疫的中心。OPSI是一种脾切除术后特有的全身感染性并发症。与正常人群相比,无脾患者发生感染、

脓毒血症以及脓毒血症相关死亡率要高出 2～3 倍。一项队列研究对 8 000 例脾切除患者随访 27 年，与对照组相比，脾切除患者脓毒血症（[RR] 3.38, 95% CI 3.12～3.67）及其相关死亡率（RR 3.02, 95% CI 1.80～5.06）明显增加。Davidson 等于 2001 年报道 OPSI 每年发生率 0.23%～0.42%，病死率 38%～69%。患者终生均有发病风险，但多数于全脾切除术后 2 年内发生。脾脏切除术后患者极易发生凶险性感染，脾切除患者如果发热或者有其他严重系统症状（伴或不伴有发热），都应考虑严重感染的可能。

背景知识介绍

腹腔真菌感染的高危因素包括既往腹部手术史、复发性消化道穿孔、上消化道穿孔、消化道吻合口瘘、广谱抗生素使用（>72 小时）、胰腺炎、全场外营养、大面积烧伤、深静脉置管、ICU 住院时间长、脓毒症、疾病严重程度高（APACHE II 评分 ≥ 25 分）。糖尿病、心脏疾病、肾功能衰竭、免疫抑制和多部位定植念珠菌等合并症也是真菌感染的高危因素。

腹腔真菌感染以念珠菌感染为主（intra-abdominal candidiasis, IAC）。由于念珠菌属在消化道内存在定植，所以对于免疫功能健全和器官功能稳定的社区获得性复杂性腹腔感染患者，即使是病原微生物培养结果为念珠菌属，也可不进行抗真菌治疗。对于严重的社区获得性和卫生保健相关性复杂性腹腔感染，特别是伴有免疫功能不健全、腹腔结构破坏严重、生命体征不稳定和器官功能紊乱明显的患者，经验性抗真菌治疗可能是需要的。在一项集合了 13 家中心的 3 年研究中，收录了 481 例 IAC 患者，包括 ICU、内科及外科病房患者。其中，IAC 主要由继发性腹膜炎（41%）和腹腔脓肿（30%）构成；14% 患者同时有念珠菌血流感染，69% 患者同时合并细菌感染。其中，念珠菌菌种最常见为白念珠菌（64%）和光滑念珠菌（16%）。40.5% 患者发生感染性休克；30 天病死率为 27%，ICU 患者为 38.9%。

自发性真菌性腹膜炎（spontaneous fungal peritonitis, SFP）的发病率有差异，约为 0%～41%；不同研究的结果差异大；终末期肝病患者腹水中最常见的真菌感染是念珠菌。念珠菌是口腔、胃肠道及阴道的正常菌群，在免疫抑制或手术后患者，可以引起腹膜炎；大部分念珠菌腹膜炎继发于手术或穿孔。SFP 的临床表现通常为腹痛、腹肌紧张、肌卫。诊断标准包括为临床表现 + 腹水真菌培养阳性 + 腹水或血清 G 试验阳性，血清 G 试验阳性定义为血清 G 试验 >240 pg/ml，诊断侵袭性真菌感染的敏感性 100%，特异性 83%。2016 年 IDAS 首次建议，院内获得性自发性腹膜炎，在初始经验治疗 48/96 小时无效时，加用抗真菌治疗。

根据 2016 年 IDAS 指南推荐，腹腔内念珠菌感染的治疗应包括控制感染源、适当引流和（或）清创。抗真菌治疗方案与治疗念珠菌血症或 ICU 经验性治疗非中性粒细胞减少患者的方案是相同的。初始治疗首选：棘白菌素类（卡泊芬净：首剂 70 mg，继以 50 mg/d；米卡芬净 100 mg/d；阿尼芬净：首剂 200 mg，继以 100 mg/d）。推荐对所有血源性和其他临床相关念珠菌分离株进行唑类药物敏感性检测；对于先前使用过棘白菌素类药物和感染光滑念珠菌或近平滑念珠菌的患者，应考虑进行棘白菌素类药物敏感性检测。对于光滑念珠菌感染者，只有当分离株对氟康唑或伏立康唑敏感时，才考虑将治疗方案调整为更高剂量的氟康唑800 mg/d（12 mg/kg）或伏立康唑200～300 mg（3～4 mg/kg）bid。若无法耐受、无法获得其他抗真菌药物或对其他抗真菌药物耐药，选用两性霉素B脂质体每日3～5 mg/kg作为替代治疗方案是合理的。对于疑似唑类和棘白菌素类药物耐药的念珠菌感染，推荐选用两性霉素B脂质体每日3～5 mg/kg。治疗难治性感染，应联合抗真菌药物治疗及腹腔灌洗；如果有创伤性导管置入或静脉港置入，应拔除；有腹腔脓肿形成时，应进行外科引流。治疗疗程取决于原发灶是否控制以及临床治疗反应。

肝硬化继发真菌性腹膜炎预后差，病死率90%～100%。一项纳入了11个大规模临床研究包括2 761例患者的系统综述结果显示，无针对性预防应用抗真菌治疗能有效控制疾病播散，但是对减少病死率仍需更多研究证实。

腹腔感染是肝硬化失代偿期患者的常见并发症之一，尤其在合并脾脏切除的患者，更加容易感染。当腹腔感染患者出现真菌感染的高危因素，同时伴随原因不明的发热等症状或血培养真菌阳性等实验室结果时，应尽早进行经验性抗真菌治疗，尤其是感染性休克的重症患者。腹腔真菌感染以念珠菌感染为主，常见抗真菌药物包括三唑类（氟康唑、伏立康唑、伊曲康唑）、棘白菌素（卡泊芬净、米卡芬净）和多烯类及其衍生物（两性霉素B及其脂质体）。控制感染源是腹腔感染治疗至关重要的环节，也是治疗成败的关键环节。

（喻一奇　高　岩　张继明）

参·考·文·献

[1] Pappas PG, Kauffman CA, Andes DR, et al. Clinical practice guideline for the management of candidiasis: 2016 update by the Infectious Diseases Society of America[J]. Clin Infect Dis, 2016, 62(4): e1–50.

[2] Kristinsson SY, Gridley G, Hoover RN, et al. Long-term risks after splenectomy among 8, 149 cancer-free American veterans: a cohort study with up to 27 years follow-up[J]. Haematologica, 2014, 99(2): 298–392.

[3] Davidson RN, Wall RA. Prevention and management of infections in patients without a spleen[J]. Clin Microbiol Infect, 2001, 7(12): 657–660.

[4] Bassetti M, Righi E, Ansaldi F, et al. A multicenter multinational study of abdominal candidiasis: epidemiology, outcomes and predictors of mortality[J]. Intensive Care Med, 2015, 41(9): 1601–1610.

[5] Piano S, Fasolato S, Salinas F, et al. The empirical antibiotic treatment of nosocomial spontaneous bacterial peritonitis: Results of a randomized, controlled clinical trial.[J]. Hepatology, 2016, 63(4): 1299–1309.

[6] Choi SH, Soo Kim Y, Chung JW, et al. Clinical significance of untreated Candida species isolated from ascites in cirrhotic patients[J]. Scand J Infect Dis, 2004, 36(9): 649–655.

<h1 style="text-align: center;">12</h1>

肝衰竭合并皮肤软组织真菌感染

题记

　　肝衰竭患者存在免疫功能低下,易继发感染(包括机会性感染),同时严重的感染又可能加重肝脏衰竭程度,而部分抗感染药物存在药物性肝损的可能,这就形成恶性循环,并给治疗增加了极大的难度。对于肝衰竭患者,一旦合并复杂的感染或治疗上存在矛盾的感染时,如何在不同阶段采取合理有效的治疗措施使患者获益最大,对感染科医生是个挑战。在此介绍一例肝衰竭合并皮肤软组织米根霉感染的治疗过程,病情转折的关键是在抗真菌治疗和肝功能改善间找到了平衡,并为患者创造了手术时机,从而进一步有效控制感染,形成了良性循环。

病史摘要

入院病史

患者,男性,34岁,2020年1月3日入院。

主诉

皮肤黄染40日,双下肢皮肤破溃10日。

现病史

　　患者于2019年11月下旬劳累后出现乏力、纳差、恶心、厌油腻,伴有小便黄。因症状逐渐加重,患者12月6日至外院查肝功能:谷丙转氨酶905 U/L(↑),谷草转氨酶885 U/L(↑),白蛋白41 g/L,总胆红素58 μmol/L(↑)。12月10日至外院住院治疗。入院后检查,乙肝标志物:乙肝表面抗原定量13 613.10 IU/ml,乙肝e抗原定量2 004.254 COI,乙肝核心抗体定量9.44 COI,HBV-DNA 9.85 × 10^7 IU/ml,凝血功能:国际标准化比值1.93,凝血酶原活动度40%。诊断为:慢性乙型病毒性肝炎,慢加急性肝衰竭。予以恩替卡韦抗病毒及保肝降酶退黄治疗,但患者皮肤巩膜黄染较前加重,黄疸进行性上升。为改善症状,曾予以中药包双侧足三里穴位外敷。12月17日复查肝功能：谷丙转氨酶209 U/L，谷草转氨酶243 U/L，白蛋白30 g/l，总胆红素284.0 μmol/L。遂于2019年12月18日转当地省立医院治疗。复查肝功能：总胆红素367.29 μmol/L，凝血功能：国际标准化比值2.33，凝血酶原活动度30%，HBV-DNA 1.65×10^4 IU/ml，上腹部磁共振增强及MRCP：肝硬化并门静脉高压、脾大、侧支循环形成。继续予以恩替卡韦抗乙肝病毒，间断使用地塞米松5 mg静注退黄（2019年12月19日至12月21日、2019年12月23日、2019年12月27日、2019年12月29日、2020年1月1日），于2019年12月27日、2019年12月29日、2020年1月1日行三次血浆置换。自2019年12月21日起，患者双下肢膝关节附近出现皮疹，初起瘙痒，后疼痛、肿胀。2019年12月23日出现瘀斑、瘀点、血疱，短期内皮损进展迅速，范围快速扩大至双侧小腿伸侧面，皮损中央为大面积黑痂，皮损边缘可见破溃伴渗出，予以多磺酸黏多糖乳膏（喜辽妥）和莫比罗星软膏（百多邦）外用，仍逐渐加重。2019年12月24日血常规：白细胞10.71×10^9/L，红细胞3.46×10^{12}/L，血红蛋白119 g/L，中性粒细胞百分比78.6%，C反应蛋白8.9 mg/L，降钙素原0.42 ng/ml。考虑皮肤感染，予加用头孢唑林抗感染治疗。行双小腿磁共振平扫：双小腿皮肤及皮下软组织水肿，以左侧为著，符合炎性病变表现。因皮损进行性加重，伴有发热（最高体温Tmax38.0℃），先后予以哌拉西林-他唑巴坦钠、美罗培南联合利奈唑胺、利奈唑胺联合左氧氟沙星治疗，同时皮损予以切开清创，仍有发热，症状加重，于2020年1月3日转复旦大学附属华山医院感染科。

既往史

有乙肝携带病史数年，未规律复查。

个人史

否认嗜酒史，否认服用中药或损肝药物史，家族中有黄疸型肝炎病史（具体不详）。

入院查体

体温37.6℃，脉搏100次/分，呼吸频率28次/分，血压127/76 mmHg。神志清楚，查体合作，全身皮肤巩膜黄染，未见肝掌及蜘蛛痣。腹膨隆，全腹触诊软，按压略不适，无肌紧张及反跳痛，肝脾肋下触诊不满意，移动性浊音阳性，肾脏无叩击痛，肠鸣音4次/分。双下肢敷料包裹见血性渗出，膝关节下皮损为紫黑色，疼痛明显，右侧小腿身侧可见大面积黑痂，左侧小腿处黑痂不完整，渗出明显，皮损外缘可见瘀斑，覆盖纱布处可见毛状生长，拆开可见双侧胫前大片破溃渗出（12 cm×18 cm）（图12-1），未见骨质暴露，余无特殊。

入院辅助检查

- 血常规：白细胞21.27×10^9/L（↑），中性粒细胞百分比87.3%（↑），红细胞2.21×10^{12}/L（↓），血红蛋白80 g/L（↓），血小板75×10^9/L（↓）。

- 生化：谷丙转氨酶66 U/L（↑），谷草转氨酶73 U/L（↑）总胆红素221.7 μmol/L（↑），直接胆红素152.4 μmol/L（↑），白蛋白31 g/L（↓），肌酐48 μmol/L（↓），钠130 mmol/L（↓），氯化物95 mmol/L（↓）。铁蛋白912.00 ng/ml（↑），降钙素原1.15 ng/mL（↑），C反应蛋白44.80 mg/L（↑）。HBV-DNA 9.10×10^2 IU/ml。

- 彩超：肝脏实质增粗。胆囊餐后。胰腺显示不清。脾脏、双肾未见明显异常。双侧输

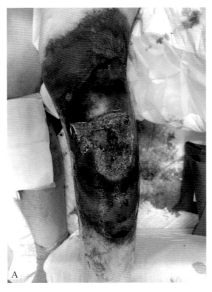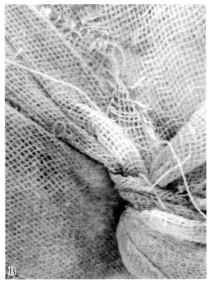

图 12-1 A. 入院时下肢外观；B. 纱布覆盖处可见毛状生长。

尿管未见明显扩张。大量腹水。双下肢动脉血流通畅。双下肢深静脉未见明显血栓。

- 心超：左室壁稍增厚左房增大少量心包积液。左心收缩功能正常，左心舒张功能欠佳。
- 胸部CT：两侧胸腔积液伴右肺上叶、两肺下叶实变、炎症（图12-2）。

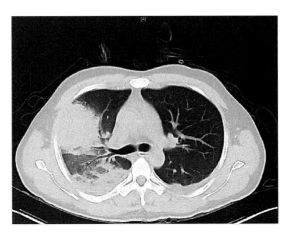

图 12-2 入院时肺部CT。

临床关键问题及处理

关键问题1 患者皮肤软组织感染的病原学诊断

患者为肝衰竭患者，基础疾病可导致免疫功能低下，同时患者在前期治疗过程中曾间断使用激素治疗，双下肢皮损起始部位曾有反复按压及外敷药膏等相关病史，上述因素均可能是该患者继发局部皮肤软组织感染的危险因素。因此,明确病原体,予以对因治疗是有效控制感染的首要前提。患者皮肤感染进展速度快,从2019年12月21日至入我院仅2周时间,已从水疱发展为大面积溃烂,予以多种抗菌药物均效果不佳。此时应采取更积极的手段,多途径多部位寻找病原体是当务之急。患者入院后,我们一方面暂予以美罗培南+利奈唑胺经验性抗感染治疗,继续恩替卡韦抗病毒以及保肝、降酶、退黄等治疗,并加强血浆、白蛋白等对症支持治疗,同时,我们分别抽取皮下积液、皮损处活检等方式进行病原学确定。患者的皮下积液及皮损组织培养均提示丝状真菌生长,经鉴定为毛霉目真菌,

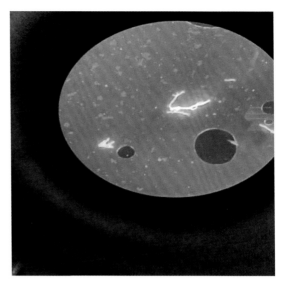

图12-3　镜下可见接合菌。

而皮肤活检通过组织荧光染色可见大量接合菌(图12-3)。最终,皮肤组织培养鉴定为米根霉。

米根霉普遍存在于自然界中,感染的宿主通常存在某些基础性疾病,如糖尿病、器官移植、中性粒细胞减少等。米根霉有报道可引起皮肤软组织感染,通常由于一些微小的皮肤损伤(例如:静脉导管留置、胰岛素注射等)、伤口感染或者污染的医用辅料等,导致真菌孢子进入真皮内。该患者在治疗肝衰竭期间,曾有中药包双侧足三里穴位外敷史,后又多次接受地塞米松治疗,可能是导致感染的原因。皮肤根霉感染通常表现为单个疼痛性硬结性的蜂窝织炎区域,继而进展为深脓疱疮样病变,由于存在缺血性梗死,迅速进展性组织坏死。诊断依赖于组织病理学发现微生物,或经组织培养确诊。患者肺部炎症通过多种抗感染治疗,仍逐渐加重,但表现为干咳,无法获取痰培养,一般情况较差(面罩吸氧,氧饱和度维持于90%),无法接受气管行肺泡灌洗。回顾病程发展及病灶形态学为近胸膜的结节样实变病灶,应考虑同一病原体感染可能。

关键问题2　米根霉感染的治疗方案

米根霉的治疗包括:① 消除感染的易感菌素(如高血糖、代谢性酸中毒、去铁胺治疗、免疫抑制剂、中性粒细胞减少);② 对于受累组织进行积极的外科手术清创;③ 抗真菌治疗,初始治疗首选静脉用两性霉素B(或脂质制剂),个案报道可使用两性霉素B联合泊沙康唑或者联合棘白菌素类药物(尚无更多证据支持),泊沙康唑或艾沙康唑可用作对两性霉素B有反应患者的降阶梯治疗,也可用作对两性霉素B无反应或不能耐受患者的补救性治疗。

虽然米根霉的治疗方案比较明确,但具体到这个患者却存在很大的治疗难度及矛盾。该患者肝脏的基础情况非常不稳定,肝损严重,而两性霉素B不良反应大、具有潜在的肝脏损害,静脉使用时可能加重肝功能衰竭而致病情快速恶化;而米根霉感染处在进展期,范围广泛且病变严重,免疫缺陷基础持续存在,如果不积极控制感染,病死率极高。而单独使用泊沙康唑

治疗米根霉尚缺乏明确的循证证据支持,同时,泊沙康唑也存在肝功能损害可能。2020年1月9日,针对该病例进行了全科疑难病例讨论。翁心华教授建议:目前的可及方案为谨慎地静脉用两性霉素B注射液,联合口服泊沙康唑混悬液以加强抗真菌疗效,同时密切观察两性霉素B的电解质紊乱、肝损等相关不良反应,必要时可予以吸入+湿敷两性霉素B的局部治疗。同时,由于患者的感染负荷较大,肝功能衰竭,一般情况差,可能无法耐受长期治疗,需要截肢。朱利平教授建议:伤口敞开干燥,避免长期包裹导致的潮湿环境。

对于局部用药,也经过了充分的讨论。雾化吸入两性霉素B与全身用抗真菌药物相比,具有药物直接被输送到真菌暴露部位、全身毒性较少、出现耐药的可能性较低等优点,但也应考虑到两性霉素本身刺激性比较大,尚无确切的雾化吸入使用推荐及相关经验,没有专供雾化使用的制剂等不确定因素。同时关于皮损局部药物使用的问题,考虑到脂质体更具有皮肤渗透性,长期以来一直被用于药物的皮肤给药,因此我们选择用两性霉素B脂质体湿敷。

从2020年1月9日起,予以静脉用两性霉素B注射液(逐渐加量至25 mg)联合口服泊沙康唑混悬液(10 ml bid)治疗,每日予以雾化吸入两性霉素B注射液5 mg以及伤口消毒换药湿敷两性霉素B脂质体10 mg,敞开干燥。同时继续加强营养支持,积极维护肝功能。其间请普外科、骨科、烧伤科会诊,考虑下肢感染范围大,患者基础状况较差,清除痂皮的清创手术风险高,继续予以换药。通过上述治疗后患者体温逐渐平稳,改鼻导管吸氧3 L/min时氧饱和度>95%,肺部CT病灶吸收,肝功能较前明显好转,2020-1-30肝功能:谷丙转氨酶36 U/L,总胆红素66.5 μmol/L,肾功能正常,血常规:白细胞6.45×10^9/L,血红蛋白68 g/L,血小板81×10^9/L,DIC:国际标准化比值2.33。同时,双下肢病灶较前扩展速度明显减慢,但出现了合并细菌感染表现:发热伴双下肢可见大片黑色痂皮,有隧道及脓性分泌物。痂皮与正常组织交接处有组织外翻,红肿,脓性分泌物及创面渗血,见图(图12-4,图12-5)。小腿MR增强:双侧小腿肌组织萎缩、肿胀,双侧胫骨骨髓水肿,符合感染表现(图12-6)。皮下脓液培养:产酸克雷伯菌。加强抗感染,将抗生素调整为美罗培南联合利奈唑胺,并加强换药。

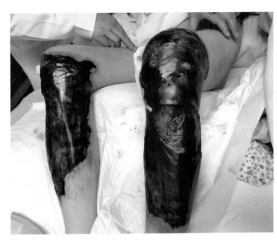 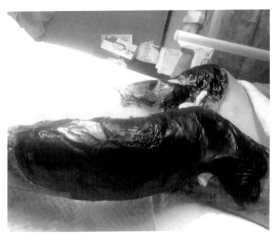

图12-4 2020年1月19日双下肢感染情况。   图12-5 2020年1月30日双下肢感染情况。

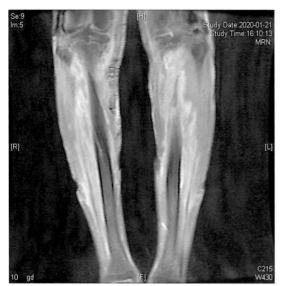
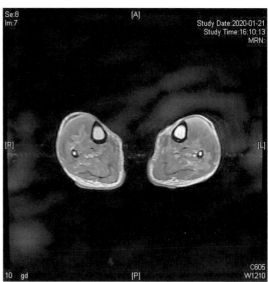

图12-6　2020年1月21日小腿磁共振增强：双侧小腿肌组织萎缩、肿胀，双侧胫骨骨髓水肿。

关键问题3　患者是否能够接受手术治疗

皮肤米根霉感染除了给予抗真菌药物外，需要积极对于受累组织进行外科清创治疗。患者入院早期由于肝衰竭基础，感染皮肤破损面积过大，外科医生担心清创后暴露面积过大，又无法一期植皮，故一直没有外科清创。随着抗真菌治疗的进行，患者肝功能明显好转。此时患者双下肢皮肤出现继发细菌感染表现，痂皮下大量脓性分泌物，即使予以换药冲洗及调整抗生素，患者双下肢仍无改善，极易发生血流感染，若此时再不截肢，将失去之前肝功能好转所取得的唯一时间窗口。2020年1月31日经复旦大学附属华山医院医务处协调，感染科、普外科、骨科、手外科联合讨论，考虑有行双下肢截肢手术指证。经过输少浆血、血小板等术前准备后，于2020年2月5日行双侧大腿截肢术，手术顺利。术后继续抗感染治疗。2月17日，患者炎症因子持续好转，体温稳定，予停用抗生素。双下肢创面渗出液逐渐减少，创面愈合良好，于两周后成功拆线，鼓励患者康复锻炼。3月17日复查肺部CT明显吸收，停用两性霉素B（累计剂量约1.5 g），保留泊沙康唑混悬液口服。2020年3月23日，患者进食后出现发热伴有

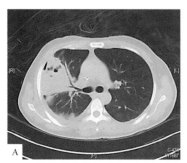
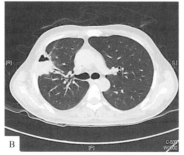
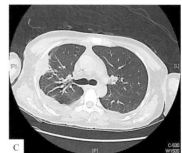

图12-7　A. 2020年1月22日肺部CT平扫；B. 2020年3月3日肺部CT平扫；C. 2020年3月24日肺部CT平扫。

腹痛、最高体温40℃，有畏寒、寒战，同时血压进行性降低，查降钙素原、C反应蛋白、血沉、血乳酸明显升高，考虑急性胆囊炎、感染性休克，予以扩容、升压、美罗培南联合阿米卡星治疗后患者体温平稳，情况好转后出院。出院后1周患者再次出现发热、腹痛，考虑急性胆囊炎予以头孢哌酮-舒巴坦后好转。但患者需要低脂饮食。考虑到泊沙康唑混悬液需要同时进食高脂食物以便吸收且利用度不高，将其调整为泊沙康唑缓释片继续口服治疗后出院。患者目前情况稳定，肝功能化验结果均正常，肺部CT持续好转中（图12-7）。

背景知识介绍

皮肤毛霉病

米根霉为毛霉目根霉属的一个种，广泛存在于自然界，致病少见但极具侵袭性。感染的宿主通常存在某些基础性疾病导致的免疫功能低下，如糖尿病、器官移植、中性粒细胞减少、血液恶性肿瘤、免疫抑制剂或化疗药物、长期应用抗生素等，近年来有感染病例增多趋势。毛霉感染可表现在不同的部位（鼻脑、肺、皮肤、胃肠道、心脏等），其中皮肤感染较为少见，表现从缓慢到快速进展不一，部分病例为致死性。可因创伤、手术伤口、动脉穿刺、胰岛素注射、烧伤、擦伤、昆虫叮咬、文身和污染的胶带或敷料而感染。早期临床表现可无特异性，例如红斑、水疱、蜂窝织炎、水肿、发热和急性疼痛，难以鉴别诊断，继而进展为深脓疱样病变，甚至组织坏死。相对于鼻-眶-脑毛霉和肺毛霉，皮肤毛霉病的预后较好，但仍有15%的病死率。

早期诊断可以及时控制感染，提高患者生存率。当患者免疫状况低下、细菌培养结果阴性、病灶快速进展以及对于抗细菌药物应答不佳时需要引起怀疑。通过活检组织学检查和培养的手段，正确鉴定病原菌。皮肤接合菌病的镜下特征是不规则形状的宽、无隔膜、扭曲、带状和厚壁真菌菌丝，具有直角分支和血管侵犯的特性。组织学研究结果表明，毛霉具有嗜血管性，易侵犯血管内皮，引起出血或血栓形成并继发缺血、梗死，从而出现局部组织的肿胀和坏死。

治疗的关键包括：早期诊断，去除诱因，适当的外科清创和选择合适的抗真菌药物，高压氧可作为辅助手段。

本例患者的诊治过程有两个关键点。一是快速明确病原体，给予对应的治疗。在入院前，虽然已进行广覆盖抗感染治疗，仍未阻止快速进展的皮肤感染。患者为肝衰竭患者，应该考虑到免疫缺陷导致的各种机会性感染。若未拿到证据，很难选择针对性的有效抗感染治疗方案，特别是与原发病或基础状况存在潜在冲突的治疗药物。此时，皮肤组织活检及培养往往是明确病原体的最佳途径，一般选取与正常组织交界处组织最易获得阳性结果。第二个关键点是截肢的选择及时机。感染病灶如何处理一直是感染科医生关注的重点。患者在外院曾经接收过一次清创手术，但很快被新的坏死组织覆盖。我们也曾经试图寻求在抗真菌治疗中清创，均因皮损面积过大担心并发症而无法实施。而截肢是一个艰难的选择，在整个病程中也反复被提及，入院早期由于当时患者仍处于肝衰竭中，一般情况差，无法进行。事情的转机在于抗真菌感染为我们创造的机会，随着患者肝功能逐渐好转，肺部感染得到控制，为截肢以控制严重感染赢得了可能。由于患者的双下肢出现继发严重的细菌感染，对于预后的担忧和手术时间窗的把握，最终促使患者、家属及医生迅速达成了一致的方案。

（蒋霁鹏　虞胜镭　徐　斌　卢　清）

参·考·文·献

[1] Jaafari MR, Hatamipour M, Alavizadeh SH, et al. Development of a topical liposomal formulation of Amphotericin B for the treatment of cutaneous leishmaniasis[J]. Int J Parasitol Drugs Drug Resist, 2019, 12;11.

[2] Arnáiz-García ME, Alonso-Peña D, González-Vela Mdel C, et al. Cutaneous mucormycosis: report of five cases and review of the literature [J]. J Plast Reconstr Aesthet Surg, 2009, 62(11): 434−441.

13

曲霉性脑膜炎

本例患者无免疫功能低下基础疾病，以慢性起病的中枢神经系统感染为临床表现，在无脑实质病灶、脑脊液培养阴性的困境下，脑脊液二代测序为诊断提供了线索，同时脑脊液GM试验帮助我们更加坚定了诊断方向，通过正规的抗真菌治疗使患者临床症状明显缓解。

病史摘要

入院病史

患者，男性，69岁。2019年6月5日收住我科。

主诉

头痛伴结膜充血1个月，视力下降3周。

现病史

患者2019年5月5日自觉双眼球结膜充血明显，无明显瘙痒及疼痛，当日夜间开始出现后枕部剧烈头痛，呈持续性、针刺样疼痛，伴有阵发性加重，加重时为电击样抽痛，当时无发热及恶心、呕吐，无视物模糊，无听力及嗅觉下降，无肢体活动障碍，未予重视，在家自服"布洛芬缓释片"止痛，上述症状未见缓解。5月15日左右患者出现双眼视物模糊，伴有进行性加重的视力下降，故就诊于上海市某医院，查头颅MRI平扫（2019-5-16）示：两基底节区、半卵圆区腔隙性灶。头颅CTA示：两侧颈内动脉海绵窦段、床突段、眼段管壁多发硬化伴管腔轻度狭窄；两侧上颌窦炎症。颈部血管平扫+增强MRI：右侧大脑前动脉A1段血流信号降低，请结合临床。予活血、止痛等对症支持治疗，患者自觉头痛加重，治疗效果不佳，遂至我院神经内科就诊。血常规（2019-05-21）：白细胞8.11×10^9/L，中性粒细胞67.5%，嗜酸性粒细胞0.8%，血红蛋白153 g/L，血小板200×10^9/L，血沉7 mm/h，C反应蛋白<3.02 mg/L，肝肾功能及凝血功能

未见明显异常,HBsAg、Anti-HCV、HIV抗体、RPR阴性,血肿瘤标志物未见明显异常,ANA、ENA、dsDNA、心磷脂抗体均阴性,pANCA弱阳性,MPO阴性。胸部CT未见明显异常,血管B超示:双侧颈动脉局部数枚扁平斑块,管腔未见明显狭窄。双侧椎动脉(显示段)、颈内静脉未见明显异常。头颅MRV示:右侧横窦、乙状窦细小,考虑变异可能。头颅SWI示:颅内静脉显示尚可;左侧半卵圆中心微出血灶可能。颅底增强MRI示:前颅底伪影较重,两侧额顶叶及侧脑室旁多发缺血灶;脑萎缩。

2019年5月28日行腰穿,压力125 mmH$_2$O,脑脊液常规:无色,微浑,白细胞265×10^6/L(↑),单核细胞95%,潘氏试验+;脑脊液生化:糖2.0 mmol/L(↓)(同步血糖5.4 mmol/L),氯122 mmol/L,蛋白质1 352 mg/L(↑);脑脊液细胞学:淋巴细胞轻度增生,偶见单核-巨噬细胞,未见肿瘤细胞。脑脊液细菌、真菌、结核涂片及培养均为阴性,脑脊液乳胶凝集试验阴性,脑脊液送二代基因测序测得米曲霉(*Aspergillus oryzae*),特异性序列数15条。考虑中枢神经系统曲霉感染可能,为求进一步诊治于2019年6月5日收住我科。

既往史

患者有高血压病史5年,血压最高150/90 mmHg,目前血压控制良好。患者起病前2019年3月中旬曾先后至浙江长兴(共7日)、诸暨(共5日)参加农家乐活动,多为室内活动,否认土壤、动植物等直接接触,否认眼外伤。患者平素拇指指甲较长(图13-1A),反复搔抓双眼。

入院查体

体重71 kg,体温平,神志清,头痛及眼痛剧烈、面容痛苦,皮肤、黏膜完好无破损,未见皮疹及瘀点、瘀斑,双眼仅存光感,畏光、流泪、分泌物增多,双侧球结膜充血(图13-1B),睑结膜无出血点,巩膜无黄染,双侧瞳孔等大等圆,对光反射灵敏对称,各鼻窦区及乳突无压痛。颈抵抗阳性,心肺听诊无殊。腹软,无压痛、反跳痛,肝脾肋下未及,双下肢无水肿。病理反射未引出。

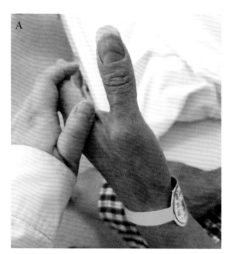 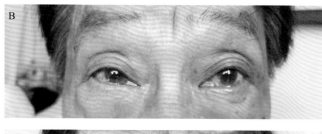 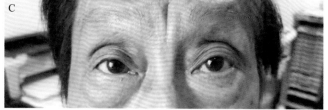

图13-1　A. 患者平素拇指指甲较长,反复搔抓双眼;B. 抗真菌治疗前双眼外观;C. 抗真菌治疗3个月后双眼外观。

实验室检查

- 血常规：白细胞8.7×10^9/L，红细胞5.05×10^{12}/L，血红蛋白156 g/L，中性粒细胞59.8%，血小板228×10^9/L，嗜酸性粒细胞220×10^6/L。

- 肝肾功能：未见明显异常。

- 血沉16 mm/h（↑），降钙素原0.03 ng/ml。

- T-SPOT.*TB*阳性：抗原A（ESAT-6）孔：32，抗原B（CFP-10）孔：13，阴性对照孔0，阳性对照孔正常。

- T.B.NK及免疫球蛋白：正常。

- 血G试验（1,3-β-D葡聚糖）：85.43 pg/ml。

- 血GM试验（半乳甘露聚糖）：0.308。

- 血隐球菌乳胶凝集试验：阴性。

- ANA 1：100，ENA、dsDNA、心磷脂抗体阴性，pANCA阳性，MPO阴性。

眼科检查及会诊

6月6日行眼科会诊，检查示视力：Vod（右眼）：FC/30 cm（眼前30 cm可见指数），Vos（左眼）：FC/30 cm，双眼结膜充血（+++），触痛明显，查眼底眼球上翻，欠配合。视盘水肿。6月10日再次行眼科检查：VOD（右眼）：HM/10 cm（眼前10 cm可见手动），VOS（左眼）：FC/30 cm（眼前30 cm可见指数），双眼角膜后弹力层皱褶，前房Tyndall（++），晶体前色素沉着，晶状体混浊，玻璃体混浊，眼底网膜平，视盘界清，色可。并行眼科AB型超声（图13-2）：双眼玻璃体

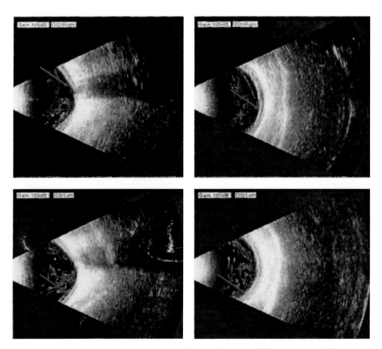

图13-2　2019-6-10眼科AB型超声：双眼玻璃体中后段探及大量细小点状的弱回声光点（星标），各方位周边球壁前可探及一弧形的强回声光带（箭头）。

中后段探及大量细小点状的弱回声光点（星标），聚集成片，不与球壁光带多处相连。动度后运动（+）—炎性？各方位周边球壁前可探及弧形的强回声光带（箭头），其两端与球壁相连，其下为低回声暗区，动度（－）—渗出性视网膜脱离？提示：双眼玻璃体浑浊，炎症？双眼渗出性视网膜脱离？请结合临床。视野检查无法配合。眼科会诊考虑眼内炎。

辅助检查

头颅增强MRI（2019-06-12）：两侧额顶叶、侧脑室旁多发缺血梗死灶可能大，建议结合临床随访。肺CT未见明显异常。心超示：左房增大，左心收缩功能正常，左心舒张功能轻度减退。

入院后诊疗过程

入院后6月5日行腰穿（表14-1），压力150 mmH$_2$O，脑脊液常规：无色，清，潘氏试验+，白细胞273×10^6/L（↑），单核细胞100%，脑脊液生化：脑脊液糖3 mmol/L（同步血糖5.5 mmol/L），氯117 mmol/L（↓），蛋白质1 222 mg/L（↑），脑脊液隐球菌乳胶凝集试验阴性，脑脊液GM试验（半乳甘露聚糖检测）：1.015（↑），脑脊液涂片及培养（细菌、真菌、分枝杆菌）均为阴性。结合以上检查结果，考虑患者曲霉性脑膜炎诊断，6月6日开始予伏立康唑抗真菌治疗，6 mg/kg ivgtt q12h×1d，6月7日起4 mg/kg ivgtt q12h。患者使用伏立康唑第二日头痛即明显缓解，第三日基本无头痛主诉，眼痛、球结膜充血等症状逐渐好转，双眼视物模糊逐渐改善。

临床关键问题及处理

关键问题1 该患者治疗后的随访应包括哪些内容

抗真菌治疗3个月后患者无眼痛、头痛主诉，双眼外观及视力逐渐恢复（图13-1C）。2019年9月9日复查腰穿（表13-1），压力140 mmH$_2$O，脑脊液常规：无色，清，潘氏试验：弱阳性（±），白细胞17×10^6/L（↑），单核细胞100%，脑脊液生化：脑脊液糖3.3 mmol/L（同步血糖4.7 mmol/L），氯121 mmol/L，蛋白质870 mg/L（↑），脑脊液GM试验（半乳甘露聚糖检测）0.222。脑脊液涂片及培养均为阴性。脑脊液各项指标较前明显好转。9月9日再次请眼科会诊，行眼科检查：Vod（右眼视力）0.6，Vos（左眼视力）0.5，双眼结膜轻度充血，角膜明，角膜后沉积物（－），前房Tyndall（－），晶体混浊，虹膜后粘连，双眼玻璃体混浊，眼底糊见网膜平，视盘界清，色可。复查眼科AB型超声（2019-9-9）（图13-3）：双眼玻璃体前中段少量点状中低回声，后脱离光带细，后运动差。玻璃体中后段探及大量细小点状的弱回声光点（星标），聚集成片，与球壁光带相连。动度后运动（+）—炎性？提示：双眼玻璃体浑浊，玻璃体后脱离，炎症？行眼科OCT检查：右眼-屈光介质混，眼底糊，黄斑区网膜表面高反射光带，中心凹变形-黄斑前膜？左眼-屈光介质混，眼底糊。行视野检查示：双眼视敏度下降。眼科检查已较前明显好转。2019年11月6日开始伏立康唑序贯为口服继续抗真菌治疗。

关键问题2 患者眼内炎是否和脑膜炎一样均由曲霉感染导致

真菌性眼内炎根据感染的来源可以分为内源性眼内炎和外源性眼内炎，由念珠菌引起

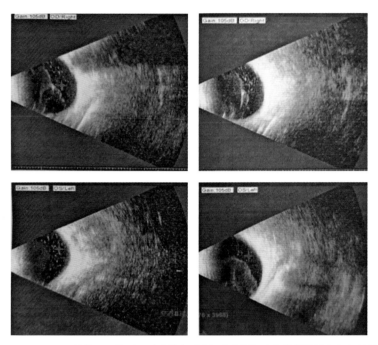

图13-3　2019-9-9眼科AB型超声：玻璃体中后段探及大量细小点状的弱回声光点（星标）。

表13-1　脑脊液随访表

| 日　　期 | 压力（mmH₂O） | 脑　脊　液　检　查 | | | | | | 同步血糖（mmol/L） |
		白细胞（×10⁶/L）	单核细胞（%）	糖（mmol/L）	氯化物（mmol/L）	蛋白质（mg/L）	GM试验	
2019-05-28	125	265	95	2.0	122	1 352	N	5.4
2019-06-05	150	273	100	3.0	117	1 222	1.015	5.5
2019-09-09	140	17	100	3.3	121	870	0.222	4.7

的真菌性眼内炎多为内源性，即继发于念珠菌血行播散，早期表现以脉络膜炎或脉络膜视网膜炎最为多见，玻璃体和房水炎症少见；而霉菌性眼内炎则以外源性为主，多与眼外伤、眼部手术或真菌性角膜炎的继续进展有关，往往房水和玻璃体最先受累。霉菌性眼内炎好发于炎热、潮湿的地区，常见的病原体包括曲霉、镰刀菌、赛多孢菌等，临床表现缺乏特异性，病初以眼前漂浮物和轻度视力下降为主，随着病情进展可出现视力进行性下降伴有眼痛。从眼外伤、眼部手术、角膜炎角膜溃疡发生至霉菌性眼内炎症状出现的平均时间在文献报道中不尽相同，来自印度（热带地区）的文献报道这一时间为7～20天，而来自美国佛罗里达州（亚热带地区）的研究中这一时间则为1.8个月，甚至有个例在角膜炎发生后的6个月出现眼内炎的症状。除了由病原明确的真菌性角膜炎发展而来的眼内炎以外，霉菌性眼内炎的确诊需要玻璃体和（或）房水的病原学检查阳性。本例患者有明显的眼痛、视力进行性下降，眼科检查及

B超提示眼内炎,但由于缺乏玻璃体以及房水的病原学检查,从而缺少霉菌性眼内炎的确诊依据,抗真菌治疗后患者的眼部症状及玻璃体炎、视网膜炎均较前明显好转,故不除外曲霉性眼内炎的可能。

背景知识介绍

一、中枢神经系统曲霉病与曲霉性脑膜炎

引起中枢神经系统感染的常见真菌病原体包括以隐球菌、念珠菌为主的酵母类真菌、以曲霉属、毛霉目为主的丝状真菌以及一些地方流行性的双相真菌。中枢神经系统曲霉病的易感因素包括免疫功能低下基础疾病,如血液系统恶性肿瘤、中性粒细胞减少、激素及免疫抑制剂的使用、造血干细胞移植及实体器官移植、慢性肉芽肿病等,以及神经外科手术、颅内植入物、注射器污染、呼吸道吸入大量真菌孢子等。曲霉侵袭中枢神经系统主要有以下几个途径:呼吸道吸入后经血行播散至颅内;外源性直接植入,包括手术、外伤、静脉注射药物、医疗器械污染等;以及由邻近部位如鼻窦、乳突、眼眶病灶的颅内播散。中枢神经系统曲霉病的临床表现常是非特异性的,包括发热、意识障碍、局灶性神经功能缺损、癫痫等,累及脊髓时会有相应的感觉和运动障碍。经广谱抗细菌治疗无效时需警惕真菌引起的感染。曲霉侵犯中枢神经系统最常见局灶性病变或者脑脓肿,单纯脑膜炎表现者较为少见,其他少见的表现包括血管内栓塞、霉菌性动脉瘤以及肉芽肿形成等。对于曲霉性脑膜炎病例,由于脑脊液的培养阳性率较低,在一项回顾性分析中,这一比例约为31%,故非培养的方法对于诊断的价值非常高。

二、脑脊液GM试验和二代测序在曲霉性脑膜炎诊断中的应用

G试验(1-3-β-D葡聚糖检测)及GM试验(半乳甘露聚糖检测)是真菌感染常用的血清学检测方法,其中GM试验由于检测的是曲霉细胞壁表面的半乳甘露聚糖,因而对曲霉更具特异性。在一项对1973年至2011年90余例曲霉性脑膜炎的回顾性分析中,脑脊液GM试验对于诊断的敏感度高达87%(cut-off值0.5);2013年另一项关于脑脊液GM试验的研究共纳入17例确诊及临床诊断的中枢神经系统曲霉病患者,脑脊液GM试验(cut-off值0.5～2.0)对于诊断的敏感度可达88%,特异度96%,提示脑脊液GM试验在中枢神经系统曲霉病的诊断中具有很高的价值,但目前尚无统一的cut-off值标准。此外,二代测序的迅速发展为临床提供了一种更为精准、快速的诊断方法,在2019年《新英格兰医学杂志(NEJM)》上发表的一篇关于脑脊液二代测序在中枢神经系统感染中的诊断价值的前瞻性、多中心研究发现,脑脊液二代测序操作快速,可使用有限的样本量同时检出多种病原体的合并感染,不会受限于临床医生的先验判断,共检出13例使用传统检验方法未能明确诊断的中枢神经系统感染的病原体,并且在测序结果的指导下使得大部分患者取得了良好的疗效;脑脊液二代测序与临床传统的诊断方法,如脑脊液培养、血清学检查、病变部位的组织病理、病原PCR等,相互补充、相互结合可大大提高对中枢神经系统感染的诊断率。

2014年，《新英格兰医学杂志（NEJM）》报道了一名14岁患儿旅行回国后不明原因中枢神经系统病变，进而发展成为脑积水和癫痫状态，6周内经38项病原学检测未查找出病因，后经脑脊液宏基因组测序，检测出钩端螺旋体序列475条，改为青霉素治疗后痊愈。当时NEJM主编评论该病例的标题为"NGS，一个病例如何改变世界"。如今，mNGS助力临床诊断已被越来越多的医生所认识和认可，极大地扩展了我们对于感染性疾病认知的界限，让临床医生的思维不再受经验的束缚，推动着病原学诊断从经验到精准。然而，二代测序作为技术的革新并不能完全替代医生的临床判断和传统的微生物学检验方法，只有充分结合患者的临床特点，二代测序才能为我所用，在疑难感染病的诊断中最大限度地发挥出价值，同时根据临床病例的反馈使得技术不断臻于完善。

（王　璇　叶菁云　朱利平）

参·考·文·献

[1] Lingappan A, Wykoff CC, Albini TA, et al. Endogenous fungal endophthalmitis: causative organisms, management strategies, and visual acuity outcomes[J]. Am J Ophthalmol, 2012, 153(1): 162−166.

[2] Wykoff CC, Flynn HW Jr, Miller D, et al. Exogenous fungal endophthalmitis: microbiology and clinical outcomes[J]. Ophthalmology, 2008, 115(9): 1501−1507.

[3] Chakrabarti A, Shivaprakash MR, Singh R, et al. Fungal endophthalmitis: fourteen years' experience from a center in India [J]. Retina, 2008, 28(10): 1400−1407.

[4] Schwartz S, Kontoyiannis DP, Harrison T, et al. Advances in the diagnosis and treatment of fungal infections of the CNS[J]. Lancet Neurol, 2018, 17(4): 362−372.

[5] McCarthy M, Rosengart A, Schuetz AN, et al. Mold infections of the central nervous system [J]. N Engl J Med, 2014, 371(2): 150−160.

[6] Antinori S, Corbellino M, Meroni L, et al. Aspergillus meningitis: a rare clinical manifestation of central nervous system aspergillosis. Case report and review of 92 cases[J]. J Infect, 2013, 66(3): 218−238.

[7] Chong GM, Maertens JA, Lagrou K, et al. Diagnostic Performance of Galactomannan Antigen Testing in Cerebrospinal Fluid[J]. J Clin Microbiol, 2016, 54(2): 428−431.

[8] Wilson MR, Sample HA, Zorn KC, et al. Clinical Metagenomic Sequencing for Diagnosis of Meningitis and Encephalitis[J]. N Engl J Med, 2019, 380(24): 2327−2340.

14

播散性隐球菌病合并血行播散性结核

本例患者以多发淋巴结肿大起病,通过淋巴结活检明确了隐球菌感染的诊断,患者很快发生了中枢神经系统的播散。在治疗播散性隐球菌病的过程中发生病情波动时,临床医生注重细节,不放过任何可能有提示意义的症状、体征,通过皮下包块的穿刺抽脓明确了播散性结核分枝杆菌感染的诊断,又通过皮肤新发皮疹的活检明确了皮肤T细胞淋巴瘤的基础疾病。提示我们在非HIV患者发生严重的机会性感染时,要注意寻找免疫功能低下的易感因素。

病史摘要

入院病史

患者,男性,61岁,2019年5月6日收住我科。

主诉

发现双颈肿物1个月余,头痛1个月。

现病史

患者2019年3月无明显诱因下发现双侧颈部、双侧锁骨上、左侧腋窝、双侧腹股沟肿物,其中右颈部肿物有压痛,自觉左侧颈部肿物逐渐增大,无畏寒、发热、盗汗、头痛等症状。2019年3月25日就诊于福建省某医院,查全身PET-CT示:全身多发淋巴结肿大(双侧颈部、双侧锁骨区、双侧腋窝、纵隔及肺门、腹膜后腹主动脉及双侧血管旁、双侧盆腔、双侧腹股沟区),高代谢(SUV最高5.6),考虑:淋巴瘤,请结合病理;右侧肩部、左侧胸壁皮下结节,稍高代谢(SUV最高2.4),考虑肿瘤浸润可能;右肺小结节,低代谢,建议密切随访。3月27日行左腹股沟淋巴结活检术,术后病理提示:隐球菌感染可能。4月初患者开始出现头痛,位于前额,呈持续性胀痛,无畏寒、寒战、发热等症状,此后头痛逐渐加剧,伴双耳听力下降,查血常规:

白细胞20.73×10⁹/L（↑），中性粒细胞89.5%（↑），血红蛋白和血小板计数正常，降钙素原0.09 ng/ml（↑），HIV抗体阴性，2019年4月9日肺部CT（图14-1）见"双下肺斑片影，右肺结节"。4月9日于当地医院行腰椎穿刺术，并留置腰大池引流，脑脊液压力>330 mmH₂O，脑脊液白细胞66×10⁶/L、氯115 mmol/L（↓）、葡萄糖1.86 mmol/L（↓）、总蛋白1.94 g/L（↑），脑脊液隐球菌荚膜多糖抗原检测：阳性，1 : 5 120，脑脊液真菌涂片找到隐球菌，脑脊液培养示新型隐球菌生长。行腰大池引流后患者感头痛明显缓解，听力恢复，无视物模糊，头痛发作时予以加速腰大池引流后可缓解。4月8日开始予以两性霉素B ivgtt（累积剂量750 mg）、氟康唑800 mg ivgtt qd（4月22日停用）、氟胞嘧啶1.85 g po q6h联合抗真菌治疗，地塞米松抗炎（3 mg qd逐渐减量至1 mg qd），及脱水、利尿对症治疗，同时先后予以头孢噻肟、头孢曲松抗感染，4月17日复查肺部CT示右肺小结节较前相仿，双下肺斑片影较前吸收。4月20日复查脑脊液培养仍为新型隐球菌阳性。5月3日复查血常规：白细胞5.21×10⁹/L，中性粒细胞比例86%（↑），抗真菌治疗后患者双颈肿物有所缩小，每日腰大池持续引流量约380～400 ml，为进一步诊治于2019年5月6日收住我科。

既往史

十余年前曾因外伤行左侧肩关节钢板置入，无法行磁共振检查。

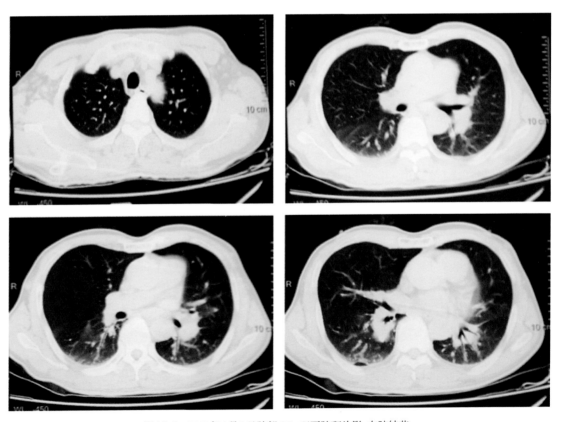

图14-1　2019年4月9日肺部CT：双下肺斑片影，右肺结节。

入院查体

神志清楚，回答切题，查体合作，平车推入病房，全身皮肤黏膜未见皮疹及瘀点、瘀斑，无肝掌，双侧颈部、双侧腋下、双侧腹股沟均可扪及肿大淋巴结，直径约1～2 cm，轻压痛，质中，可活动、无粘连、表面无红肿。头颅无畸形，睑结膜未见瘀点、瘀斑，巩膜无黄染。双侧瞳孔等大等圆，对光反射灵敏，耳郭无畸形，外耳道无异常分泌物，无乳突压痛。颈软，无抵抗，胸骨无压痛，两肺呼吸音清晰，未闻及干、湿性啰音。心率80次/分，律齐，各瓣膜听诊未闻及病理性杂音。腹平坦，腹壁软，全腹无压痛，无肌紧张及反跳痛，肝脾肋下未触及，无肾区叩击痛。肌力正常，肌张力正常，生理反射正常，病理反射未引出。带入腰大池引流一根，引流高度位于腋中线以上25 cm，引流液无色透明。

实验室检查

- 血常规：白细胞4.78×10^9/L，中性粒细胞76.8%（↑），红细胞3.70×10^{12}/L（↓），血红蛋白113 g/L（↓），血小板213×10^9/L。

- 血沉：21 mm/h（↑）。

- C反应蛋白：5.63 mg/L。

- 降钙素原：0.16 ng/ml（↑）。

- 肝肾功能、电解质：谷丙转氨酶29 U/L，谷草转氨酶16 U/L，γ-谷氨酰转移酶42 U/L，肌酐86 μmol/L，血钙2.5 mmol/L，血磷1.36 mmol/L。

- HIV抗体、RPR、TPPA抗体均为阴性。

- HBsAg、Anti-HCV阴性。

- SPOT.*TB*阴性：抗原A（ESAT-6）孔3，抗原B（CFP-10）孔5，阴性对照孔0，阳性对照孔正常。

- G试验（1,3-β-D葡聚糖）：191.78 pg/ml（↑）。

- 肿瘤标志物未见明显异常，血免疫固定电泳阴性。

- ANA、ENA、ANCA、dsDNA等自身抗体均为阴性。

- T.B.NK：CD3$^+$ Total T 62%，CD4$^+$ T细胞 32%，CD8$^+$ T 细胞31%，CD19$^+$ Total B 15%，Total NK 22%，T$^+$B+NK 99%。

- 免疫球蛋白：IgG 6.99 g/L（↓）、IgE < 41.52 ng/mL，IgA 2.17 g/L，IgM 0.71 g/L。

- 血培养（需氧、厌氧、分枝杆菌/真菌）阴性。

- 痰涂片、培养（细菌、真菌、结核）阴性。

入院后诊疗过程

患者带入腰大池引流，每日引流量约300～400 ml，根据现病史考虑诊断为播散性隐球菌病：隐球菌性脑膜炎、隐球菌性淋巴结炎、肺隐球菌病可能，5月6日自腰大池引流管留取脑脊液化验：脑脊液白细胞8×10^6/L，脑脊液糖2 mmol/L（↓）、氯118 mmol/L（↓）、蛋白458 mg/L，脑脊液隐球菌乳胶凝集试验：滴度1∶10 240，脑脊液涂片见隐球菌，培养无真菌生长，脑脊液脱落细胞学检查：引流液内见大量隐球菌孢子。血隐球菌乳胶凝集试验：滴度

1∶163 840。浅表淋巴结B超示：双侧腋下、腹股沟淋巴结肿大，腋下较大位于右侧22 mm×6 mm，腹股沟淋巴结较大，位于左侧23 mm×9 mm，形态规则，反应性增生可能。双侧颈部、锁骨上未见明显肿大淋巴结。头颅CT示：双侧侧脑室旁缺血腔隙灶。5月6日开始给予氟康唑400 mg ivgtt q12h、氟胞嘧啶1.5 g po qid抗真菌治疗，激素逐渐减量（6月25日起减量至甲泼尼龙4 mg po qd）抗炎。同时逐渐抬高腰大池引流高度、减少引流量，6月6日夹闭腰大池引流，加用甘露醇250 ml ivgtt q6h降颅压，6月12日拔除腰大池引流管。6月20日复查腰穿，压力300 mmH$_2$O，脑脊液白细胞4×10^6/L，糖3.0 mmol/L，氯化物115 mmol/L（↓），蛋白质355 mg/L。脑脊液隐球菌乳胶凝集试验：滴度1∶5 120，血隐球菌乳胶凝集试验：滴度1∶655 360。经以上治疗后，患者一般状况逐渐好转，无发热，头痛较前有所减轻，但6月5日开始出现左眼视物模糊、双眼视物重影及左耳听力下降，请眼科会诊提示：左眼底视盘边界稍糊，可见较多点、片状出血，诊断左眼底出血；五官科会诊考虑：左侧慢性中耳炎。遵会诊意见予对症处理，待病情允许进一步行专科检查。

2019年7月4日患者出现低热，Tmax 37.5℃，伴有阵发性头痛，不剧，稍有咳嗽咳痰，复查腰穿，脑脊液常规、生化及乳胶凝集试验较前无进展（表14-1），复查血常规：白细胞12.92×10^9/L（↑），中性粒细胞比例81.1%（↑），红细胞4.26×10^{12}/L（↓），血红蛋白144 g/L，血小板238×10^9/L，继续抗真菌治疗，维持甲泼尼龙4 mg po qd，同时予对症治疗。但患者体温逐渐升高至39℃以上，伴有持续头痛，无畏寒、寒战、咳嗽、咳痰等。

表14-1 脑脊液随访表

| 日 期 | 脑 脊 液 检 查 | | | | | | | | 同步血糖（mmol/L） | 血乳胶凝集试验 |
	压力（mmH$_2$O）	白细胞（×10^6/L）	糖（mmol/L）	氯化物（mmol/L）	蛋白质（mg/L）	乳胶凝集试验	真菌涂片	培养		
2019-04-09	>330	66	1.86	115	1 940	1∶5 120	+	新型隐球菌	N	N
2019-05-06	腰大池	8	2.0	118	458	1∶10 240	+	—	6.2	1∶163 840
2019-05-13	腰大池	19	2.8	119	461	1∶2 560	+	—	8.3	1∶40 960
2019-05-24	腰大池	103	2.9	116	601	1∶81 920	+	—	N	1∶81 920
2019-05-28	腰大池	120	2.6	117	454	1∶20 480	+	—	9.5	1∶327 680
2019-06-03	腰大池	10	2.5	120	354	1∶5 120	+	—	N	1∶655 360
2019-06-10	腰大池	1	3.2	122	389	1∶5 120	+	—	12.2	1∶655 360

（续表）

日 期	脑 脊 液 检 查								同步血糖 (mmol/L)	血乳胶凝集试验
	压力 (mmH$_2$O)	白细胞 (×10^6/L)	糖 (mmol/L)	氯化物 (mmol/L)	蛋白质 (mg/L)	乳胶凝集试验	真菌涂片	培养		
2019-06-20	300	4	3.0	115	355	1 : 5 120	+	—	6.1	1 : 655 360
2019-07-04	>300	1	3.0	120	540	1 : 5 120	+	—	6.6	1 : 655 360
2019-07-09	>300	15	2.6	112	534	1 : 5 120	+	—	11.1	1 : 1 310 720
2019-07-16	>300	2	2.4	113	857	1 : 5 120	+	—	4.7	1 : 1 310 720
2019-08-07	310	1	3.0	116	938	1 : 5 120	+	—	5.1	1 : 2 621 440
2019-08-27	270	0	2.6	136	945	1 : 2 560	—	—	8.1	1 : 2 621 440
2019-09-05	>330	0	1.8	118	635	1 : 2 560	N	N	5.7	N
2019-09-20	>330	1	2.1	114	515	1 : 2 560	+	—	5.4	1 : 2 621 440

临床关键问题及处理

关键问题1　抗真菌治疗过程中患者出现反复高热,进一步的诊疗思路如何

进一步完善相关检查,7月9日复查血沉32 mm/h(↑),血常规:白细胞10.32×10^9/L (↑),中性粒细胞79.5%(↑),血红蛋白123 g/L(↓),血小板211×10^9/L,C反应蛋白49.30 mg/ L(↑),7月9日及7月16日先后两次复查腰穿,脑脊液各项指标无明显变化(表15-1),考虑脑脊液指标尚稳定。复查T.B.NK提示患者淋巴细胞比例显著下降,外周血流式细胞学检查示"外周血异常T淋巴细胞约占5.9%"(表14-2),故7月17日行骨穿及骨髓活检,骨髓流式细胞检测发现"骨髓异常T淋巴细胞约占1.5%",骨髓涂片见"1%异常淋巴细胞,该类细胞胞体中等或偏小,圆、类圆形,胞质量较少,色淡蓝,核圆、类圆形,部分有扭曲、折叠、切迹,核染色质粗粒状,部分可见核仁印记",骨髓活检提示骨髓再生功能低下。请血液科会诊,考虑骨髓异常T淋巴细胞不排除隐球菌感染后反应性改变。患者仍持续发热,多次血培养(需氧、厌氧)均阴性,体检发现右下肢新发4 cm×5 cm大小包块(图14-2),有轻压痛,局部红肿不明显,有波动感,予莫匹罗星外用后无好转,局部超声示:右小腿下段外侧炎性病变伴液化可能,内容物稠厚。首先考虑革兰阳性球菌感染可能,7月16日开始经验性予万古霉素1.0 g ivgtt q12h抗感染治疗,并行局部皮下脓肿穿刺,抽出脓液约2 ml(图14-2)送二代测序,结果

回报检出结核分枝杆菌,序列数11。复查血T-SPOT. *TB*（2019-07-19）阳性：抗原A（ESAT-6）孔35,抗原B（CFP-10）孔>50；复查胸部CT（2019-07-19）：右中肺占位性病变,两肺多发小结节,双侧少量胸腔积液,纵隔及双侧腋窝多发淋巴结（图14-3）。综上考虑血行播散性结

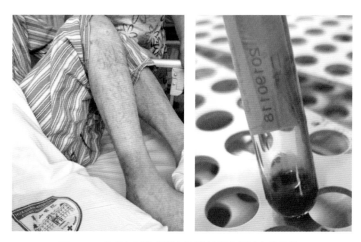

图14-2　患者右下肢外侧包块及局部穿刺抽出的脓液。

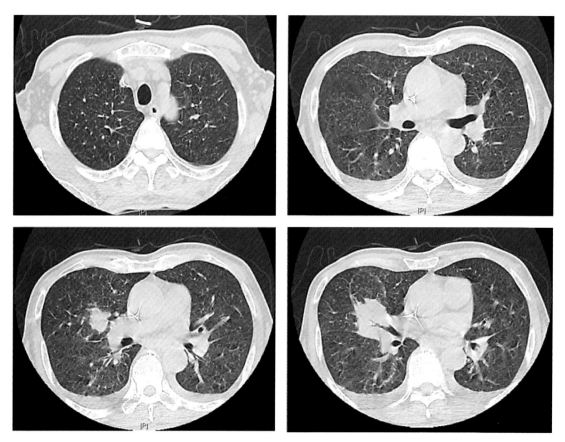

图14-3　2019年7月19日肺部CT：右中肺占位性病变,两肺多发小结节,双侧少量胸腔积液,纵隔及双侧腋窝多发淋巴结。

核,7月19日停用万古霉素,加用异烟肼0.6 g ivgtt qd、左氧氟沙星0.5 g ivgtt qd及吡嗪酰胺0.5 g po tid联合抗结核治疗,后患者体温逐渐降至正常,右下肢皮肤软组织脓肿逐渐吸收(图14-4)。三套血培养(分枝杆菌/真菌瓶)分别在采样16～20天后回报分枝杆菌生长。抗真菌联合抗结核治疗后患者一度精神状态、头痛、乏力等症状明显好转,但8月3日起患者意识水平下降出现嗜睡,无发热、头痛主诉。8月7日复查T.B.NK淋巴细胞亚群发现T、B淋巴细胞比例较前进一步下降,同时外周血异常表型T淋巴细胞比例上升至13.8%(表14-2)。

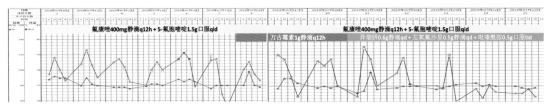

图14-4 抗感染用药及体温变化。

表14-2 T.B.NK及异常表型淋巴细胞比例随访表

日 期	CD3+T 细胞(%)	CD4+T 细胞(%)	CD8+T 细胞(%)	CD19+B 细胞(%)	总NK (%)	T+B+ NK (%)	外周血异常表型T淋巴细胞(%)	骨髓异常表型T淋巴细胞(%)
2019-05-06	62	32	31	15	22	99		
2019-07-09	15	7	8	5	8	28	5.9	1.5 (2019-07-17)
2019-08-07	8	2	6	2	7	17	13.8	
2019-08-27	4	2	3	2	2	8	20	9.5
2019-09-20	18	2	14	1	4	23		

关键问题2 患者播散性隐球菌病治疗过程中并发了血行播散性结核,同时淋巴细胞亚群分析提示T、B淋巴细胞比例进行性下降,骨髓及外周血流式细胞学检查中逐渐增多的异常淋巴细胞究竟是感染引起的反应性改变,亦或提示有血液系统背景疾病? 患者病情的再次恶化除了播散性感染是否还有别的原因

2019年8月27日复查骨穿,骨髓流式细胞检测发现异常T淋巴细胞比例上升至9.5%,骨髓涂片见到6%形态较前相仿的异常淋巴细胞,外周血异常T淋巴细胞比例上升至20%(表14-2),同时发现患者上肢、躯干、颜面部、外耳郭出现多发紫红色皮疹,略突出皮面,无瘙痒及触痛,浸润感明显(图14-5)。8月29日行左侧耳垂皮疹处皮肤活检,病理及免疫组化提示"支持原发性皮肤CD30阳性的T淋巴细胞增生性疾病,结合临床皮损首先考虑淋巴瘤样丘疹病"。请血液科会诊,考虑皮肤T细胞淋巴瘤,但患者一般情况较差,意识状态无明显改善,化

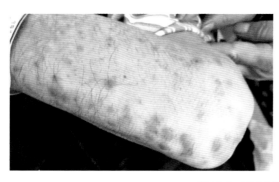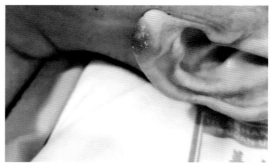

图 14-5　患者上肢及耳垂多发皮疹。

疗风险较大。充分与家属沟通病情后，家属要求回当地医院继续治疗，办理自动出院。出院诊断：播散性隐球菌病（脑膜炎、淋巴结炎）；血行播散性结核；皮肤 T 细胞淋巴瘤。

背景知识介绍

一、隐球菌淋巴结炎与播散性隐球菌病

在 HIV 阴性患者中，隐球菌感染最常累及的是肺部和中枢神经系统，而在免疫功能低下的人群中，隐球菌感染则容易播散至其他多个部位，常见的受累器官包括皮肤、眼睛、前列腺、骨关节、消化道等，尤其在 HIV 阳性的患者中，隐球菌感染更容易发生肺和中枢神经系统以外的播散。然而以多发淋巴结肿大为临床表现的隐球菌病病例较为少见，目前报道的病例多为 HIV 阳性患者，需要和血液系统恶性肿瘤、结核分枝杆菌感染、淋巴结反应性增生等相鉴别，淋巴结穿刺或活检是常用的诊断方法，通过组织特殊染色、培养、细胞学、病理学检查，结合血隐球菌荚膜多糖抗原检测，可为隐球菌淋巴结炎提供诊断和鉴别依据。根据 2010 年美国感染病学会（IDSA）关于隐球菌病治疗的临床实践指南和我国的隐球菌感染诊治专家共识，隐球菌血症或者播散性隐球菌病（至少累及 2 个非连续性部位）的治疗与中枢神经系统隐球菌病相同。对于 HIV 阴性的难治性隐脑患者，即对初始治疗反应不佳或药物不良反应难以耐受者，可采用大剂量氟康唑（600 ～ 800 mg/d）进行补救治疗，具有较高的有效率和很好的耐受性。

二、播散性结核感染与淋巴细胞减少

该例患者在播散性隐球菌病治疗过程中高热不退，通过皮肤软组织脓液二代测序及血培养等检查明确了血行播散性结核的诊断。20 世纪 90 年代，相继有研究发现结核感染与 T 淋巴细胞的减少密切相关。2000 年塞内加尔的一项临床研究发现在 430 例非 HIV 结核病患者中有 14.4% 出现了 $CD4^+$ T 淋巴细胞计数减少（<300 个 $/mm^3$），而 Turett 等人通过对 3 例出现淋巴细胞总数、T 淋巴细胞分类计数以及 $CD4^+$、$CD8^+$ T 淋巴细胞数显著下降的非 HIV 结核病患者进行随访，发现经过 4 ～ 6 个月的抗结核治疗，3 例患者以上淋巴细胞的计数均出现明显的回升。此后，又有样本量更大的临床研究发现，在非 HIV 结核病患者中，低白蛋白、低体重指数以及严重的播散性感染者更易出现 $CD4^+$ T 淋巴细胞的减少，且经过 1 ～ 2 个月的抗结核治疗后，

CD4$^+$ T淋巴细胞计数大部分可出现不同程度的恢复。

本例患者在发现淋巴细胞分类计数显著低下的同时还发现了外周血及骨髓中逐渐增多的异常表型T淋巴细胞,最终通过皮肤活检明确了皮肤T细胞淋巴瘤的诊断,这也回答了患者淋巴细胞分类计数进行性下降以及隐球菌病广泛播散、较难控制的原因。在这个过程中,播散性结核分枝杆菌感染是免疫功能低下背景下的机会性感染,亦或对淋巴细胞的减少起到了促进作用,值得临床医生思考。

一元论是疾病诊断中最常用的一种思路,该例患者从多发的肿大淋巴结入手诊断了播散性隐球菌病,在隐球菌病的诊治过程中却并发了播散性结核分枝杆菌感染,似乎是一个"多元论"的诊断。然而在找出"皮肤T细胞淋巴瘤"这个幕后推手后,则使我们加深了对疾病"一元论"的进一步深入认识。对于免疫功能低下的患者来说,感染性疾病常是复杂的、危重的,临床表现不典型,当常见疾病遇到不常见的临床表现时,临床医生需要拓宽思路,不放过细节,尽可能完善病原、病理检查,才能更加接近疾病的真相。

(王　璇　魏　硕　黄丽萍　朱利平)

参·考·文·献

[1] Perfect JR, Dismukes WE, Dromer F, et al. Clinical practice guidelines for the management of cryptococcal disease: 2010 update by the infectious diseases Society of America[J]. Clin Infect Dis, 2010, 50(3): 291−322.

[2] 翁心华,朱利平,温海,等.隐球菌感染诊治专家共识[J].中国真菌学杂志,2010,5(2): 65 −68.

[3] Zhao HZ, Wang RY, Wang X, et al. High dose fluconazole in salvage therapy for HIV-uninfected cryptococcal meningitis[J]. BMC Infect Dis, 2018, 18(1): 643.

[4] Philip KJ, Kaur R, Sangeetha M, et al. Disseminated cryptococcosis presenting with generalized lymphadenopathy[J]. J Cytol, 2012, 29(3): 200−202.

[5] Zaharatos GJ, Behr MA, Libman MD. Profound T-lymphocytopenia and cryptococcemia in a human immunodeficiency virus-seronegative patient with disseminated tuberculosis[J]. Clin Infect Dis, 2001, 33(11): E125−E128.

[6] Kony SJ, Hane AA, Larouzé B, et al. Tuberculosis-associated severe CD4$^+$ T-lymphocytopenia in HIV-seronegative patients from Dakar. SIDAK Research Group. J Infect, 2000, 41(2): 167−171.

[7] Turett GS, Telzak EE. Normalization of CD4$^+$ T-lymphocyte depletion in patients without HIV infection treated for tuberculosis[J]. Chest, 1994, 105(5): 1335−1337.

[8] Jones BE, Oo MM, Taikwel EK, et al. CD4 cell counts in human immunodeficiency virus-negative patients with tuberculosis[J]. Clin Infect Dis, 1997, 24(5): 988−991.

15

两例外周血 IFN-γ 自身抗体阳性患者并发播散性马尔尼菲篮状菌和非结核分枝杆菌重叠感染

题记

机会性致病菌感染的患者总有机体免疫功能低下的基础因素，而同时有多种机会性致病菌同时存在，并有播散型表现时，在制订抗感染方案同时，缜密寻找患者的免疫功能低下因素是必不可少的。在这里我们介绍两例病例，都是寻找不到常见免疫功能低下机制时，根据文献发现既往很少认识到的因素——IFN-γ 自身抗体阳性，并加以证实得到阳性结果，为我们增加了新的认识，进而运用到临床实践。IFN-γ 自身抗体的存在可导致多种胞内菌机会性感染，如马尔尼菲篮状菌、非结核分枝杆菌及沙门菌等。本文报道两例外周血IFN-γ 自身抗体阳性的患者，发生播散性马尔尼菲篮状菌和非结核分枝杆菌重叠感染。

病史摘要

病例 1

入院病史

患者，女性，38岁，广西河池人，2018 年 11 月 14 日入院。

主诉

间歇性发热、咳嗽、皮疹、淋巴结肿大 2 年余。

现病史

患者于 2016 年 7 月 15 日出现咽痛、咳嗽，就诊于某医院，行胸片及心电图检查未见异常，自服"头孢氨苄、六灵解毒丸"，症状无好转，7 月 20 日出现发热，体温在 37.5 ～ 38.5℃，多出现在午后，给予左氧氟沙星、地塞米松静滴，复方氨基比林肌注 2 天，患者热退，但咳嗽增多，无痰、胸闷、气急无好转,2天后再次出现发热。7月25日就诊于河池市某医院,口服"乳酸左氧氟沙星、元胡止痛片、黄连上清胶囊"治疗,胸痛症状减轻,但刺激性干咳增多,伴咽痛、乏力、食欲减退,体温在38℃左右波动,先后使用阿奇霉素、利巴韦林、头孢克洛、复方新诺明(复方磺胺甲噁唑)治疗,效果不佳。

2016年8月12日再次就诊于河池市某医院,查胸部CT提示两肺下叶慢性炎症或纤维化灶,左肺上叶炎性结节灶可能性大,两侧胸膜增厚、粘连并部分钙化,少量心包积液,查血常规示白细胞、中性粒细胞正常,C反应蛋白(CRP)65 mg/L,血沉120 mm/h,结核菌素皮肤试验(PPD)阳性。纤维支气管镜提示右中下叶支气管炎症表现,右中下叶管腔狭窄。肺泡灌洗液未找到真菌、细菌、抗酸杆菌,血培养阴性,诊断为"结核性心包炎;右中下叶管腔狭窄",静滴左氧氟沙星治疗,症状无好转。8月17日开始异烟肼0.3 g qd po+利福平0.45 g qd po+吡嗪酰胺0.5 g tid po+乙胺丁醇0.75 g qd po抗结核治疗,治疗5天后体温恢复正常,胸闷、咳嗽症状消失,复查胸部CT提示两肺下叶病灶较前吸收,左肺上叶病灶未见变化,于9月25日出院,继续口服抗结核药物治疗。

2016年9月25日出现咽痛、流涕、咳嗽,10月30日出现右侧颈部肿痛,无发热,血常规示白细胞17.6×10⁹/L,中性粒细胞71.5%,C反应蛋白25.6 mg/L,血沉46 mm/h;胸部CT+颈部CT平扫提示:右侧颈部多发淋巴结肿大。于11月8日行右侧颈部肿物活检病理结果提示:(右颈部淋巴结)淋巴结呈反应性增生,诊断为"右颈部淋巴结炎",给予左氧氟沙星静滴3天,症状无好转,改为头孢哌酮-舒巴坦、倍他米松治疗2天,头痛明显好转,遂出院。出院次日再次出现右侧颈部肿痛,伴发热、咽痛、咳嗽,就诊给予哌拉西林、阿米卡星及中药热敷治疗,咽部疼痛消失,颈部肿块消退,但仍发热,于11月20日出现面部疱疹、双下肢硬性结节,结节有压痛,皮肤科会诊提示成人水痘,给予抗病毒治疗,无好转,双膝关节痛性红斑,考虑结节性血管炎,遂就诊于广西某医院风湿科,血常规示白细胞10.4×10⁹/L,中性粒细胞70.5%,C反应蛋白172.6 mg/L,血沉103 mm/h,抗核抗体、抗中性粒细胞抗体、可提取性核抗原、抗心磷脂抗体、抗双链DNA、自身免疫性肝病抗体谱检查均阴性,浅表淋巴结彩超提示:"右侧颈部淋巴结稍大,左侧颈部、双侧腹股沟区及双侧腋窝淋巴结可见;双侧锁骨上未见明显肿大淋巴结"。请皮肤科会诊考虑"脓疱型银屑病",于11月25日停用抗结核药物,2日后皮疹逐渐消退,体温正常,后出院。

2016年11月30日再次就诊于某医院皮肤科,医生根据皮疹发生发展过程及转归情况,诊断为"变态反应性结节红斑",给予复方甘草酸苷、左西替利嗪、维生素C、头孢呋辛、雷公藤多苷口服,12月10日再次出现右侧颈部肿痛、咽痛、发热、下肢多关节痛、行走困难,就诊于广西某医院皮肤科,血常规:白细胞11.79×10⁹/L,中性粒细胞70.5%,C反应蛋白133 mg/L,血沉94 mm/h,肺炎支原体抗体弱阳性;胸部CT提示:左肺上叶下舌段、下叶各基底段及右肺中叶内侧段、下叶后基底段炎症,心包少量积液;右小腿结节活检示:右小腿结节:真皮皮下脂肪小叶间隔淋巴细胞、组织细胞及中性粒细胞结节状浸润,见多核细胞;右小腿脓疱:真皮浅深层中性粒细胞及淋巴细胞灶状或结节状浸润,红细胞外溢明显,不排除血管炎;PAS、抗酸染色均阴性。淋巴结活检提示反应性增生,活检组织的真菌、细菌、分枝杆菌培养均阴性。骨髓活检提示未见特征性病理细胞,诊断为Sweet综合征,给予复方甘草酸苷、维生素C、卡介菌、孟鲁斯特治疗,皮肤红肿较前减轻,2017年1月3日出院。

2017年2月11日开始出现右肩及右上肢水疱,2月22日血常规白细胞21.94×10⁹/L,中性粒细胞78.5%,C反应蛋白133 mg/L,血沉10 mm/h,诊断为"① 急性发热性嗜中性皮病；② 带状疱疹",用丙种球蛋白、甲泼尼龙、苯砜治疗,出院后口服泼尼松6片/日,每1个月减半片,至12月30日停用激素,同时服用氯雷他定、复方甘草酸苷、加巴喷丁治疗,于3月30日就诊于某皮肤病研究所,查红斑脓疱病理：经深切,表皮板层角化过度、灶性角化不全,局灶棘层轻度海绵水肿,真皮浅层血管周围少许淋巴细胞浸润,直接免疫荧光均为阴性。皮肤CT提示：角化过度,灶状角化不全,表皮增厚,真皮乳头上顶,毛细血管迂曲扩张、充血,管周不等量炎性细胞浸润,该患者图像大致符合银屑病改变。四肢新发丘疹病理结果示：表皮局部糜烂伴浆液性渗出,棘层灶性海绵水肿,其周围真皮浅层血管淋巴细胞浸润。中性粒细胞78.5%,C反应蛋白24 mg/L,血沉11 mm/h,诊断为"脓疱型银屑病、药物超敏综合征",给予复方甘草酸苷片,阿维A胶囊,甲泼尼龙5片 qd,皮疹较前消退。

2017年6月8日出现咳嗽、胸痛,诊断为"肺炎",用哌拉西林、左氧氟沙星、头孢哌酮-舒巴坦抗感染治疗,效果不佳。2017年9月8日就诊于广西某医院,行淋巴结活检,从真菌培养基上培养出非结核分枝杆菌,鉴定为龟/脓肿分枝杆菌,2018年1月16日给予头孢西丁、克拉霉素、莫西沙星三联治疗,2月7日因发生药物热停药,后依次加用克拉霉素、莫西沙星、头孢西丁,并将头孢西丁剂量由12 g调整为8 g,再未出现发热。6月15日出院,患者继续口服克拉霉素、莫西沙星治疗,颈部淋巴结较前无增大,腹股沟淋巴结缩小。药敏结果回报：阿米卡星敏感,阿奇霉素敏感,氯法齐明敏感,莫西沙星耐药,克拉霉素耐药,多西环素耐药,乙胺丁醇耐药。

2018年10月23日就诊于北京某医院,行左侧颈部淋巴结穿刺活检,提示少许纤维组织急性及慢性炎症,分子病理-结核情况：TB-DNA（-）,分枝杆菌基因检测（-）,特殊染色结果：PAS（-）,抗酸染色（-）,遂停用克拉霉素、莫西沙星,停药后患者颈部淋巴结进行性增大,全身皮肤再次出现散在粟粒样小疱疹。于10月27日患者晨起突然出现右侧肢体无力,言语含糊,从床上跌落,无抽搐,无意识不清,无口吐白沫,无大小便失禁,10分钟后自行缓解,1小时后再次出现上述症状,持续约10分钟。行头颅MR平扫+DWI：左侧基底节区脑梗死可能大；右顶部贯穿颅外肿块,肿瘤。诊断为"短暂性脑缺血发作,右侧顶骨骨质破坏并缺损,头顶部颅内外肿块",给予血塞通,阿司匹林等治疗,住院期间再次出现阵发性右侧肢体无力2次,均持续10分钟左右,头颅CT增强提示右顶骨骨质吸收破坏并周围软组织肿块形成,考虑炎性肉芽肿或肿瘤性病变,头部CTA提示右顶骨骨质吸收破坏并周围软组织肿块形成：炎性肉芽肿？肿瘤性病变？左侧大脑中动脉水平段局部狭窄。考虑"脑梗死、右侧顶骨破坏性病变",给予阿司匹林、血塞通等治疗,左侧肢体无力、言语含糊减轻,但咳嗽加重,为呛咳,CT提示支气管下段肿物,病理活检提示肉芽肿性炎,镜下见炎性坏死及多核巨细胞反应,未见上皮样细胞,抗酸染色未见抗酸杆菌。气管下端肿物送检上海新培晶医学检验所,行分枝杆菌菌种鉴定,结果阴性。2018年11月14日为进一步诊治,收入我科。

既往史

有乙肝病毒携带史,未予抗病毒治疗。2009年5月因"胸闷、心悸"诊断为"心律失常-早搏、心肌炎",予以口服药物治疗,病情好转。

入院查体

右侧颈部沿胸锁乳突肌外侧、锁骨上窝可见10 cm、7 cm陈旧性手术瘢痕,全身散在粟粒样大小疱疹,皮厚,顶端透明,以双下肢和双手为主(图15-1)。右侧顶部可见一4 mm×4 mm皮下包块,质地软,按之有波动感,后外侧壁轻压痛。双侧耳后、颈、颌下、颏下、腹股沟淋巴结群多枚蚕豆样、黄豆样肿大淋巴结,质韧,活动度可,与周围组织无粘连,局部皮肤无红肿、波动感。双肺呼吸音清,未闻及干湿性啰音。腹平坦,腹壁软,全腹无压痛,肝脾肋下未及。

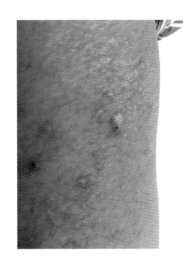

图15-1　患者四肢皮疹表现。

实验室及辅助检查

• 2016年12月27日　颈部淋巴结活检+培养:病理示镜检未见淋巴组织,片内未见明确肿瘤性病变。皮肤组织、淋巴组织细菌涂片、抗酸杆菌涂片及培养均未见异常。皮肤组织活检:右小腿结节活检示右小腿结节,真皮皮下脂肪小叶间隔淋巴细胞、组织细胞及中性粒细胞结节状浸润,见多核细胞;右小腿脓疱:真皮浅深层中性粒细胞及淋巴细胞灶状或结节状浸润,红细胞外溢明显,不排除血管炎;PAS、抗酸染色均阴性。

• 2016年8月13日　HBV DNA $1.18×10^8$ IU/ml,HBsAg>250 IU/ml。

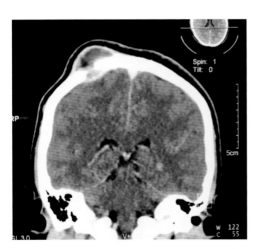

图15-2　头部CT(2018年11月2日):右顶骨骨质吸收破坏并周围软组织肿块形成:炎性肉芽肿? 肿瘤性病变。

• 2016年11月26日　直接抗人球蛋白试验弱阳性 间接抗人球蛋白试验弱阳性。

• 2018年10月28日　头颅MR平扫+DWI:左侧基底节区脑梗死可能大;右顶部贯穿颅外肿块,肿瘤。

• 2018年11月2日　头部CT:右顶骨骨质吸收破坏并周围软组织肿块形成,炎性肉芽肿? 肿瘤性病变? 左侧大脑中动脉水平段局部狭窄(图15-2)。

入院后诊疗经过

患者第二次淋巴结活检培养出非结核分枝杆菌(nontuberculous mycobacteria, NTM),经鉴定为快生的龟/脓肿分枝杆菌,当地医院予头孢西丁、克拉霉素、莫西沙星三联治疗后,体温正常,淋巴结缩小。患者入院前半个月停用了克拉霉素和莫西沙星,停药后患者颈部淋巴结进行性增大,全身皮肤再次出现散在粟粒样小疱疹,体温波动在37.4～37.8℃,故考虑患者此次发热可能是停用抗NTM药物治疗导致NTM感染未得到控制所致,故予亚胺培南西司他丁1 g q8h(2018年11月15日—12月13日)+阿米卡星0.6 g qd(2018年11月15日—12月18日)+阿奇霉素0.5 g qd(2018年11月15日—)抗感染治疗,11天后患者体温降至正常(图15-3)。2018年11月16日请普外科会诊后行右颈淋巴结活检,淋巴结病理报:(颈部)淋巴结化脓性炎性纤维化,后淋巴组织培养回报马尔尼菲篮状菌,药敏结果显示该菌对两性霉素B、伊曲康唑、伏立康唑、氟胞嘧啶等药物均敏感。2018年11月22日抽取患者头皮包块脓液打入分枝杆菌血培养瓶(考虑患者可能为特殊病原体感染,分枝杆菌血培养瓶既能培养出分枝杆菌,也能培养出真菌),12天后报阳,培养结果:马尔尼菲篮状菌(图15-4,图15-5)。患者淋巴结肿大及头皮肿物系马尔尼菲篮状菌感

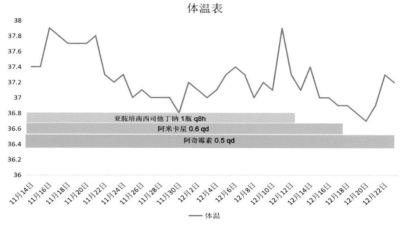

图15-3 患者入院后恢复使用抗NTM药物过程中体温变化。

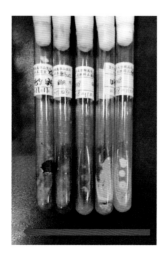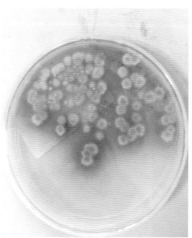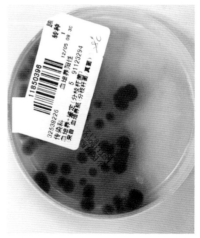

图15-4 患者淋巴结活检组织及头颅包块脓液培养报阳,红色箭头所指的是培养时间的延长,菌株颜色的变化。马尔尼菲篮状菌在25℃环境下病原体呈青霉相,培养48小时菌落大小为1～3 mm,呈灰白色,72小时后菌落迅速增大变红,继续培养菌落颜色进一步加深呈葡萄酒样。

染，2018年12月5日加用伊曲康唑250 mg qd ivgtt（第一天、第二天开始q12h）抗真菌治疗。加用抗真菌药物后第二周患者自觉一般状况有好转，腕关节、膝关节痛好转。结合上述检查结果及治疗经过，考虑患者诊断为"播散性非结核分枝杆菌感染，播散性马尔尼菲篮状菌感染"。

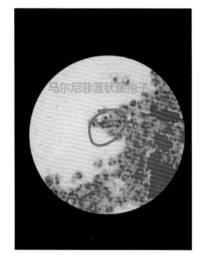 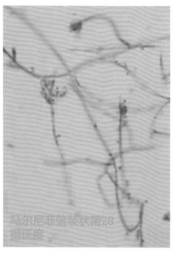 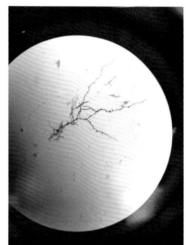

图 15-5 马尔尼菲篮状菌镜下形态。

进一步行外周血 IFN-γ 抗体检测，结果显示该患者血浆 IFN-γ 抗体阳性（OD值>4）。患者为"播散性非结核分枝杆菌感染，播散性马尔尼菲篮状菌感染"，病因为 IFN-γ 自身抗体阳性，抗感染治疗方案调整为：阿奇霉素+头孢西丁抗非结核分枝杆菌治疗，两性霉素 B 治疗马尔尼菲篮状菌。患者于2018年12月25日转回当地医院继续治疗，开始用两性霉素 B 治疗，起始量为10 mg，每天增加5 mg，至40 mg维持，2019年1月13日停药（累积量695 mg），同时予阿奇霉素+头孢西丁抗NTM治疗，病情逐渐好转，后出院改口服伏立康唑200 mg bid治疗。因病情控制良好，4月份停用阿奇霉素和头孢西丁，7月10日改口服伊曲康唑20 ml bid治疗。

2019年8月—10月期间再次出现反复发热伴咳嗽、咳痰，体温最高39.7℃。10月18日再次入住我院，住院后考虑不能除外NTM复发，于10月23日加用亚胺培南-西司他丁1瓶 q8h+阿奇霉素 0.5 g qd经验性抗NTM治疗，并于10月24日行左颈淋巴结活检。后患者体温逐渐降至正常，咳嗽明显改善，病理回报：淋巴组织反应性增生，伴局部纤维增生。考虑到患者 IFN-γ 自身抗体阳性，导致细胞免疫缺陷，反复机会致病菌感染，于11月12日行人免疫球蛋白20 g冲击治疗×3天，封闭抗体治疗，次日测 IFN-γ 抗体滴度，发现用药前后血浆 IFN-γ 抗体滴度并无明显降低（表15-1）。11月13日痰培养回报分枝杆菌阳性，11月14日血分枝杆菌培养回报阳性，后鉴定为萨斯喀彻温分枝杆菌，考虑患者病情较重，于11月20日加用利奈唑胺600 mg qd加强抗NTM治疗。

患者最终抗感染治疗方案为伏立康唑200 mg q12h抗真菌，亚胺培南-西司他丁1.0 g q8h+

表 15-1　免疫球蛋白冲击治疗前后患者血浆 IFN-γ 抗体检测结果的变化

时　　间	ELISA 方法检测 IFN-γ 抗体的 OD 值
免疫球蛋白冲击治疗前	3.32
免疫球蛋白冲击治疗 1 天后	3.43

阿奇霉素 500 mg qd + 利奈唑胺 600 mg qd 抗 NTM，静脉治疗 2 个月后，于 2019 年 12 月 24 日改口服药出院。

临床关键问题及处理

关键问题 1　患者 2018 年 11 月 14 日入院时发热的原因是什么

患者为中年女性，此前间歇性发热，伴咳嗽、皮疹和淋巴结肿大已两年余，早期先后予广谱抗细菌药物及抗病毒药物治疗，均疗效不佳。病程中，患者始终有 C 反应蛋白和血沉等炎症因子水平升高，胸部影像学结果提示肺部慢性炎症表现。患者病程初期未找到明确的病原学依据，肺泡灌洗液未找到真菌、细菌、抗酸杆菌，血培养阴性。因患者发热多在午后，且胸部 CT 提示少量心包积液，PPD 阳性，故外院考虑结核性心包炎，予诊断性抗结核治疗，治疗后患者体温恢复正常，胸闷、咳嗽症状消失，复查胸部 CT 提示两肺下叶病灶较前吸收。然而，抗结核治疗 1 个月后患者出现症状反复，并先后出现右侧颈部肿痛、面部疱疹、双下肢硬性压痛性结节等新的临床表现，实验室检查示外周血白细胞计数增多，浅表淋巴结 B 超提示右侧颈部淋巴结稍大，左侧颈部、双侧腹股沟区及双侧腋窝淋巴结可见。2017 年 9 月行淋巴活检，从真菌培养基上培养出非结核分枝杆菌，鉴定为龟/脓肿分枝杆菌，按 NTM 治疗有好转。NTM 在治疗过程中可以出现耐药的问题，2018 年 10 月肺部 CT 提示支气管下段肿物，病理活检提示肉芽肿性炎，镜下见炎性坏死及多核巨细胞反应。多核巨细胞反应往往与分枝杆菌有关，因此入我科后予经验性抗 NTM 治疗，按既往为龟/脓肿分枝杆菌为快生长的分枝杆菌及既往的药敏结果，予亚胺培南、阿米卡星联合阿奇霉素治疗。按 NTM 治疗后，患者体温恢复正常，似乎就是 NTM 感染，可是淋巴结组织培养和头皮脓液培养均为马尔尼菲篮状菌。患者为复数菌感染，予伊曲康唑治疗马尔尼菲篮状菌。

关键问题 2　NTM 和马尔尼菲篮状菌均为机会性致病菌，主要感染免疫缺陷人群，该患者为什么会同时感染两种机会性致病菌

患者 HIV 抗体检测阴性，没有使用免疫抑制剂，没有器官移植病史。为什么会同时感染两种机会性致病菌呢？我们以 NTM 和马尔尼菲篮状菌为关键词，逻辑关系词为"AND"，在 PubMed 数据库上检索，结果文献非常少，其中有 1 篇文献引起我们的注意，文献提到 IFN-γ 自身抗体阳性患者容易罹患如马尔尼菲篮状菌、非结核分枝杆菌及沙门菌等胞内菌感染。于是我们立即为这位患者做了 IFN-γ 自身抗体检测，结果 OD>4，患者体内存在高滴度的 IFNγ自身抗体。

关键问题3　患者2018年11月住院仅培养到马尔尼菲篮状菌,会不会没有NTM感染,只是合并了细菌感染,因此亚胺培南、阿米卡星联合阿奇霉素治疗后体温正常

2019年4月停用阿奇霉素及头孢西丁,2019年8月再次发热,10月份再次来我科住院,痰和血培养均培养到分枝杆菌,鉴定为萨斯喀彻温分枝杆菌。因此,该患者确实为NTM和马尔尼菲篮状菌重叠感染。至于我科2019年培养鉴定的结果和患者2017年在外院培养鉴定的结果有所不同,可能鉴定方法不同导致差异,也可能是再次感染新的NTM。

病例 2

入院病史

患者,女性,38岁,福建周宁人,2019年5月14日入院。

主诉

左侧腋窝肿物伴发热半年余。

现病史

患者2018年10月无意中发现左侧腋窝胸壁侧出现肿块,大小约2～3 cm,有波动感,无触痛,无皮温升高,无发热,无其他伴随症状,未重视。10月下旬,左侧脚踝出现肿痛,随后发展为双下肢肿痛,自行予药物外涂,肿痛无好转,并出现皮肤红斑样红色皮疹,无瘙痒感,并发展至手腕、面部、耳郭,10月30日就诊于福建某医院,查血常规:白细胞11.23×10⁹/L,血红蛋白108 g/L,谷草转氨酶50 U/L,C反应蛋白>200 mg/L,血沉>200 mm/h,γ-谷氨酰转移酶185 U/L,碱性磷酸酶172 U/L。彩超:双下肢动静脉未见异常,左侧腋窝低回声团伴周边多发肿大淋巴结,左乳低回声结节,性质待定,BI-RADS:3-4a类,右侧乳腺未见占位性病变,BI-RADS:1类。左腋下肿物病理:急性化脓性炎症伴脓肿形成,考虑:丹毒;皮炎(急性发热性嗜中性皮病);左腋下急性化脓性淋巴结炎。先后予依替米星、克林霉素抗感染,患者发热,腋下肿物无明显好转,改予万古霉素继续治疗,甲泼尼龙抗炎,先予沙利度胺后改为羟氯喹抑制免疫及抑酸、护肝、抗过敏、NSAIDs抗炎等治疗。11月13日行左腋下淋巴结切开引流,引流出白色极黏稠液体,随后患者无发热,带药于11月19日出院,回当地继续输注万古霉素,3天后出现皮疹,遂停药,出院后定期到当地医院换药,切口一直未愈,切口有少量渗出,无发热。

2019年1月下旬患者就诊于福建某医院,血常规:白细胞23.3×10⁹/L,中性粒细胞81.3%,血红蛋白99 g/L。考虑左侧腋窝窦道感染、左侧腋窝切口感染,行左侧腋窝脓肿切开排脓术,并予头孢唑啉抗感染,术后病理(脓肿壁):慢性化脓性炎症改变。于2月25日出院后继续门诊换药,未行抗生素治疗,20余天后伤口仍未愈合,可见少量黄色液体渗出,遂再次到福建某医院。3月20日行左侧腋窝清创缝合术,其间反复出现发热,最高体温未测,自行予退热

药纳肛后可退热,出院后切口一直未愈。

2019年4月25日我院门诊就诊,查下腹部CT:盆腹腔肿大淋巴结,盆腔少量积液,右肺下叶实性结节,右肺中叶肺大疱,左腋窝术后改变,局部炎症改变,可见积液,右侧腋窝淋巴结肿大及不规则软组织密度灶,头颅CT无异常,上腹部CT无异常。彩超:左乳皮下软组织增厚、水肿、结构紊乱,皮下散在少量脓腔形成,双侧颈部、锁骨上、腋下、腹股沟多发异常淋巴结肿大,脾肿大,脾脏内多发实质性结节。4月30日于行左下颈淋巴结穿刺术,病理未见肿瘤细胞,在我院急诊先后予磷霉素、美罗培南抗感染,体温高峰似有下降,现为进一步诊疗收治入院。

既往史

近半年期间,住院时对莫西沙星、头孢类、万古霉素、青霉素过敏。

入院查体

神清,精神一般,贫血貌,全身浅表淋巴结有肿大,双侧颈部、锁骨上、腋下腹股沟多发异常肿大淋巴结。左侧乳房质地较硬,可见暗红色斑,左侧腋窝处可见一长约3 cm切口,见少许渗出,两肺呼吸音粗,未及明显干湿啰音,心率100次/分,律齐,各瓣膜未及明显病理性杂音,腹软,无明显压痛及反跳痛,肝脾肋下未扪及,双下肢无明显水肿,四肢肌力及肌张力正常,生理反射存在,病理反射未引出(图15-6)。

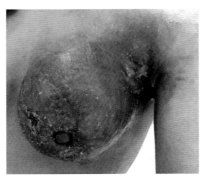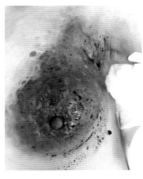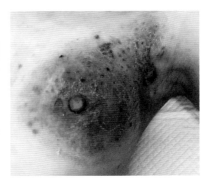

| 2019年5月 | 2019年7月 | 2019年10月 |

图15-6 患者抗鸟-胞内分枝杆菌治疗后,皮肤病灶较前好转。

实验室及辅助检查

• 2019年4月25日 下腹部CT:盆腹腔肿大淋巴结,盆腔少量积液,右肺下叶实性结节,右肺中叶肺大疱,左腋窝术后改变,局部炎症改变,可见积液,右侧腋窝淋巴结肿大及不规则软组织密度灶。头颅CT无异常,上腹部CT无异常。彩超:左乳皮下软组织增厚、水肿、结构紊乱,皮下散在少量脓腔形成,双侧颈部、锁骨上、腋下、腹股沟多发异常淋巴结肿大,脾肿大,脾脏内多发实质性结节。

• 2019年4月25日 降钙素原0.98 ng/ml,血沉120 mm/h。

• 2019年5月1日 血常规:白细胞13.64×10^9/L,中性粒细胞76.8%,红细胞2.66×10^{12}/L,血红蛋白65 g/L,淋巴细胞10.6%,血小板185×10^9/L。

• 2019年5月6日　血常规：白细胞13.11×10⁹/L，红细胞2.51×10¹²/L，血红蛋白60 g/L，中性粒细胞85.6%，淋巴细胞7.3%，血小板238×10⁹/L。

入院后诊疗经过

患者入院后完善相关检查，T-SPOT.*TB*、GM试验、G试验、HIV阴性，血培养（需氧＋厌氧）结果阴性，经验性予磷霉素8 g ivgtt q12h抗感染，退热镇痛及输注红细胞治疗。患者使用塞来昔布时出现皮肤发红伴瘙痒，睁眼困难，考虑药物过敏，停药后好转，行右侧淋巴结活检提示：淋巴组织散在肉芽肿样改变，伴大量异型细胞浸润，核分裂象多见，考虑为外周T细胞淋巴瘤，PET-CT结果提示累及骨髓，行骨髓活检，病理报告：骨髓活检示十来个髓腔，造血细胞约占50%，脂肪空泡明显减少，伴纤维组织较为增生，各系造血细胞未见明显异常，浆细胞略有增多，患者遂转当地血液科专科治疗。2019年5月24日患者在当地先后予阿奇霉素（5月24日—5月27日），美罗培南＋利奈唑胺（5月7日—5月28日）抗感染，患者仍高热。

2019年5月27日我院血培养报阳（5月17日采血）：分枝杆菌生长（图15-7），立即联系患者返院治疗，5月29日患者再次于我院入院，补充T细胞基因重排检测为阴性，后分枝杆菌鉴定为鸟-胞内分枝杆菌复合群，血浆IFN-γ抗体检测报阳性，外院皮肤分泌物培养为肺炎克雷伯菌，予亚胺培南-西司他丁1瓶q8h＋阿米卡星0.6 g qd＋克拉霉素0.5 g bid抗感染治疗。后患者体温正常，偶有低热，复查血培养阴性，病情平稳，予出院，出院诊断为播散性非结核分枝杆菌病，予口服利福平0.45 g qd＋乙胺丁醇0.75 g qd＋克拉霉素0.5 g bid，门诊定期随访，建议疗程大于1年。

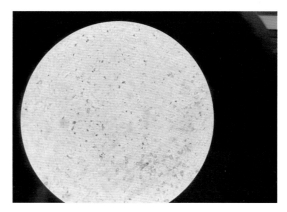

图15-7　涂片见大量抗酸染色阳性细菌。

2019年6月18日入住复旦大学附属华山医院静安分院复诊，血常规示：白细胞10.05×10⁹/L，中性粒细胞73.7%，血红蛋白84 g/L，血沉106 mm/h，C反应蛋白107 mg/L，给予利福平0.6 g ivgtt qd＋阿米卡星0.6 g ivgtt qd＋乙胺丁醇0.75 g po qd＋克拉霉素0.5 g po bid治疗，每日伤口换药。6月21日乳腺MRI提示左乳病变及左腋下皮肤增厚强化，首先考虑感染性病变。6月24日左关节MRI提示：左侧肱骨近段、肩胛骨及锁骨多发异常信号灶伴强化，肱骨近段局部骨质破坏，左颈根部及腋窝软组织增厚、水肿伴强化，考虑感染性病变可能大，颈根部及腋窝稍大淋巴结，左肩关节少许积液。患者于6月底出现咳嗽、咳痰，咳黄白色痰，6月28日行胸部CT：两肺斑点、小斑片影，考虑炎性病变；右中肺内侧段实变，前胸部皮下及左侧腋窝软组织增厚，纵隔两侧、腋窝、颈根部及两侧锁骨区多发稍大及肿大淋巴结，右侧腋窝囊性低密度灶。患者咳嗽、咳痰症状加重，7月1日加用左氧氟沙星0.5 g qd ivgtt，复查血常规示：白细胞9.19×10⁹/L，中性粒细胞70.7%，血红蛋白90 g/L，铁蛋白461 μg/L，C反应蛋白114 mg/L，降钙素原0.14 ng/ml。呼吸道九联检测阴性，痰涂片未找到抗酸杆菌，7月3日复查胸部CT：两肺散在炎症，两侧胸壁及左侧腋窝炎性改变，纵隔、两侧腋窝、颈根部及两侧锁骨区多发肿大淋巴结，右侧腋窝囊性低密度灶，加用美罗培南抗感染，辅以止咳化痰治疗，后症状好转（图15-6），在院期间曾经出现全身肌肉酸痛，超敏C反应蛋白持续增高，予塞来昔布抗炎，后因胃部不适及左腋下皮损肿胀不适而停用。2019年7月11日予阿米卡星0.6 g ivgtt qd+克拉霉素0.5 g bid po+乙胺丁醇0.75 g bid po+利福平0.6 g qd ivgtt抗鸟-胞内分枝杆菌复合群治疗，左氧氟沙星0.5 g qd ivgtt+美罗培南1 g q8h ivgtt治疗肺部感染，辅以抑酸、止咳、抗过敏、营养支持治疗，每日伤口换药。考虑患者胃肠道反应较重，2019年7月16日将克拉霉素改为0.25 g tid po。2019年7月16日复查肺部CT：右肺上叶及中叶、左肺斜裂及左肺下叶多发结节灶，倾向于良性可能。10月份再次来我院复诊，患者体温正常，病情继续好转，左侧乳腺皮肤病变较前吸收（图15-6）。但患者2020年2月再次出现发热，伴右侧大腿不适，因新冠疫情不能来我院复诊，就诊于福建某医院，右侧髂窝脓液和痰培养均培养到双相真菌生长，提示为马尔尼菲篮状菌（图15-8，图15-9）。

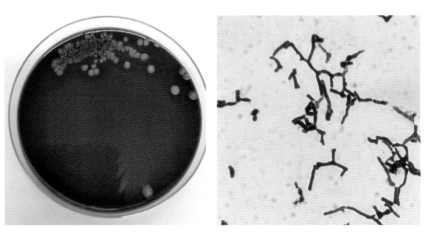

图15-8 在37℃培养6天的菌落及镜下形态（该图由当地医院钟文医生提供）。

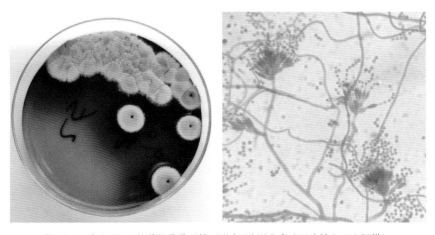

图15-9 在室温6天培养的菌落及镜下形态（该图由当地医院钟文医生提供）。

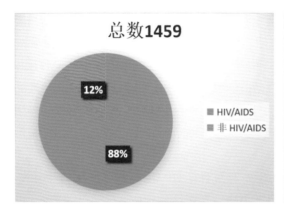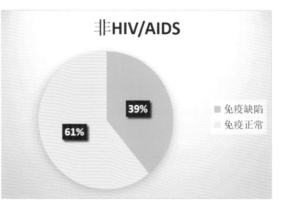

图 15-10 中国大陆 2007 年 1 月—2017 年 8 月报道的马尔尼菲篮状菌病病例分析。

临床关键问题及处理

关键问题 1　患者 2019 年 5 月 14 日入院时发热的原因是什么

患者为中年女性，病程为半月余，主要不适为发热及左侧腋窝肿物，先后经历多种抗生素治疗及左腋下淋巴结切开引流，整体效果不佳。入院后右侧淋巴结活检提示：淋巴组织散在肉芽肿样改变，伴大量异型细胞浸润，核分裂象多见，考虑为外周 T 细胞淋巴瘤。此后补充 T 细胞基因重排检测为阴性，骨穿病理结果示各系造血细胞未见明显异常，故淋巴瘤证据不足。患者血培养报分枝杆菌，经鉴定为鸟-胞内分枝杆菌复合群，PET 提示累及骨髓，因此诊断为播散性非结核分枝杆菌感染。结核或非结核分枝杆菌广泛播散，有时伴有骨破坏，在 PET 上和肿瘤很难鉴别，在病理上可见淋巴细胞增生及坏死，需要和淋巴瘤鉴别。患者看似免疫功能正常，为什么会有如此严重的播散性感染，进一步送外周血做 IFN-γ 自身抗体检测为阳性，故考虑患者因存在 IFN-γ 自身抗体导致对 NTM 易感，并出现播散性感染。

关键问题 2　患者诊断为播散性 NTM 感染后，规律服用抗 NTM 药物治疗，后来为什么再次出现发热、咳嗽、咳痰

患者抗 NTM 治疗后病情稳定，左侧乳腺部位皮肤病变部位好转，2020 年 2 月份再次发热，当地医院痰和右侧髂窝脓液培养得到马尔尼菲篮状菌，结合患者 IFN-γ 自身抗体阳性，因此考虑患者系 IFN-γ 自身抗体阳性所导致的全身播散性非结核分枝杆菌和马尔尼菲篮状菌重叠感染。

背景知识介绍

一、IFN-γ 自身抗体简介

本文的两个病例中患者血浆 IFN-γ 自身抗体阳性，因此有反复发生的机会性感染。根据既往文献报道，IFN-γ 自身抗体滴度极高，可在多个水平上阻断 IFN-γ 的功能。在体外实验

中，IFN-γ自身抗体可阻断IFN-γ相关的下游信号通路，含该抗体的血浆可抑制正常PBMC中的*pSTAT*1基因（IFN-γ下游基因）的翻译和表达。因IFN-γ是抵御胞内病原体的重要细胞因子，具有IFN-γ自身抗体的患者易患胞内寄生菌导致的感染，包括分枝杆菌（MTB和NTM）、李斯特菌、沙门菌、组织胞浆菌、类鼻疽伯克霍尔德菌和马尔尼菲篮状菌等，并导致的播散性感染。此外，有IFN-γ自身抗体的患者也更易出现皮下和弥漫性水痘带状疱疹的再激活。与该抗体相关的反应性皮肤病中，中性粒细胞性皮肤病最常见，其次为结节性红斑，脓疱型银屑病和皮疹性脓疱病。

2012年发表在《新英格兰医学杂志》上的一项研究统计了HIV阴性的不同人群中IFN-γ自身抗体的阳性率，该研究纳入了五组人群，分别为播散性非结核分枝杆菌感染的患者，患有其他机会性感染的患者（伴或不伴NTM感染），播散性结核感染的患者，肺结核患者和健康对照。在这些人群中，拥有高滴度IFN-γ自身抗体的人分别占81%、96%、11%、2%和2%。这项研究说明在播散性NTM感染或其他机会性感染的人群中，IFN-γ自身抗体阳性的发病率很高。

迄今为止，已经报道的存在IFN-γ自身抗体的患者以前都是健康成年人，其中大多数是亚洲出生的亚洲人。这说明该抗体的分布具有一定的地区特异性。IFN-γ自身抗体阳性患者的实验室检查结果通常会有慢性炎症或慢性感染的特征，包括贫血、白细胞增多、血沉、C反应蛋白和（或）β_2-微球蛋白水平升高，以及多克隆高丙种球蛋白血症。然而，通常这些患者的包括正常数量的$CD4^+$T淋巴细胞和单核细胞，以及正常的IFNγR1表达水平的免疫学参数是正常的。

对于该类患者，治疗的重点是针对已有的感染进行相应的抗菌治疗。有研究试图通过给予外源性IFN-γ来克服抗IFN-γ抗体，但是并没有得到很好的效果。2017年一项研究利用利妥昔单抗来治疗IFN-γ自身抗体阳性的播散鸟-胞内分枝杆菌复合群感染患者，患者经过抗分枝杆菌的治疗，仍然存在持续发热及骨骼病灶进展，后予每周一次375 mg/m²的利妥昔单抗治疗4个疗程后，骨骼的病灶就停止进展。另外，一些研究尝试通过血浆置换术来降低自身抗体水平，这些病例在治疗后均有临床反应，IFN-γ自身抗体水平和中和能力相应降低，但是目前这些方法的应用并不成熟，未来需要良好的对照研究来评估这些方法的安全性和有效性。

二、马尔尼菲篮状菌感染的临床表现诊断及治疗

马尔尼菲篮状菌（*Talaromyces marneffei*）是一种机会致病性真菌，此前称为马尔尼菲青霉菌，其感染多发生在热带地区，尤其是东南亚国家以及中国南方地区。长期以来，马尔尼菲篮状菌被认为是艾滋病的三大机会性感染之一。1973年Di Salvo等人报道了第一例人类自然感染马尔尼菲篮状菌的病例，随后10余年，泰国、中国香港和中国大陆南部又出现了零星病例。1988年以后HIV/AIDS流行到东南亚，马尔尼菲篮状菌感染的发生率显著增加。自1990年中期以来，在非HIV感染的免疫缺陷人群中马尔尼菲篮状菌感染的报道逐渐增多，包括因器官移植或自身免疫疾病使用免疫抑制剂、IFN-γ自身抗体阳性或者接受抗CD20单克隆抗体等靶向疗法的人群。近十余年来，我国内地马尔尼菲篮状菌病人中，HIV/AIDS患者占88%，非HIV/AIDS患者中免疫缺陷人群和免疫正常人群分别占39%和61%（图15-10）。

马尔尼菲篮状菌病临床上可分为局限型和播散型两种,局限型多见于皮肤及皮下组织感染,播散型常累及肺、肝、皮肤、淋巴结等多个组织器官。HIV感染者合并马尔尼菲篮状菌病多为播散型。在未感染HIV的患者中,马尔尼菲篮状菌感染的常见临床特征包括发烧,全身乏力,体重减轻,皮肤和软组织病变,肝脾肿大,淋巴结病,咳嗽和呼吸困难。一些患者还有骨关节受累和腹部肠系膜淋巴结肿大,或类似于克罗恩病的终末回肠炎引起的腹痛和腹泻等症状。较不常见的临床特征包括气管纵隔瘘和由于颅内病变引起的癫痫及神志混乱等神经系统表现。实验室检查经常显示白细胞增多或减少、贫血、血小板增多,肝功能检查结果异常和包括C反应蛋白和血沉在内的炎症标志物水平升高。肺部受累患者可有各种胸部X线异常表现,包括单叶或多叶实变、空腔、间质浸润、胸腔积液、心包积液,以及由于纵隔和肺叶病变导致的肺门阴影增大等。

2013年Kawila等人回顾性分析了116例HIV感染和34例非HIV感染的马尔尼菲篮状菌患者,发现这两组人群的临床表现有所不同。与感染HIV的患者相比,未感染HIV的马尔尼菲篮状菌病患者年龄更大,发烧、脾肿大和脐窝凹陷状皮肤病变的可能性较小,患有Sweet综合征和骨骼关节感染的可能性更大。HIV感染者和未感染者患马尔尼菲篮状菌病后的病死率分别为20.7%和29.4%。

马尔尼菲篮状菌培养阳性是马尔尼菲篮状菌病诊断的金标准。各种临床标本中骨髓和淋巴结标本培养最敏感,其次为皮肤、血标本等。因该病临床症状不典型,与结核、NTM等有相似的易感因素和重叠的临床表现,且马尔尼菲篮状菌组织培养需时长,阳性率低,易延误早期的诊断及治疗。2016年一项荟萃分析基于1996—2017年在泰国、越南和中国的632例马尔尼菲篮状菌病病例,评价了快速诊断方法的准确性,结论是基于聚合酶链式反应(PCR)方法的快速诊断敏感性84%,特异性100%。基于酶联免疫吸附试验(ELISA)的诊断方法敏感性82%,特异性99%。2018年复旦大学附属华山医院感染科报道了通过二代测序方法快速诊断出马尔尼菲篮状菌感染的病例,表明快速诊断方法未来在该病的诊断上有一定的应用前景。根据美国CDC、NIH以及HIV相关感染病学会共同发表的指南,马尔尼菲篮状菌患者的治疗分为诱导期和巩固期,诱导期推荐2周的两性霉素B治疗,巩固期予伊曲康唑400 mg qd治疗10周。对于免疫缺陷患者,再辅以口服伊曲康唑200 mg qd或伏立康唑200 mg bid维持治疗,直至细胞免疫功能恢复(CD4+ T细胞>100/μl);对于免疫功能正常患者,无需维持治疗。对于轻症患者,可直接以伊曲康唑或伏立康唑口服治疗。

点 评

复数菌播散性感染较为罕见,该2例患者病原体为NTM和马尔尼菲篮状菌,不仅是少见的病原体,而且为机会性感染病原体,患者无明显的免疫缺陷,因此一定要寻找看似"免疫正常"背后的免疫缺陷。通过文献检索,经过IFN-γ自身抗体检测,最终证实该患者存在IFN-γ自身抗体是导致患者罹患多种机会性感染的原因。免疫缺陷患者的感染往往很难根治，需要长疗程维持治疗以减少复发。如何纠正免疫功能缺陷依然存在许多待解决的问题，该患者尝试过丙种球蛋白封闭治疗，以期中和自身抗体，结果效果不好。基因编辑或针对特异性自身抗体的单抗可能是未来的治疗方法。

（林思然 郑建铭 梁 俊 李 莉 刘 红 钟 文 邵凌云 张文宏）

参·考·文·献

［1］Wongkulab P, Wipasa J, Chaiwarith R, et al. Autoantibody to interferon-gamma associated with adult-onset immunodeficiency in non-HIV individuals in Northern Thailand[J]. PLoS One, 2013, 8(9): e76371.

［2］Kampmann B, Hemingway C, Stephens A, et al. Acquired predisposition to mycobacterial disease due to autoantibodies to IFN-gamma[J]. J Clin Invest, 2005, 115(9): 2480−2488.

［3］Browne S K. Anticytokine autoantibody-associated immunodeficiency[J]. Annu Rev Immunol, 2014, 32(1): 635−657.

［4］Koizumi Y, Sakagami T, Nishiyama N, et al. Rituximab restores IFN-gamma-STAT1 function and ameliorates disseminated mycobacterium avium infection in a patient with anti-interferon-gamma autoantibody[J]. J Clin Immunol, 2017, 37(7): 644−649.

［5］金嘉琳,胡越凯,徐斌,等.非人类免疫缺陷病毒感染马尔尼菲青霉病9例临床特征分析及文献复习[J].微生物与感染, 2017,12（6）: 333−339.

［6］Chan J F, Lau S K, Yuen K Y, et al. Talaromyces (Penicillium) marneffei infection in non-HIV-infected patients[J]. Emerg Microbes Infect, 2016, 5(3): e19.

［7］Kawila R, Chaiwarith R, Supparatpinyo K. Clinical and laboratory characteristics of penicilliosis marneffei among patients with and without HIV infection in Northern Thailand: a retrospective study[J]. BMC Infect Dis, 2013, 13: 464.

［8］Ning C, Lai J, Wei W, et al. Accuracy of rapid diagnosis of Talaromyces marneffei: A systematic review and meta-analysis[J]. PLoS One, 2018, 13(4): e195569.

［9］Zhu Y M, Ai J W, Xu B, et al. Rapid and precise diagnosis of disseminated T.marneffei infection assisted by high-throughput sequencing of multifarious specimens in a HIV-negative patient: a case report[J]. BMC Infect Dis, 2018, 18(1): 379.

［10］Kaplan J E, Benson C, Holmes K K, et al. Guidelines for prevention and treatment of opportunistic infections in HIV-infected adults and adolescents: recommendations from CDC, the National Institutes of Health, and the HIV Medicine Association of the Infectious Diseases Society of America[J]. MMWR Recomm Rep, 2009, 58(RR−4): 1−207, E1−E4.

16

以发热、腹痛、肺部病灶为表现的肺吸虫病

肺吸虫病是经典寄生虫病之一,但在患者患病初期仍有误诊可能。患者发病初期可表现为腹痛伴发热,尤其患者当时腹部CT有腹膜炎表现,极难与其他急腹症进行鉴别。本例患者经详细询问病史,发现整个临床表现及疾病发展过程,为肺吸虫病教科书式典型病例,因此更加体现病史采集的重要性。

病史摘要

入院病史

患者,女,67岁,2019年6月18日收住入院。

主诉

乏力20天,腹痛伴发热10天,发现肺部病灶4天。

现病史

患者于2019年6月8日食用醉蟹后第二天(6月9日)出现嗳气、腹胀,腹部按压痛,按压时为全腹部疼痛,伴头晕、头部胀痛,自觉畏寒,未测体温,于外院就诊未见化验报告,予中药治疗(具体不详),患者症状未见缓解,腹痛症状加重,伴畏寒,发热,体温最高达39℃,6月10日至外院就诊,血常规:白细胞6.5×10⁹/L,红细胞3.63×10¹²/L;血红蛋白111 g/L,中性粒细胞71%,嗜酸性粒细胞8.8%;降钙素原0.07 ng/ml,IL-6 26.96 Pg/ml,C反应蛋白60.96 mg/L,D-二聚体0.96 mg/L;腹部CT平扫(6月10日):脂肪肝;部分小肠积液。头颅CT平扫(6月10日):两侧基底节区、半卵圆区腔隙性梗死;老年脑。当时诊断为阑尾炎,建议药物保守治疗,予"莫西沙星""头孢唑肟"抗感染治疗后,患者体温下降,但仍有腹痛,头晕等症状,无恶心、呕吐,无胸闷、咳嗽,无气急。6月14日外院查胸部CT发现:肺部多发病灶,考虑炎症,真菌感染可能,即建议至复旦大学附属华山医院治疗,6月14日至我院急诊就诊,下腹部CT:腹腔内小肠系膜

增厚伴周围脂肪间隙模糊,考虑腹膜炎不能除外,双侧腹股沟淋巴结肿大,予莫西沙星联合头孢哌酮-舒巴坦治疗,患者仍有腹痛,症状未见明显好转。6月18日来我科门诊就诊,收住入院。

追问患者病史,患者诉5月28日患者与女儿共同食用醉蟹(河蟹),且患者曾于屋后野地里挖蒲公英晒干后泡茶饮用,其女儿与患者基本同时出现腹痛,肺部病灶等情况。

既往史

20年前曾行"甲状腺结节切除"术后甲减,长期服优甲乐治疗。否认肝炎病史,否认结核病史。

个人史

生于上海,长期居住于上海,近期往返于上海与日本之间;喜食用生海鲜、醉蟹、虾、牛肉、牛舌、鱼片等。

入院查体

神志清,精神可,双肺呼吸音粗,未闻及干湿啰音,心率80次/分。律齐。腹软,右下腹轻压痛,无反跳痛,双下肢无水肿。

辅助检查

• 腹部CT平扫(图16-1):脂肪肝;部分小肠积液,腹腔内小肠系膜增厚伴周围脂肪间隙模糊,考虑腹膜炎不除外,双侧腹股沟淋巴结肿大。

• 头颅CT平扫:两侧基底节区、半卵圆区腔隙性梗死;老年脑。

• 胸部CT平扫:两肺散在多发斑片结节,考虑炎症,动脉硬化。两侧胸膜增厚。

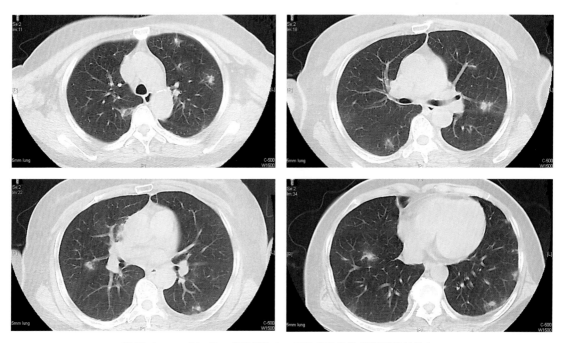

图16-1　2019年6月18日患者肺CT:双肺多发炎症,纵隔淋巴结肿大。

———————— 临床关键问题及处理 ————————

关键问题1　患者是真菌感染吗

根据患者病史,患者与女儿2019年5月28日食用生蟹(图16-2),为日本当地河蟹,11天后(6月9日),患者出现腹痛等胃肠道症状发热,体温最高39℃,16天后(6月14日)出现肺部病灶,为两肺多发病灶,且患者女儿与患者同期发病症状相似,虽然患者入院前几次血常规中嗜酸性粒细胞未见明显升高,但我们仍高度怀疑及其女儿为寄生虫感染,肺吸虫可能大,患者整个病程体现了肺吸虫感染及移行过程,与患者沟通后予抽血送寄生虫病研究所查寄生虫抗体,同时患者存在发热、头晕、胸闷等症状,我们同步完善血液及头颅、肝脏MRI增强等检查,并行支气管肺泡灌洗及腰穿,查脑脊液检查寄生虫抗体及肺泡灌洗液相关检查,完善眼科B超,明确患者是否存在颅内、眼内肺吸虫感染,6月20日患者寄生虫抗体回报:肺吸虫抗体阳性,余阴性。眼科B超:双眼角膜明、前房清、深,晶体轻混,眼底网膜平,视盘界清,色可,未见出血渗出。头颅MRI:多发性腔隙性脑梗死;散在多发血管周围间隙扩大;弥漫性轻度。肝脏增强MRI(图16-3):肝脏多发异常信号灶伴强化,播散性感染性病变可能,请结合其他检查。至此,我们明确患者为肺吸虫病,排除脑和眼部累及,可以进行口服药物治疗。

入院后辅助检查

• 血气分析:pH 7.47(↑),二氧化碳分压4.63 kPa(↓),氧分压9.22 kPa(↓),氧饱和度94.2%(↓)。

• 血沉36 mm/h(↑);C反应蛋白32.60 mg/L(↑)。

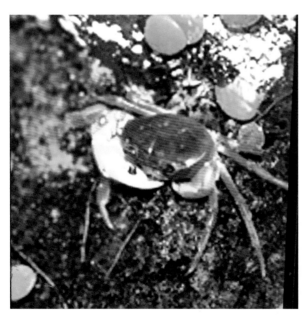
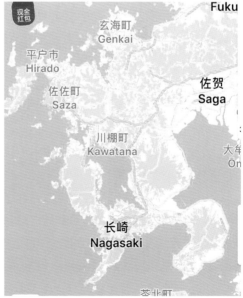

图16-2　患者提供所食用的河蟹(患者家属提供照片),来源于日本长崎河流。

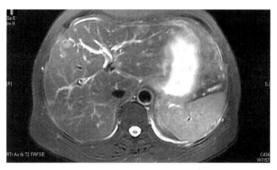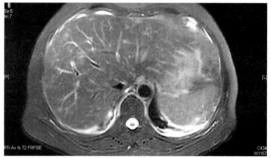

图16-3　2019年6月24日患者肝脏增强MRI：肝脏多发异常信号灶伴强化，播散性感染性病变可能，请结合其他检查。

- 肝功能：白蛋白29 g/L（↓），余正常；降钙素原0.1 ng/ml（↑）。
- 肿瘤标志物：糖类抗原125 77.2 U/ml（↑），余正常。
- 凝血功能：国际标准化比值1.2（↑），凝血酶原时间13.1秒（↑），部分凝血活酶时间28.2秒，纤维蛋白原定量4.8 g/L（↑），D-二聚体3.72（↑），纤维蛋白原降解产物8.1 μg/ml（↑）。
- 免疫球蛋白：IgE 2 592.00 ng/ml（↑）；抗核抗体（+）1 ∶ 100，SSA（+）；T-SPOT TB：阳性，抗原A（ESAT-6）孔：22，抗原B（CFP-10）孔：48；大小便常规、血培养、G试验，GM试验，隐球菌乳胶凝集均阴性。

关键问题2　治疗方案如何确定

患者入院后仍有发热（Tmax 38.3℃），伴腹部不适，大便5～6次/日，根据患者临床表现及肺吸虫病抗体阳性，肺吸虫病诊断明确，实用内科学及热病治疗方案为吡喹酮25 mg/kg，每日3次，连用3天。总剂量为225 mg/kg。本例患者为老年女性，腹痛、发热等症状明显，有低氧血症，有肝脏累及，考虑患者感染肺吸虫量大，给予大剂量药物，出现虫体死亡及药物不良反应大，可能会造成患者不耐受，影响治疗。另外，患者感染虫体量大，根据以往经验，单一疗程不能够完全清除虫体。因此，给予患者每个疗程5天，吡喹酮逐渐加量方案，间断使用3个疗程。治疗后患者体温逐渐下降至正常，胸闷、气急较前好转，腹痛、腹泻明显缓解，顺利完成治疗（图16-4，图16-5）。

背景知识介绍

肺吸虫病又称肺并殖吸虫病，为卫氏并殖吸虫、斯氏狸殖吸虫等并殖吸虫寄生人体所致的一种自然疫源性疾病。

淡水蟹及蝲蛄为肺吸虫的第二中间宿主，尾蚴在其体内发育为囊蚴。卫氏并殖吸虫可在人体内完整的发育为成虫，其囊蚴在消化道中幼虫脱囊病钻过肠壁进入腹腔，可在各个脏器间游走，急性感染可表现为畏寒、发热、乏力、腹痛、腹泻等，2～3周可沿肝脏向上移行，穿过膈肌而达胸腔，侵入肺形成囊肿。病变可累及肺、肝脏、脑、脊髓及皮肤软组织。

实验室检查白细胞总数可正常或升高，嗜酸性粒细胞可升高。卫氏并殖吸虫病可于痰中查见嗜酸性粒细胞、夏科-雷登结晶与虫卵。免疫学血清抗体检测阳性率达91%。影像学肺部

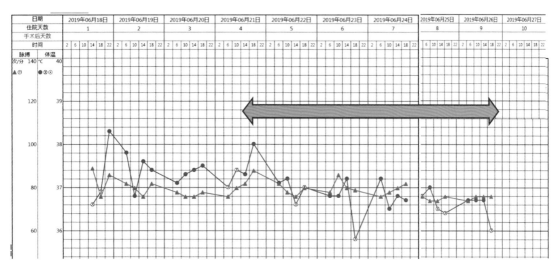

图16-4 患者治疗前后体温情况。

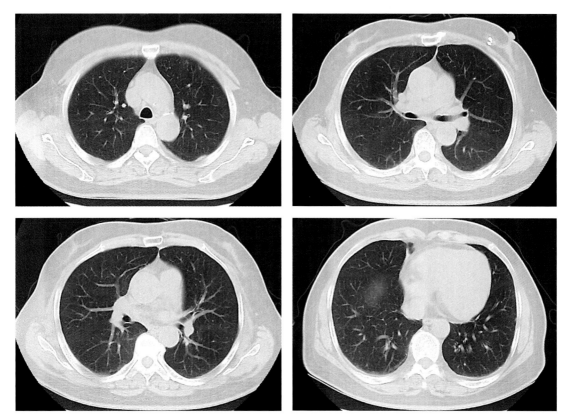

图16-5 治疗后患者胸部CT。

CT科分为浸润期、囊肿期、硬结期。本例患者为浸润期,影像学表现为1~2 cm大小的云絮状,边缘模糊、密度不均阴影。

治疗上首选吡喹酮治疗,如选择阿苯达唑治疗,剂量为400 mg/d,分2次口服,连服7天。

点 评

回顾本例患者整个临床表现及疾病发展过程，为教科书式典型病例。但在患者患病初期仍有误诊可能，首先患者发病初期表现为腹痛伴发热，尤其患者当时腹部CT有腹膜炎表现，极难与其他急腹症进行鉴别，因此更加体现病史采集的重要性。入院后我们再次追问患者病史，患者生食河蟹来源于日本长崎，购于超市，当时因家中无白酒，故只用蒜末、生姜等处理后即食用，对于诊断更有帮助。另外，与患者沟通后，抽血送寄生虫病研究所查寄生虫抗体，并告知患者女儿于当地医院查寄生虫抗体，当地医生否认患者肺吸虫病可能，拒绝查抗体。我们即查阅相关文献，提示生食河蟹可致肺吸虫感染。在患者肺吸虫抗体报告阳性后，当地医生非常震惊，即予患者女儿查肺吸虫抗体，不出意外同样为阳性，当地医生询问农业部门，确认当地河流中的螃蟹可携带肺吸虫。至此，证据链充足，患者及其女儿均为肺吸虫病。在治疗方面，我们选择吡喹酮逐渐加量，多个疗程治疗，患者对治疗的耐受性较好，治疗过程中无头晕、头痛、乏力、纳差等。患者女儿于当地医院按照总剂量3天疗程，治疗过程中患者女儿头晕、头痛、乏力等症状十分明显，勉强坚持完成治疗。本例患者在2019年8月23日第三个疗程时，我们曾尝试总剂量不变情况下缩短疗程，但患者在第一顿治疗剂量服用后，即出现头晕、恶心、纳差等不良反应，无法耐受，后仍予逐渐加量方法，完成治疗。患者完成治疗后，多次于门诊随访血常规，2个月后嗜酸性粒细胞逐渐下降至正常，胸部CT未再次出现病灶。

（高 岩 张继明）

参 · 考 · 文 · 献

[1] 林果为,王吉耀,葛均波.实用内科学[M].15版.北京:人民卫生出版社,2017.

17

引起急性肾衰竭的恶性疟

随着旅游或劳务输出至非洲的活动增多,疟疾并不是少见病,常表现为发热、贫血、血小板低等症状,多就诊于急诊科,应引起急诊科及感染科医生重视。少部分病例进展快,早期出现中枢神经系统累及,或引起急性肾衰竭等,需要快速识别,及时正确应对,以帮助患者度过危险期,最终康复。本病例展示了1例引起急性肾衰竭且合并中枢神经系统累及的恶性疟患者的救治过程,希望能为临床医师提供一些帮助。

病史摘要

入院病史

患者,男性,52岁,浙江人,于2020年1月20日入院。

主诉

尿少5天伴反应迟钝1天。

现病史

家属代诉患者自2019年9月起在非洲马拉维从事建筑工作,5天前(2020-01-15)出现尿少,非洲当地医院血液检查发现恶性疟原虫,考虑恶性疟,予口服药物治疗(蒿甲醚本芴醇),2天后尿少症状加重,更换为注射剂(蒿甲醚),尿量仍少,2020-01-18回国治疗。当天在机场摆渡车上即出现晕厥伴全身抽搐,无大小便失禁,至上海市某医院就诊,完善头颅MRI、血气、血常规、生化、疟原虫相关检查等,诊断为"疟疾、继发性癫痫、急性肾功能不全、应激性高血糖状态、肝功能不全、代谢性酸中毒、冠心病等",予补液扩容、地西泮10 mg静注后抽搐即缓解恢复意识,至今未再出现抽搐晕厥。2020-01-20凌晨1点左右予青蒿琥酯120 mg静注1次,因患者目前反应迟钝、神志欠清,无法沟通交流。家属也不了解非洲工作期间起病情况,患者于2020年1月18日—1月19日住院期间未发热,无咳嗽,有轻度头痛感,存在呕吐感,呕吐胃内容物数次,无腹痛、腹泻,无呕血、黑便,1月19日开始出现反应迟钝,计算力减退,无行为异常,无大小便失禁。为进一步诊治,今转至我院就诊,以"疟疾、急性肾功能损害、应激性高血糖状态"收入病房。

患病以来患者精神萎,胃纳差,睡眠不差,1月19日至今未解大便,1月19日上午8点至下午2点尿量为1 200 ml,1月18日24小时尿量为160 ml,无体重明显下降。

既往史

3年前曾受"肛瘘"手术史,术中未输血。余病史阴性。吸烟30余年,平均20支／日,未戒烟。

入院查体

体温36.3℃,心率71次/分,呼吸12次/分,血压147/83 mmHg;神志模糊(对疼痛有反应),发育正常,回答不切题,自动体位,查体欠合作,平车推入病房;全身皮肤黏膜未见异常,全身浅表淋巴结无肿大;头颅无畸形,眼睑正常,睑结膜未见异常,巩膜无黄染。双侧瞳孔等大等圆,对光反射灵敏;颈软,无抵抗,颈静脉无怒张;双肺呼吸音清晰,未闻及干、湿性啰音;律齐;腹平坦,腹壁软,全腹无压痛,无肌紧张及反跳痛,肝脾肋下未触及,肝肾脏无叩击痛,肠鸣音4次/分;双下肢无水肿。肌力正常,肌张力正常,生理反射正常,病理反射未引出。

实验室及辅助检查

• 2020年1月18日血常规:白细胞8.07×10^9/L,中性粒细胞77.7%,淋巴细胞14.0%(↓),血红蛋白143 g/L(↓),血小板60×10^9/L。

• 2020年1月18日生化:谷草转氨酶200 U/L,肌酐714 μmol/L(↑),总胆红素55.6 μmol/L,谷丙转氨酶127 U/L(↑)。

• 2020年1月19日头颅MRI平扫:颅内未见明显异常。

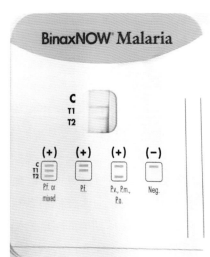

图17-1 患者疟原虫RDT检测结果。患者结果提示为P.f,即恶性疟原虫。

入院后检查(表17-1)

• 血糖23.3 mmol/L。

• 血气分析:实际碳酸氢根浓度15.8 mmol/L↓,标准碳酸氢盐浓度17.9 mmol/L(↓),酸碱度7.361,氧饱和度97.4%,氧分压12.04 kPa,二氧化碳分压3.80 kPa(↓),剩余碱:- 8.1 mmol/L(↓)。

• 外周血涂片:异型淋巴细胞8.0(↑),中性粒细胞75.0%,淋巴细胞4%(↓),单核细胞13.0%(↑)。

我科所用快速检测试纸BinaxNOW Malaria,可用于定性检测EDTA抗凝全血中的疟原虫抗原。检测靶点是恶性疟原虫(P.f.)特异性组氨酸富集蛋白II(HRP II)和能够感染人类的4种疟原虫[恶性疟、间日疟(P.v.)、三日疟(P.m.)和卵形疟(P.o.)]均存在的泛疟疾抗原。能在15分钟内快速得到结果,检测结果方便读取,并可区

表 17-1　入院后患者实验室检查结果

时间 （2020-）	白细胞 （×10⁹） /L	血红蛋 白（g/L）	血小板 （×10⁹/ L）	疟原虫 镜检	疟原虫 RDT	谷丙转 氨酶 （U/L）	谷草转 氨酶 （U/L）	总胆 红素 （μmol/ L）	肌酐 （μmol/ L）	尿红细 胞（/μl）	血糖 （mmol/ L）
01-18	8.07	143	60		阳性	127	200	55.6	714		23.3
01-20	7.31	160	48	阴性	阳性	188	122	45	631	1179.5	9.7
01-21	3.45	146	37	阴性	阳性	129	66	31.1	525		23.3
01-22	4.99	141	35	阴性		89	30	20.4	403		24.8
01-23	4.88	132	56	阴性					270	782.3	15.9
01-24	4.23	116	85	阴性		48	20	12.9	180		
01-26	5.86	121	196			32	27	15.7	120	30.4	6.8
01-27	6.01	120	238			27	17	12.7	122		8.7
01-31	5.18	113	352			16	14	17.0	106		6.0
04-14	5.18	121	233			3	9	9	76	0.7	6.5

疟原虫RDT：疟原虫快速诊断试纸检测法。

分恶性疟和非恶性疟，有助于及时治疗（图 17-1）。

诊疗经过

患者入院后，立即予以青蒿琥酯静脉抗疟疾治疗，同时予以地西泮镇静，左乙拉西坦抗癫痫治疗，同时予以扩容、利尿及胰岛素控制血糖治疗。经过上述治疗，患者神志逐渐转清，治疗后第6天患者神志清，对答切题，患者肾功能逐渐好转，并在1月26日开始服用青蒿琥酯阿莫地喹片2粒qd治疗，疗程3天以预防复发。并在2月1日患者病情明显缓解后出院。4月14日患者来院复查，神志清，对答切题，能正常生活，检查提示肾功能正常及血糖控制可。

临床关键问题及处理

患者为中年男性，有非洲工作史，明确诊断为恶性疟原虫，脑型疟，且合并急性肾功能不全、应激性糖尿病。

关键问题1　抗疟疾治疗应如果用药

该患者诊断为恶性疟原虫，脑型疟，故首选静脉用抗疟药物青蒿琥酯注射液，具体用法：即刻注射用青蒿琥酯120 mg（用附带的碳酸氢钠溶解后）加20 ml生理盐水，静注，并在12小时、24小时、48小时、72小时再次使用。

关键问题2　对于重型疟疾应如何处理

该患者病情重，合并脑型疟、急性肾功能损害，应激性糖尿病，故在抗疟疾治疗同时，应积极治疗并发症。包括镇静、抗癫痫治疗、扩容、利尿、监测血糖及胰岛素控制血糖等，从而保证患者能平稳渡过危险期。

关键问题3　恶性疟患者血小板明显下降需要输注单采血小板吗

恶性疟患者的血小板减少并不少见，但血小板降低是由于红细胞聚集，血小板消耗造成的，巨核细胞的生成没有受到影响，很少见到由此造成的出血情况，只要及时给予抗疟治疗，病情缓解后血小板会迅速回升，甚至短期会超过正常范围的上限，因此没有必要常规输注血小板。

关键问题4　脑型疟患者需要使用甘露醇治疗吗

脑型疟的发病机制在于大量被疟原虫感染的红细胞聚集，微血栓阻塞了颅内的小动脉和毛细血管，造成缺血和缺氧。虽然可能继发脑水肿，但临床研究的结果显示甘露醇治疗患者并无获益。可能是甘露醇不能改善高凝状态本身，并且大剂量的甘露醇可能加重肾功能损害以及高渗状态。因此，并不推荐常规使用甘露醇治疗。

关键问题5　重型恶性疟患者需要常规使用激素治疗吗

多项临床研究表明，大剂量激素不但不能改善患者的生存预期，并且会造成继发感染的概率大大增加，导致住院天数延长和住院费用的增加。因此，如果没有特殊情况，应该避免常规使用激素治疗恶性疟及其并发症。

背景知识介绍

我国疟疾患者多为非洲旅行或务工人员，因此建议至非洲旅行或务工人员采取预防措施以减少发病。预防措施包括：防蚊虫叮咬和预防疟疾药物治疗。预防疟疾用药包括：阿托伐醌/氯胍、甲氟喹和多西环素。预防用药剂量：阿托伐醌/氯胍，1天1次，1次1粒，暴露前1～2天开始，疗程至暴露结束后7天。甲氟喹，1周1次，1次1粒，暴露前2周开始，疗程至暴露结束后4周。多西环素，1天1次，1次1粒（100 mg），暴露前1～2天开始，疗程至暴露结束后4周。其他预防用药物包括：氯喹，1周1次，1次1粒，暴露前1周开始，疗程至暴露结束后4周。伯氨喹，1天1次，1次1粒，暴露前1～2天开始，疗程至暴露结束后7天，用于葡萄糖-6-磷酸脱氢酶（G6PD）水平正常患者。

疟疾患者治疗需区分恶性疟及非恶性疟即间日疟、卵形疟和三日疟。通常恶性疟可见于非洲地区，东非国家来源患者需还需要考虑间日疟，西非地区来源患者还需考虑卵形疟和三日疟。

恶性疟治疗方案，首选静脉用青蒿琥酯，后续以青蒿琥酯阿莫地喹片以预防复发。青蒿琥酯注射液为60 mg/支，用量为：体重20 kg及以上者，首剂为2.4 mg/kg静注，后续在12小时、24小时分别2.4 mg/kg ivgtt，后续2.4 mg/kg ivgtt qd×3 d。青蒿琥酯注射液用法，用5%或10%葡萄糖注射液20 ml稀释青蒿琥酯注射液120 mg（以50 kg为例，用附带碳酸氢钠注射液溶解）后，静注。体重20 kg以下者，首剂为3 mg/kg ivgtt，后续在12小时、24小时分别3 mg/kg ivgtt，后续3 mg/kg ivgtt qd×3 d。静脉用药结束后，予以青蒿琥酯阿莫地喹片，1天1次，1次2粒，疗程3天以预防复发。

非恶性疟治疗需首先查G6PD水平。非恶性疟治疗方案：口服氯喹，首剂4粒，6小时、24小时剂48小时时各服用2粒。无G6PD缺乏症，卵形疟患者需服用伯氨喹，1天1次，1次2粒，疗程2周。间日疟患者，需服用伯氨喹，1天1次，1次4粒，疗程2周。

重型疟疾大部分是恶性疟原虫感染引起，间日疟也可引起重型疟。重型恶性疟定义为无其他病因，患者存在恶性疟原虫血症，且合并以下至少1条。

- 意识受累：格拉斯哥昏迷评分小于11分。
- 虚弱：全身明显乏力，不能独立坐、立或行走。
- 惊厥发作：24小时内发作超过2次。
- 酸中毒：血浆碳酸氢盐水平<15 mmol/L或血乳酸≥5 mmol/L。
- 低血糖：血糖<2.2 mmol/L。
- 重度贫血：成人血红蛋白<70 g/L，或血细胞比容（HCT）<20%。
- 急性肾衰竭：血肌酐>265 μmol/L，或尿素氮>20 mmol/L。
- 胆红素升高：总胆红素>50 μmol/L。
- 肺水肿或急性呼吸窘迫综合征：影像学确诊，或呼吸频率30次/分以上，不吸氧时氧饱和度<92%。
- 异常出血或弥散性血管内凝血：反复鼻、牙龈或静脉穿刺部位出血；呕血或黑便。
- 低血压休克。
- 恶性疟原虫血症>10%（500 000/μl）。

重症疟疾患者治疗包括：① 全面监测：神经系统评估，体温、心率、血压、呼吸、氧饱和度等评估。② 及时有效的抗疟疾治疗，24小时内开始，及时启动静脉治疗；③ 支持治疗及并发症处理，包括神经系统镇静或抗癫痫治疗，血糖监测及营养支持，输血，扩容或肾脏替代治疗，呼吸支持，补充凝血因子或血浆置换治疗，及纠正低血压休克等治疗。

点 评

近年来，随着至非洲旅游或工作人员日益增多，临床中输入性疟疾患者并不少见，但是两个问题日益突出：首先是诊断，恶性疟起病的临床表现往往五花八门，不仅有发热，还有呕吐、腹泻的，有尿少的，有头痛的，为临床医生判断增加了难度。因此，对于非洲回来的患者，不管其症状如何，镜下找疟原虫和（或）RDT试验应该成为必选项，避免漏诊和误诊。其次是治疗，恶性疟的特点是进展快，多脏器受累，如果治疗不及时会导致病人病情迅速加重，危及生命，但如果及时正确处理，往往恢复也较快。因此，临床工作中应该建立获取抗疟疾药物的绿色通道，尽快尽早给予治疗药物，同时应该遵循世界卫生组织的诊治指南，避免不恰当的治疗。常见不恰当的治疗包括因为患者病情严重而随意增加和延长抗疟药物的剂量及疗程；无指征联合多种抗生素；无指征使用大剂量的糖皮质激素；静脉补液量的掌控不当；脑型疟使用大量甘露醇等。希望通过本病例分析及文献总结，与各位临床医师分享符合国内实际情况的疟疾预防及治疗用药方案，规范疟疾预防及治疗，能及时有效救治疟疾尤其是重症疟疾患者，减少复发。

（于　洁　赵华真　艾静文　王新宇）

参·考·文·献

[1] Van Riemsdijk MM, Sturkenboom MC, Ditters JM, et al. Atovaquone plus chloroguanide versus mefloquine for malaria prophylaxis: a focus on neuropsychiatric adverse events[J]. Clin Pharmacol Ther, 2002, 72(3): 294.

[2] Steinhardt LC, Magill AJ, Arguin PM. Review: Malaria chemoprophylaxis for travelers to Latin America[J]. Am J Trop Med Hyg, 2011, 85(6): 1015.

[3] Douglas NM, Anstey NM, Angus BJ, et al. Artemisinin combination therapy for vivax malaria[J]. Lancet Infect Dis, 2010, 10: 405.

[4] World Health Organization. Guidelines for the treatment of malaria, 3rd ed, WHO, Geneva 2015. http://www.who.int/malaria/publications/atoz/9789241549127/en/ (Accessed on June 29, 2018).

18

狒狒巴拉姆希阿米巴引起的脑炎

1961年Culberston提出某些小阿米巴可以感染人并引起疾病。狒狒巴拉姆希阿米巴在1990年首次报道在狒狒和人类中可引起阿米巴性脑膜脑炎。目前的病例报道显示该类型的阿米巴可引起肉芽肿性阿米巴性脑炎以及人的鼻咽感染、皮肤感染和播散性感染。目前全世界仅报告了200多例,病死率超过98%。随着感染性疾病相关诊断技术的发展,越来越多的罕见疾病得到诊断。本病例希望通过介绍1例极为罕见的狒狒巴拉姆希阿米巴感染病例,为大家在临床诊断中提供更多的思路,也为阿米巴脑炎的治疗提供一定的参考和意见。

病史摘要

入院病史

患者,男,15岁,贵州人,于2019年6月1日收入我科。

主诉

发热伴意识障碍1周。

现病史

患者于2019年5月23日出现发热,最高体温39℃,于当地医院就诊,查血常规未见明显异常,当地医院诊断"上呼吸道感染",住院与抗感染治疗,治疗后逐渐出现发冷、嗜睡、幻觉、尿失禁和昏迷,查头颅CT示额叶和枕叶多个病变。于2019-06-01转移至我院治疗。起病以来患者精神状态异常,昏迷,不能自主大小便,无体重明显下降。

既往病史

患者平素健康状况良好。否认高血压、糖尿病、冠心病、脑卒中、慢性支气管炎、精神病等基础疾病;否认肝炎、结核等其他传染病史。否认手术史、外伤史、输血史,否认食物、药物过敏史，预防接种按计划进行。否认化学性、放射性、有毒物质接触史、吸毒、冶游史。未婚未育，否认家族遗传病及类似病史。无吸烟饮酒史。

患者于2018年12月在鼻区域出现皮肤病变，并在接下来的几周内逐渐进展（图18-1）。于当地医院行鼻部皮肤活检示PSA和耐酸染色阴性，真菌培养阴性，显微镜下观察未见明显异常。当地医生诊断为"感染性肉芽肿"。给予每天伊曲康唑0.2 g ivgtt qd治疗（治疗时间），病灶逐渐缩小。患者生活在贵州省的农村地区，经常于当地池塘中游泳。

入院查体

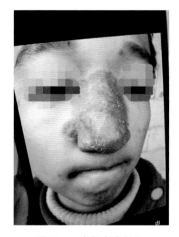

图18-1　鼻部皮肤病变。

体温37℃，脉搏72次/分，呼吸20次/分，血压135/78 mmHg。神志不清，对答不能，查体不能配合。颈抵抗阳性，瞳孔对光反射尚可，结膜无充血，巩膜无黄染。四肢肌力查体不能配合，病理征（-）。全身皮肤未见皮疹、瘀斑瘀点，浅表淋巴结未及肿大。无乳突压痛。口腔黏膜未见溃疡、充血，扁桃体不大。甲状腺无肿大。双肺呼吸音清，未闻及干湿性啰音。心率72次/分，律齐，未及病理性杂音。腹部平软，无压痛及反跳痛，墨菲征阴性，未及包块或肿大脏器，移动性浊音阴性。脊柱无畸形，关节无肿胀。双下肢无水肿。

辅助检查

• 血常规：白细胞5.47×10^9/L，红细胞3.36×10^{12}/L，血红蛋白98 g/L，血小板284×10^9/L。

• 炎症相关指标：C反应蛋白<1 mg/L，铁蛋白144 ng/ml，血沉10 mm/h，降钙素原0.3 ng/ml。

• 脑脊液各项检测：葡萄糖2.1 mmol/L，蛋白4 705 mg/L，白细胞488×10^6/L，红细胞216×10^6/L。

• 其他：血液培养、脑脊液培养，血液T-SPOT.*TB*，脑脊液T-SPOT.*TB*，人免疫缺陷病毒（HIV），RPPR均呈阴性。

• 头颅MRI示：大脑额叶、颞叶多发病变灶伴有脑膜异常强化（图18-2）。

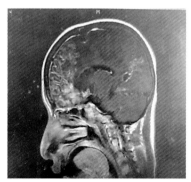
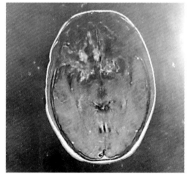
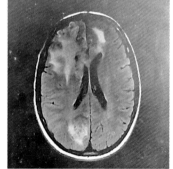

图18-2　头颅MRI。

临床关键问题和处理

关键问题1 患者发热伴意识障碍1周,初步诊断考虑什么? 初步处理是什么? 下一步应该做哪些检查

患者入院后的初步诊断: 脑炎? 患者病程中有发热,主要考虑感染性疾病。常见感染性疾病包括化脓性脑炎、病毒性脑炎、结核性脑膜炎、真菌性脑膜炎等。入院时体温37℃,结合脑脊液检查示葡萄糖降低,蛋白质明显升高,考虑化脓性脑炎。

患者昏迷,病情危重,予I级护理,告病危,心电监护。

给予美罗培南ivgtt q8h+利奈唑胺ivgtt q12h抗感染治疗2 d,患者症状未缓解。

脑脊液送Filmarray多重PCR检测和二代测序检测(图18-3)。

关键问题2 患者的诊断是什么? 接下来如何处理

2019-06-04,患者脑脊液二代测序检测到150条*B.mandrillaris*序列片段,相对丰度为87.13%。患者确诊狒狒巴拉姆希阿米巴脑炎,结合患者既往病史,考虑由既往鼻部皮肤破损后入侵感染中枢神经系统。

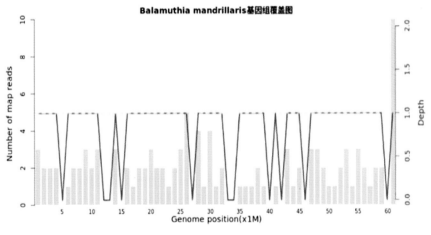

图18-3 脑脊液二代测序结果。

予两性霉素 B 15 mg ivgtt qd+氟康唑 200 mg ivgtt qd+磺胺甲噁唑 800 mg po tid +阿奇霉素 0.5 g ivgtt qd+氟胞嘧啶 1.5 g po qid抗感染治疗。

完善鼻组织PCR检查和显微镜下观察: 鼻部皮肤组织B.mandrillaris PCR示阳性,显微镜下见阿米巴包囊(图18-4)。

治疗后,患者症状无明显改善。2019年6月9日,患者进展为深度昏迷,因多器官衰竭死亡。

背景知识介绍

目前棘阿米巴和耐格里阿米巴已有充分资料记载,而狒狒巴拉姆希阿米巴相关的病例报

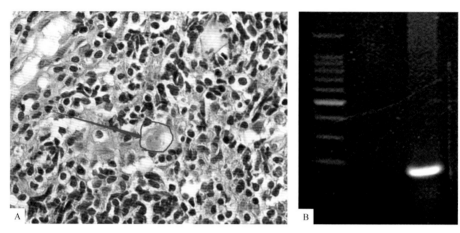

图18-4 鼻组织显微镜下病理图（A）和狒狒巴拉姆希PCR电泳图（B）。

道较少。狒狒巴拉姆希阿米巴属于土壤变形虫属，它依靠吸收小型原生动物生存，以滋养体的形式生长，仅少数研究人员成功分离了来自自然界的狒狒巴拉姆希阿米巴。目前我们对狒狒巴拉姆希阿米巴知之甚少，它的自然栖息地、发病机理和临床治疗都仍有较多知识盲区。

已有研究表明，狒狒巴拉姆希阿米巴引起的脑炎与棘阿米巴引起的肉芽肿性阿米巴性脑炎具有相似特征。

- 免疫受损人群更易感染。
- 通常在面部皮肤病变之后发生。
- 具有穿透血脑屏障侵袭的能力。

在本病例中，患者虽无已知免疫缺陷，但既往有鼻部破损病史，鼻部组织活检考虑感染性肉芽肿，鼻部皮损逐渐愈合后出现中枢神经系统症状。这一过程是符合狒狒巴拉姆希阿米巴的感染途径的。

狒狒巴拉姆希阿米巴脑炎也具有其独特的特征。回顾性研究显示狒狒巴拉姆希阿米巴脑炎的感染患者约占所有具有正常免疫功能脑炎患者的0.1%，表明其对健康人群也存在潜在危害。研究证明狒狒巴拉姆希阿米巴脑炎可以发生在任何年龄的人群中，但患病人群可能更偏向男性和西班牙裔人群。该疾病经常发生在较温暖的地区，如南加州和南美，这表明温度可能是狒狒巴拉姆希阿米巴生命周期中的重要因素。国内亦有数例散发病例。免疫应答是可能影响狒狒巴拉姆希阿米巴脑炎是否发病的另一个重要因素。研究表明，在健康的和感染的人血清中均检测到狒狒巴拉姆希阿米巴识别抗体，这表明血清特异性抗体可能在抑制病原体侵入血脑屏障的过程中起到了关键作用，当人体免疫无法限制阿米巴的生长或侵袭时，它才会突破血脑屏障攻击脑组织。

狒狒巴拉姆希阿米巴脑炎的诊断难题随着测序技术的发展被逐渐克服。既往的诊断主要通过临床诊断和脑组织检查。患者的脑脊液实验室检查结果与细菌性脑膜炎和真菌性脑膜炎相似：白细胞计数增加、蛋白质升高，葡萄糖减少。明确诊断需要对脑组织进行检查，通过形态学观察或免疫染色鉴定狒狒巴拉姆希阿米巴的包囊或滋养体以确诊。但是由于脑活检或尸检接受度低,很少可以通过脑组织检查发现包囊或滋养体诊断。宏基因组学二代测序检查为狒狒巴拉姆希阿米巴脑炎的诊断提供了新的方法。在该病例中,患者通过二代测序被诊断为狒狒巴拉姆希阿米巴脑炎,随后通过鼻组织的显微镜检查和PCR得到证实。

狒狒巴拉姆希阿米巴脑炎的治疗仍然是一个难题。该病的总体预后很差,病死率为98%,全球仅报道了很少成功治疗的案例,并且所有成功治疗案例均需要数月甚至数年的药物治疗,包括喷他脒、磺胺嘧啶、米替福新、吩噻嗪化合物、大环内酯类抗生素、阿苯达唑、氟康唑和氟胞嘧啶等。由于成功治疗的患者数目非常有限,目前尚未建立标准的治疗方案。在该案例中,由于无喷他脒和米替福新治疗该病,最终给予患者抗真菌治疗,大环内酯类抗生素和磺胺甲噁唑的联合治疗。但可惜的是,该病病死率高,该患者治疗后最终没有康复。

狒狒巴拉姆希阿米巴脑炎属于罕见病例,国内外报道200多例,罕有救治成功病例。国内自二代测序应用较多后,亦发现有数例病例,但均死亡。我们在此报道该救治失败病例,主要为提醒感染科等相关专科医务人员,中国也是狒狒巴拉姆希阿米巴脑炎的散发地区。当临床诊治中遇到无法解释的脑炎时,并且患者有面部皮肤病变史,应考虑到狒狒巴拉姆希阿米巴脑炎的可能性,利用组织病理、PCR检测、二代测序检测等技术可有助于快速诊断该病。只有在积累足够病例诊治经验,才谈得上去寻找可能成功的方案。

（艾静文　张寒悦　毛日成　陈　澍）

参·考·文·献

[1] Sutherland K. Maciver. The threat from Blamuthia mandrillaris [J]. DOI 10.1099/jmm.0.47011-0.

[2] Glaser C A, Gilliam S, Schnurr D, et al. In search of encephalitis etiologies: diagnostic challenges in the California Encephalitis Project, 1998-2000 [J]. Clin Infect Dis, 2003, 36: 731-742.

[3] Schuster F L, Honarmand S, Visvesvara G S, et al. Detection of antibodies against free-living amoebae Balamuthia mandrillaris and Acanthamoeba species in a population of patients with encephalitis [J]. Clin Infect Dis, 2006, 42, 1260-1265.

[4] Schuster F L, Glaser C, Honarmand S, et al. Balamuthia amebic encephalitis risk, Hispanic Americans [J]. Emerg Infect Dis, 2008, 10: 1510-1512.

[5] Seas R C, Bravo P F. Amebic granulomatosis encephalitis due to Balamuthia mandrillaris: fatal disease increasingly recognized in Latin America [J]. Rev Chilena Infectol, 2006, 23: 197-199 (in Spanish).

[6] Matin A, Jeong S R, Stins Met al. Effects of human serum on Balamuthia mandrillaris interactions with human brain microvascular endothelial cells [J]. J Med Microbiol, 2007, 56: 30-35.

[7] Schuster FL, Visvesvara GS. Free-living amoebae as opportunistic and non-opportunistic pathogens of humans and animals [J]. Int J Parasitol, 2004, 34: 1001-1027.

[8] Kato H, Mitake S, Yuasa H, et al. Successful treatment of granulomatous amoebic encephalitis with combination antimicrobial therapy: Case report [J]. Intern Med, 2013, 52: 1977-1981.

[9] Takei K, Toyoshima M, Nakamura M, et al. An acute case of granulomatous amoebic encephalitis-Balamuthia mandrillaris

infection[J]. Intern Med, 2018, 57: 1313–1316.

[10] Matin A, Siddiqui R, Jayasekera S, et al. Increasing importance of Balamuthia mandrillaris [J]. Clin Microbiol Rev, 2008, 21: 435–448.

19

伴肝包膜下大量积液的肝左叶阿米巴脓肿

题记

　　阿米巴肝脓肿多累及肝右叶,文献报道累及肝左叶仅10%,脓肿可穿破膈肌形成脓胸或肺脓肿。本例通过介绍1例罕见的肝左叶阿米巴肝脓肿伴有肝包膜下大量积液的患者,该患者肝包膜下积液邻近膈肌,如不及时处理,随时可能穿破膈肌,引起严重后果。另外,患有阿米巴肝脓肿的患者还要追查有无基础疾病引起的免疫功能下降,该患者最终确诊还存在"多发性骨髓瘤"。

病史摘要

入院病史

患者,男性,59岁。于2019年12月18日收住我科。

主诉

发热12天,发现肝脓肿7天。

现病史

　　患者12天前无明显诱因下出现发热、头痛,伴腹痛腹胀,2019年12月9日就诊于当地医院,测体温38.7℃,查血常规:白细胞8.3×10⁹/L,中性粒细胞78.3%,血红蛋白83 g/L,血小板155×10⁹/L;C反应蛋白73.93 mg/L,谷丙转氨酶36 U/L,谷草转氨酶28 U/L,γ-谷氨酰转移酶50 U/L,碱性磷酸酶92 U/L,总胆红素21.05 μmol/L,白蛋白35.9 g/L,尿素氮7.2 mmol/L,肌酐90 μmol/L,在门诊给予输液治疗(方案不详)2天,12月11日上腹部CT提示肝左叶大片低密度灶伴积液,诊断"肝脓肿　局限性腹膜炎　腹腔感染",收入当地医院,给予头孢哌酮-舒巴坦静滴抗感染治疗。12月12日下午行肝脓肿穿刺引流术,引流量300 ml/d,引流物细菌及真菌培养阴性,引流术后当天患者体温下降,但次日凌晨起再次出现寒战、高热,体温达39～40℃,予以更换泰能(亚胺培南-西司他丁)抗感染,体温仍无明显改善,遂转入我科。

患病以来患者精神萎,胃纳差,睡眠好,大小便正常,无体重明显下降。

既往史

2019年年初开始出现间歇性腹部不适伴有腹泻,外院行胃肠镜检查。胃镜提示慢性糜烂性胃炎,胃镜病理（胃体）腺黏膜慢性炎,Hp阴性;肠镜提示回盲部溃疡,黏膜慢性炎症伴大量中性粒细胞浸润及局灶表面糜烂特殊抗酸染色阴性;小肠内镜提示回盲部多发溃疡。

个人史

出生于原籍。否认疫区接触史。否认疫情接触史。否认化学性物质、放射性物质、有毒物质接触史。否认吸毒史。否认吸烟史。否认冶游史。否认家族遗传病史。否认家族肿瘤史。

婚育史

已婚已育。

入院时体格检查

体温39℃,脉搏93次/分,呼吸20次/分,血压120/71 mmHg;神志清楚,精神萎,营养较差,回答切题,自动体位,查体合作,轮椅推入病房,贫血貌,无肝掌,全身浅表淋巴结无肿大。未见皮下出血点,未见皮疹。头颅无畸形,眼睑正常,睑结膜未见异常,巩膜黄染。双侧瞳孔等大等圆,对光反射灵敏,耳郭无畸形,外耳道无异常分泌物,无乳突压痛。外鼻无畸形,鼻通气良好,鼻中隔无偏曲,鼻翼无扇动,两侧副鼻窦区无压痛,口唇无发绀。双腮腺区无肿大,颈软,无抵抗,颈静脉无怒张,气管居中,甲状腺无肿大。胸廓对称无畸形,胸骨无压痛;双肺呼吸音粗糙,双下肺呼吸音稍低,未闻及干、湿性啰音。心率78次/分,律齐;腹膨隆,移动性浊音(+),腹壁软,肝肋下两指,脾脏肋下未及,肝区叩击痛阳性,余腹(除置管附近)无压痛及反跳痛,腹部叩诊鼓音,肾脏无叩击痛,肠鸣音6次/分。肛门及外生殖器未见异常,脊柱、四肢无畸形,关节无红肿,无杵状指(趾),双下肢不肿。肌力正常,肌张力正常,生理反射正常,病理反射未引出。

入院后实验室检查

• 血常规:白细胞7.56×10⁹/L,中性粒细胞绝对值6.92×10⁹/L(↑),中性粒细胞91.6%(↑),淋巴细胞3.7%(↓),单核细胞4.5%,嗜酸性粒细胞0.1%(↓),嗜碱性粒细胞0.1%,红细胞2.35×10¹²/L(↓),血红蛋白70 g/L(↓),血小板181×10⁹/L。

• 贫血及骨代谢类:叶酸3.70 ng/ml,维生素B₁₂ 1 940.0 pg/ml(↑),促红细胞生成素92.2 IU/L(↑)。

• 尿常规:酵母菌阴性,颜色黄色,亚硝酸盐阴性,红细胞信息阴性,红细胞计数14.7/μl(↑),细菌计数107.9/μl(↑),酮体阴性,白细胞脂酶++,上皮细胞计数47.5/μl(↑),潜血阴性,白细胞计数479.0/μl(↑),pH 5.5,葡萄糖阴性,蛋白质++,小圆上皮细胞阴性,尿胆原阴性,胆红素阴性。

• 大便阿米巴检查及原虫检查阴性。

• 肝肾功能:谷丙转氨酶77 U/L,谷草转氨酶70 U/L,总胆红素25.1 μmol/L,直接胆红素20.3 μmol/L,碱性磷酸酶170 U/L,γ-谷氨酰转移酶114 U/L,白蛋白28 g/L,球蛋白30 g/L,尿素：8.4 mmol/L（↑），肌酐：92 μmol/L。

- 降钙素原4.06 ng/ml（↑），血沉117 mm/h（↑），C反应蛋白147.00 mg/L（↑）糖化血红蛋白6.4%。
- 铁蛋白1 528.00 ng/ml（↑），结核感染T细胞检测阴性，自身抗体及肿瘤标记物正常，甲功正常。
- 尿蛋白定量（2019-12-25）：尿总蛋白1.44，尿总蛋白6.70 g/24 h（↑），尿量4.650 L/24 h（↑）。
- 免疫固定电泳：单克隆免疫球蛋白IgA-lambda发现。
- 淋巴细胞亚群CD六项：淋巴细胞群2.36%（↓），NK$^+$ 31.71%（↑），CD8$^+$ 14.95%，CD4$^+$ 27.71%（↓），CD4/CD8 1.85，CD3$^+$ 44.00%（↓），CD19$^+$ 23.81%。

入院后辅助检查
- 肝脏B超：肝左外叶见101 mm×95 mm低回声区，结合病史考虑脓肿。
- 肝脏增强磁共振：肝左叶异常信号灶（图19-1），同时可见肝包膜下积液（图19-2），符合肝脓肿表现。

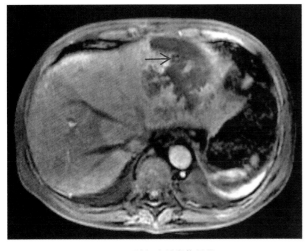

图19-1　肝左叶异常信号灶。

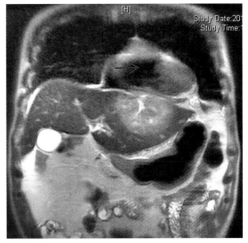

图19-2　肝包膜下积液。

临床关键问题及处理

关键问题1　该患者的诊断是"细菌性肝脓肿"吗？如果进一步获得病原学信息

患者入院诊断考虑为"肝脓肿；蛋白尿原因待查；贫血。"肝脓肿常规抗感染治疗无效，需要考虑特殊病原体的可能，如特殊细菌、结核、寄生虫、真菌等。患者入院后完善相关检查，为明确肝脓肿性质，于2019-12-20行肝脓肿穿刺引流（图19-3）。送浆膜腔液常规显示，颜色：淡黄色，透明度：浑浊，白细胞：满视野/HP，单个核细胞20%，多个核细胞80%，红细胞

3～6/H，李凡它试验++++。引流液二代测序显示为：溶组织内阿米巴（图19-4）。鉴于患者年初已经有慢性腹泻（肠镜示回盲部溃疡），病因未明，考虑患者当时可能已存在阿米巴结肠炎，后继发阿米巴肝脓肿。

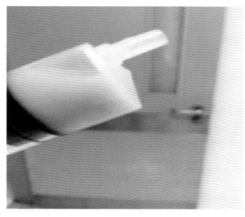

中文名	拉丁文名	检出序列数[b]	中文名	拉丁文名	检出序列数[b]
内阿米巴属	Entamoeba	575	溶组织内阿米巴	Entamoeba histolytica	241

5、检出结核分枝杆菌复合群列表

	种复合群			种	
中文名	拉丁文名	检出序列数[b]	中文名	拉丁文名	检出序列数[b]
未发现					

图 19-3　2019-12-20行肝脓肿穿刺引流。　　　　　图 19-4　引流液二代测序报告。

患者尿常规可见少许蛋白质，24小时尿蛋白定量达6.7 g，肾内科会诊考虑肾病综合征（继发可能）；鉴于患者贫血有4年之久，同时查淋巴细胞亚群提示淋巴细胞群比例下降、免疫固定电泳可见单克隆峰，予以完善骨穿细胞学+流式检查。骨穿提示多发性骨髓瘤，骨髓流式：发现异常浆细胞占17.2%（图19-5）。

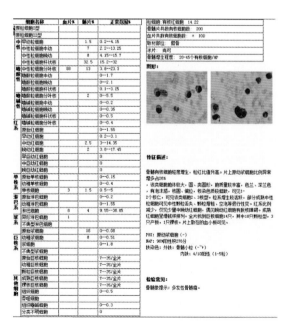

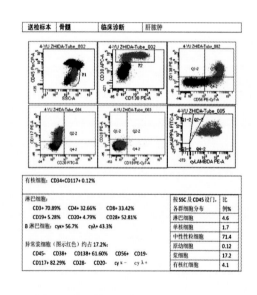

图 19-5　骨穿细胞学+流式检查。

请血液科会诊,考虑"多发性骨髓瘤",建议完善PET-CT检查。PET-CT(图19-6)提示:肝左叶稍低密度影伴FDG代谢增高,左侧腹壁下囊实性肿块影伴FDG代谢轻度增高,结合病史,考虑炎性病变可能大。全身骨髓FDG代谢不均匀轻度增高,请结合临床及相关实验室检查结果,余全身(包括脑)PET显像未见FDG代谢明显异常增高灶。

血液科再次会诊:"多发性骨髓瘤"诊断明确,肾病综合征为"多发性骨髓瘤"继发损害。建议肝脓肿控制后进一步血液科评估及治疗。

故患者诊断为"慢性阿米巴结肠炎,继发阿米巴肝脓肿;多发性骨髓瘤,继发肾病综合征。"

关键问题2 该如何治疗

既往文献报道,四环素类抗生素也可以抑制阿米巴滋养体生长。我们采用甲硝唑0.5 g q8h联

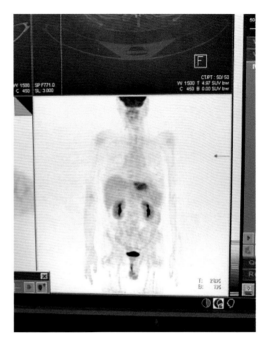

图19-6 PET-CT检查。

合多西环素0.1 g ivgtt q12h,甲硝唑5 ml由肝脓肿引流管局部注射入肝脏。佐以护肝护胃、补液对症,以补充白蛋白、氨基酸及脂肪乳等,治疗2周后复查肝脏B超:肝左外叶见66 mm×44 mm低回声区,较入院时明显变小。鉴于患者体温正常、肝脓肿明显减小、胃纳改善,予以出院,出院后口服多西环素0.1 g bid、甲硝唑0.2 g bid 2周,2个月后患者至血液科行"多发性骨髓瘤"化疗时,复查肝脏磁共振增强:肝脓肿已基本吸收。

背景知识介绍

肠阿米巴病由溶组织内阿米巴(entamoeba histolytica)原虫导致,大部分感染无症状,临床表现包括阿米巴痢疾和肠外疾病。全世界每年约有5 000万患者发生结肠炎或肠外疾病,每年死亡人数超过10万例。其肠外表现包括阿米巴肝脓肿和其他较罕见表现,如肺部、心脏或脑部受累。

内阿米巴以2种形态存在,包囊期(感染型)和滋养体期。人体在摄入阿米巴包囊后发生感染,通常是通过受污染的食物或水,但也与经粪-口接触发生的性传播有关。临床阿米巴病常为亚急性起病,发病期为1～3周。症状的严重程度不一,可从轻度腹泻到重症痢疾[可出现腹痛(12%～80%)、腹泻(94%～100%)和血便(94%～100%)],甚至出现暴发型阿米巴结肠炎。约一半的患者出现体重减轻,有38%的患者出现发热。肠阿米巴病可表现为腹泻、体重减轻、腹痛不伴痢疾的慢性综合征,持续数年且类似炎症性肠病。

诊断技术包括显微镜检查、抗原检测、血清学检查、分子技术及结肠镜结合组织学检查。

培养通常仅在研究中开展。最理想的诊断方法是血清学或抗原检测外加在粪便或肠外部位（如肝脓肿脓液）中检测出阿米巴寄生虫。一项研究显示，内镜下观察到的阿米巴结肠炎相关表现（包括散在溃疡或糜烂）可位于盲肠（93%）、直肠（45%）、升结肠（28%）、横结肠（25%）、乙状结肠（20%）和降结肠。刮取或钻取活检样本（最好取自溃疡边缘）后，通过镜检可能发现包囊或滋养体，且溶组织内阿米巴的抗原检测也可能呈阳性。阿米巴痢疾的结肠病变情况不一，可为非特异性黏膜增厚和炎症，也可为典型的烧瓶状阿米巴溃疡。

阿米巴肝脓肿是阿米巴病最常见的肠外表现。阿米巴原虫沿门静脉系统上行而引起肝脏感染。成年男性中的阿米巴肝脓肿（和其他肠外疾病）是其他人群中的 7 ～ 10 倍。尚未明确由肠阿米巴病进展为阿米巴肝脓肿的易感因素。影响细胞免疫的疾病能增加溶组织内阿米巴感染导致侵袭性疾病伴肝脏病变的概率。阿米巴肝脓肿患者通常表现为 1 ～ 2 周的右上腹疼痛和发热（38.5 ～ 39.5℃）。疼痛可向上腹正中、右胸或右肩放射。疼痛通常为钝痛，但可能呈胸膜炎性疼痛。其他症状可能包括咳嗽、出汗、不适、体重减轻、厌食和呃逆。肝脓肿破裂后可进入任何相邻间隙或器官；脓肿扩散至胸部的发生率是扩散至腹腔的近 4 倍。在高达 7% 的病例中，脓肿破裂进入腹膜而引起腹膜炎。

一般说来，阿米巴肝脓肿的治疗包括针对组织的抗阿米巴药和针对肠道的抗阿米巴药。存在巨大左叶脓肿、恰当抗阿米巴治疗 5 天内无临床缓解，以及不确定诊断的患者，可能需要抽吸。

针对组织感染的抗阿米巴药：阿米巴肝脓肿患者应接受甲硝唑治疗（口服，一次 500 ～ 750 mg，一天 3 次，持续 7 ～ 10 天），或替硝唑治疗（一次 2 g，一天 1 次，持续 5 天）。这种疗法的治愈率高于 90%。通常不推荐持续时间较短的甲硝唑方案。甲硝唑在胃肠道吸收良好；只要患者能够口服药物并且没有明显的小肠吸收缺陷，则静脉给药治疗并无显著优势。甲硝唑或替硝唑的替代药物包括奥硝唑和硝唑尼特。如果甲硝唑起效缓慢或治疗后疾病复发，可能需要行治疗性抽吸术、经皮穿刺导管引流术和（或）延长甲硝唑疗程。

针对肠内感染的抗阿米巴药：在治疗侵袭性阿米巴病后，需使用针对肠内感染的抗阿米巴药以清除肠道的包囊，即使粪便显微镜检结果呈阴性。肠内感染可用以下方案之一治疗：巴龙霉素［25 ～ 30 mg/（kg·d），分 3 次口服给药，持续 7 天］，双碘喹啉［成人：一次 650 mg，口服给药，一天 3 次，持续 20 天；儿童：30 ～ 40 mg/（kg·d），分 3 次口服给药，持续 20 天］，或糠酸二氯尼特［成人：一次 500 mg，口服给药，一天 3 次，持续 10 天；儿童 20 mg/（kg·d），分 3 次口服，持续 10 天］。

四环素类抗生素可抑制阿米巴滋养体生长，故可用于肠内感染的阿米巴。因目前国内尚无巴龙霉素和双碘喹啉，所以该患者针对阿米巴肝脓肿，予以甲硝唑治疗；针对阿米巴肠内感染，予以多西环素治疗。经过 4 周的积极治疗，患者肝脓肿恢复良好。

阿米巴病是中国较为常见的疾病,当临床诊治中遇到疗效不佳的慢性腹泻或者肝脓肿时,需要考虑阿米巴病可能。阿米巴病患者后血清抗休检测灵敏度不高,必要时可行组织或者脓液的二代测序检测可有助于快速诊断。该患者由于诊断及时,治疗有效,避免了患者出现膈肌穿孔,更难能可贵的是,同时发现了患者的基础疾病——多发性骨髓瘤,在感染快速控制后同样得到了有效的治疗。

(毛日成　任才月　虞胜镭　邵凌云　张文宏)

参·考·文·献

[1] Shirley DT, Farr L, Watanabe K, et al. A Review of the Global Burden, New Diagnostics, and Current Therapeutics for Amebiasis[J]. Open Forum Infect Dis, 2018, 5. https//doi.org/10.1093/ofid/ofy161.

[2] Shirley DT, Watanabe K, Moonah S. Significance of amebiasis: 10 reasons why neglecting amebiasis might come back to bite us in the gut[J]. PLoS Negl Trop Dis, 2019, 13(11): e0007744.

巴尔通体感染导致上肢脓肿

题记

　　致病性巴尔通体感染可引起人类猫爪病、卡瑞恩病、Oroya 热、战壕热、心内膜炎、菌血症、秘鲁疣和 HIV 感染者的杆菌性血管瘤、紫癜性肝病等疾病。其中人类猫爪病可有多种临床表现，如原发皮损、局部淋巴结肿大及发热、恶心、呕吐、疲乏等全身症状。但临床上猫爪病所致脓肿较少见，本例患者上肢和腋窝淋巴结脓肿为表现，仍需与 EB 病毒感染、分枝杆菌属感染、葡萄球菌属感染、布鲁菌病等相鉴别。本例患者经脓液二代测序明确了病原体，经抗感染及外科引流、换药后患者痊愈。

病史摘要

入院病史

患者，男，25 岁。

主诉

发热 1 个月，左上臂及腋前红肿 25 天。

现病史

　　患者 2019 年 9 月初曾被不锈钢餐具刺伤左手背部，自诉当时有注射破伤风疫苗。2019 年 9 月 30 日出现发热，体温最高 39.8℃，自行服用"退热药"，具体不详。发热多于凌晨发生，体温将近 40℃，伴乏力，无明显关节酸痛等。上午可退热，不影响生活，发热病程中无明显头晕、头痛、咳嗽、咳痰、腹泻、尿急、尿痛等。服药约 3 天后未见明显好转，遂于当地医院就诊。血常规示白细胞 9.9×10^9/L，未予处理。第 2 天患者前往当地市中心医院就诊，予蓝芩口服液、莫西沙星口服治疗。服药后无明显发热，逐渐出现左上臂及腋前红肿酸痛，于当地市中医院外科就诊，予左上臂、腋前脓肿穿刺。左腋前穿刺未见脓液，左上臂穿刺见脓液后予切开引流，引流出脓性液体约 100 ml，伴腥臭味。后患者回县医院继续头孢地尼联合左氧氟沙星抗感染治疗，效果不明显。现患者为求进一步诊治收入我科。患病以来患者精神可，胃纳、睡眠正常，大小便正常，无体重明显下降。

既往史

2019年9月初曾被不锈钢餐具刺伤手背部，自诉有注射破伤风疫苗。患者养猫2年，近期有与野猫频繁接触史。出生于原籍。否认疫区及疫情接触史。否认化学性物质、放射性物质、有毒物质接触史。否认吸毒史。否认吸烟史。否认饮酒史。否认冶游史。否认肝炎、结核、伤寒、血吸虫等传染病史。无青霉素、磺胺类药物过敏史，预防接种史不详。否认高血压，否认糖尿病史。

入院查体

体温36.8℃，脉搏78次/分，呼吸18次/分，血压120/70 mmHg。神志清楚，发育正常，营养好，回答切题，自动体位，查体合作，步入病房，全身皮肤黏膜无黄染。左上臂可见直径约1.0 cm空腔，左腋前可见约15 cm×8 cm大小肿块，皮温高，质地硬，部分有波动感，表面无破损。无肝掌，全身浅表淋巴结无肿大。未见皮下出血点，未见皮疹。眼睑正常，睑结膜未见异常，巩膜无黄染。双侧瞳孔等大等圆，对光反射灵敏，颈软，无抵抗。双肺呼吸音清晰，未闻及干、湿性啰音。心率80次/分，律齐；腹平坦，腹壁软，全腹无压痛，无肌紧张及反跳痛，肝脾肋下未触及，肾区无叩击痛，双下肢无水肿。

入院后辅助检查

• 血常规：白细胞7.88×10⁹/L，血红蛋白116 g/L（↓），中性粒细胞67.2%，淋巴细胞19.2%（↓），血小板253×10⁹/L。

• 生化：谷丙转氨酶14 U/L（↓），谷草转氨酶19 U/L（↓），总胆红素10.6 μmol/L，碱性磷酸酶66 U/L，γ-谷氨酰转移酶32 U/L，白蛋白37.7 g/L（↓），血肌酐79 μmol/L（↓）。

• 自身免疫抗体未见异常；免疫球蛋白均在正常范围内。

• C反应蛋白33.5 mg/L（↑），血沉80 mm/h（↑）。

• 胸部CT平扫：左侧腋下、胸壁肿胀，见片状略低密度影，边界不清。诊断结论：两肺纹理增多，请结合临床，随访。左侧腋下、胸壁肿胀伴渗出性改变，建议结合增强检查。

• 软组织超声：左侧腋窝皮下见混合性回声区，范围约122 mm×76 mm×22 mm，形态不规则，界欠清，其内见46 mm×14 mm弱回声区，CDFI：周边见血流信号。诊断结论：左侧腋窝皮下混合性病灶：脓肿可能。

临床关键问题及处理

关键问题1 结合病史，该患者腋下脓肿的可能诊断是什么？如何治疗

患者入院后给予换药，创口引流纱条深度约3.5 cm，纱条上伴有脓液（图20-1）。为明确诊断，尽快寻找病原菌，入院第二天我们完善相关检查后，于2019年11月1日行超声引导下左侧腋窝皮下脓肿穿刺术，抽出脓液7 ml，送检TB Gene xpert，二代测序，细菌/真菌培养+药敏

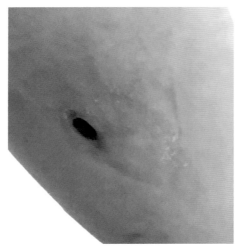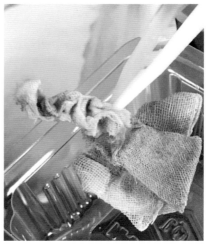

图20-1　入院后给予换药，创口引流纱条深度约3.5 cm纱条上伴有脓液。

（培养瓶），抗酸杆菌涂片＋培养。脓液细菌／真菌培养＋药敏（培养瓶）：阴性，抗酸杆菌涂片：阴性。脓液TB Gene Xpert结果回报阴性，血T-SPOT.*TB*阴性（A孔0，B孔0）。二代测序结果回报：汉氏巴尔通体（检出序列数：2）。进一步追问病史，患者养猫2年，近期有与野猫频繁接触史，近期曾有被野猫抓伤病史。故诊断：皮肤软组织感染：汉氏巴尔通体感染。11月4日起予多西环素0.1 g q12h联合利福平0.45 g qd治疗，同时积极创口换药。11月28日复查B超左侧腋窝皮下：范围约60 mm×55 mm×23 mm，内见13 mm×7 mm弱回声区；左上臂切开引流处皮下范围约21 mm×13 mm。C反应蛋白和血沉恢复正常（图20-2，图20-3）。

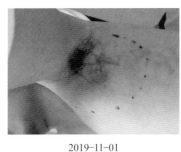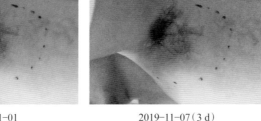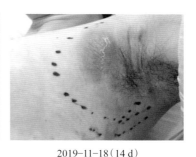

2019-11-01　　　　　　　2019-11-07（3 d）　　　　　　2019-11-18（14 d）

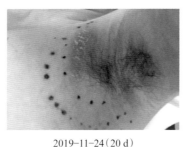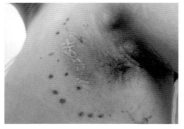

2019-11-24（20 d）　　　　　　2019-11-29（25 d）

图20-2　腋前肿块变化，治疗后患者肿块明显缩小。

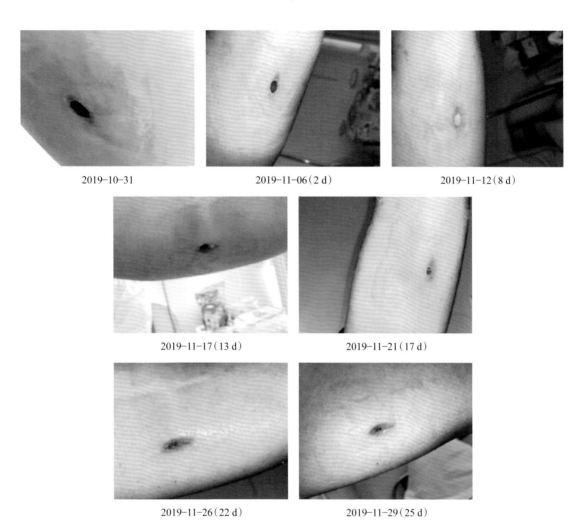

2019-10-31	2019-11-06（2 d）	2019-11-12（8 d）
2019-11-17（13 d）	2019-11-21（17 d）	
2019-11-26（22 d）	2019-11-29（25 d）	

图20-3　左上臂创口，给予抗感染治疗后患者上臂创口脓液逐渐减少，创口愈合。

关键问题2　患者静脉多西环素＋利福平满5周，脓肿大部分吸收，疗程需要多久

本例患者静脉治疗5周后症状明显好转，左上臂创口基本痊愈，但腋前脓肿仍有部分未吸收。综合患者病情，我们决定给予患者口服序贯治疗，多西环素0.1 g po bid 联合利福平0.45 g po qd 治疗，并密切随访患者病灶变化情况，总疗程3个月，患者脓肿全部吸收，上臂创口愈合好，无皮下硬结，无发热，血常规、血沉、C反应蛋白等恢复正常，结束治疗，后期随访患者一般情况好，未出现新发病灶。

背景知识介绍

巴尔通体（*Bartonella*）是一群革兰阴性、营养条件要求较高的细胞内寄生的需氧杆菌。致病性巴尔通体可引起人类猫爪病、卡瑞恩病、Oroya热、战壕热、心内膜炎、菌血症、秘鲁疣和

HIV感染者的杆菌性血管瘤、紫癜性肝病等疾病。

在免疫正常人群，以肉芽肿和化脓性病变为主，免疫功能低下人群中，则以血管增殖性病变为主。临床表现多样，其中人类猫爪病可有多种临床表现，如原发皮损（局部的一个至数个红斑性丘疹，可转为水疱或脓疱），局部淋巴结肿大、发热、恶心、呕吐、疲乏等全身症状。此外，还可以累及神经系统、结膜等。

被猫抓、咬后2～3周出现局部淋巴结肿大，特别伴有原发皮损可拟诊该病。人类猫爪病需要与各种病因如EB病毒感染、分枝杆菌属感染、葡萄球菌属感染、布鲁菌病等相鉴别。巴尔通体感染脓肿较少见，通常发生于颈部和上肢。

巴尔通体感染一般预后良好，除非并发炎症脑病者，很少致死，病死率<1%，淋巴结肿大>5 cm时，肿大常可持续1～2年。

该病多为自限性，一般2～4个月内可自愈，治疗以对症疗法为主。巴尔通体感染所致不同疾病的治疗疗程有所差异。猫爪病一般不需要抗菌药物，如有广泛淋巴结肿大，可予阿奇霉素500 mg顿服，然后250 mg/d×4 d。如果患者不能耐受阿奇霉素，建议使用克拉霉素、利福平、复方磺胺甲噁唑或环丙沙星治疗7～10天。若感染较为严重，建议采用含利福平的联合治疗方案。若患者出现巴尔通体感染后的视网膜炎、杆菌性血管瘤病、紫癜样肝病等疾病时，疗程均有延长。在HIV、免疫缺陷或复发患者中，需要延长疗程，抑制治疗。在1例11岁免疫缺陷患者确诊为巴尔通体感染的骨髓炎和椎体脓肿的病例报道中，患者接受庆大霉素联合多西环素静脉治疗，后序贯以多西环素联合利福平口服治疗，总疗程长达3个月。

点 评

这一病例诊断并不困难。在我们诊断疾病时，特殊的流行病史具有重要的提示意义。对于有猫抓伤病史的皮肤软组织感染，显然不能忽略巴尔通体感染的可能。脓液二代测序是明确病原体的有效手段之一。通过合理药物治疗联合脓液引流和伤口换药，可有效改善病灶情况。

（喻一奇　高　岩　蒋卫民）

参·考·文·献

[1]金嘉琳，张文宏，张永信.巴尔通体感染.见：林果为，王吉耀，葛均波.实用内科学［M］.15版.北京：人民卫生出版社，2017：430-432.

21

以反复发热为首发表现的克罗恩病

临床上常有些病例,患者似乎不能提供阳性症状或体征的线索让临床医生抽丝剥茧,但仔细分析,其实有些细微的证据往往就摆在眼前。这里介绍的是一例长期反复低热的病例,患者年幼,症状不典型,且在外院多次检查均未明确病因,无法对症治疗。经过仔细询问病史及分析检查结果,找到病因的蛛丝马迹,寻根而上,给出明确诊断。

病史摘要

入院病史

患者,女性,15岁,初三学生。江苏张家港市人,于2019年8月初入院。

主诉

反复发热10个月。

现病史

患者于2018年10月着凉后出现发热伴干咳、流清涕,当时体温最高38.3℃,在当地诊所就诊后考虑急性上呼吸道感染,予以口服苏黄止咳合剂止咳、氯雷他定抗过敏治疗数日后,干咳较前稍有好转,但仍反复发热。一般下午起热,晚上7、8点达高峰(37.5～38.5℃),夜间12点开始退热,次日清晨可降至正常。

2019年1月—7月多次在当地医院检查,结果如下:白细胞(9.14～18.48)×10⁹/L,血小板(446～546)×10⁹/L,血红蛋白98～113 g/L,中性粒细胞69.8%～75.6%。C反应蛋白3.68～46.5 mg/L,血沉16～36 mm/h,降钙素原0.05～0.08 ng/ml,铁蛋白22.11～23.85 ng/ml,白蛋白30.5 g/L。呼吸道感染病毒及流感病毒抗体阴性。血T-SPOT.*TB*阴性(抗原A孔0,抗原B孔0,阴性对照孔0,阳性对照孔正常)。甲状腺功能正常。自身免疫指标均阴性。胸部CT平扫(2019-04-14)提示纵隔气肿。

骨髓检查（2019-05-21）涂片：增生性骨髓象；活检：骨髓增生大致正常（80%～90%）。

在当地医院多次予以吸氧，以及头孢类抗生素治疗后症状仍无明显好转。2019年8月5日以"发热待查"收入我科病房。

既往史及家族史

患者发病之前有长期便秘，发病以来便秘缓解，偶尔轻度腹泻。发病以来，精神可，胃纳可，小便正常，体重无明显减轻。

母亲有不明确的溃疡性结肠炎病史。

入院查体

体温37℃，脉搏76次/分，呼吸18次/分，血压120/70 mmHg。神清，精神可，体型瘦，全身皮肤未见皮疹，浅表淋巴结未触及，咽红，扁桃体Ⅰ°肿大，心肺（－），腹软，无压痛，无反跳痛，肝脾肋下未及，肠鸣音可，移动性浊音阴性。双下肢无浮肿。

入院后首次实验室及辅助检查

- 血常规：白细胞9.41×10^9/L，中性粒细胞71.4%，血小板428×10^9/L，血红蛋白105 g/L。
- 多次粪常规隐血：阳性、阴性、弱阳性各一次。
- C反应蛋白：31.9 mg/L。
- 血沉：23 mm/h。
- 降钙素原：0.066 ng/ml。
- 铁蛋白：25.6 ng/ml。
- 白蛋白：33 g/L。
- 呼吸道感染病毒及流感病毒抗体阴性。
- 血培养阴性。
- 血T-SPOT.*TB*阴性（抗原A孔0，抗原B孔0，阴性对照孔0，阳性对照孔正常）。
- EBV-DNA阴性。
- 甲状腺功能正常。
- 自身免疫指标均阴性。
- 胸部CT、心超、浅表淋巴结超声、腹部B超均无明显异常。
- 骨髓涂片：不排除淋巴细胞（T细胞源性）增殖性疾病。

入院后诊疗经过

患者入院后观察热型变化，排除伪装热。查体有咽红，扁桃体Ⅰ°肿大，结合实验室检查不排除扁桃体炎症，予以尝试青霉素静脉抗感染治疗3天，热型较前无变化。再次仔细分析病史及辅助检查，患者体型偏瘦，多次粪常规结果异常，且患者母亲有不明确的溃疡性结肠炎病史，需考虑炎症性肠病可能，故予行一些相关检查。

- 2019-08-15　盆腔MRI增强结果提示直乙结肠黏膜略增厚、强化，建议结合临床及肠镜检查随访（图21-1）。
- 2019-08-16　行肠镜检查，提示炎症性肠病。病理（横结肠）黏膜慢性炎伴活动。

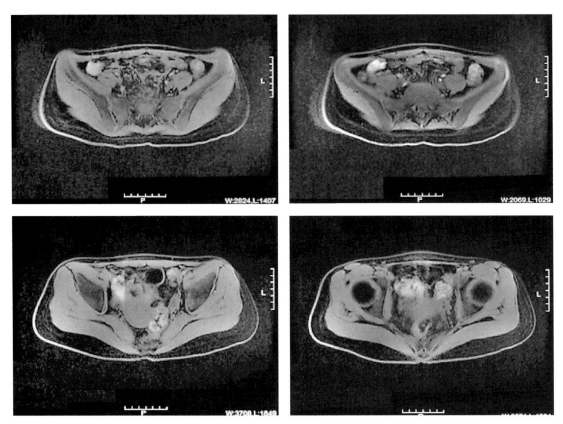

图21-1　患者盆腔增强MRI。

• 2019-08-17胶囊内镜结果：小肠肠腔鹅卵石样改变。克罗恩病。

• 请消化内科医师会诊后诊断：克罗恩病。予以美沙拉嗪1.0 g qid po。但患者在我科治疗观察1周仍有低热，且自觉腹部不适，多次粪常规隐血提示弱阳性。

• 2019-08-24 患者出现高热，体温最高超过39℃，复查实验室及辅助检查：白细胞12.48×10^9/L，中性粒细胞74.4%，血小板489×10^9/L，血红蛋白90 g/L。粪常规隐血弱阳性血培养阴性，C反应蛋白27.1 mg/L，血沉23 mm/h，降钙素原0.051 ng/ml，白蛋白27 g/L，呼吸道感染病毒及流感病毒抗体阴性。

患者各项指标较前差异不明显，仍考虑克罗恩病，予以小肠MR平扫，结果：回肠末端、局部升结肠、降结肠及乙状结肠肠管管壁增厚、强化，结合病史符合炎症性肠病表现。患者一过性高热不排除体质弱，院内感染可能，血培养阴性，经验性考虑革兰阴性菌、厌氧菌感染，予以加用美罗培南、甲硝唑抗感染1周，未再发热。出院前复查血常规：白细胞6.38×10^9/L，中性粒细胞66.7%，血小板321×10^9/L，血红蛋白86 g/L；C反应蛋白<8 mg/L。

为进一步明确诊断，2019-09-03患者行小肠镜检查：内镜在外套管支持下，插入距回盲瓣约120 cm，到达回肠中段，于回肠下段见多发溃疡，表面覆白苔，呈纵行溃疡，周边黏膜有水肿，不伴肠腔狭窄，内镜可通过。诊断小肠多发溃疡。病理报告：(回肠)黏膜慢性炎伴活动，未见隐窝脓肿及肉芽肿性病变。

患者出院后坚持口服美沙拉嗪 1.0 g qid 以及益生菌，随访效果可，未再反复发热。

临床关键问题及处理

关键问题1　患者症状及实验室检查结果均不典型，如何排查发热原因

患者为初三学生，反复低热10个月，伴随症状均不典型，首先监测体温情况，排除伪装热。在外院多次检查，血常规提示白细胞水平有明显升高，轻度贫血。感染病原体和自身免疫指标检测均阴性，骨髓检查无明显异常。入院后进一步排查上述指标，均无有价值发现，故暂不考虑结核、自身免疫性疾病以及血液系统恶性肿瘤可能。但患者入院后查体有咽红，扁桃体 I° 肿大，结合实验室检查不排除扁桃体炎症，故予以青霉素静脉抗感染治疗，无效停用。再次详细回顾病史，患者发病之前有长期便秘，发病以来便秘缓解，偶尔轻度腹泻，且母亲有不明确的溃疡性结肠炎病史，入院后血常规提示轻度贫血，粪常规多次提示阳性和弱阳性。故考虑炎症性肠病可能。进而予以完善相关检查，明确病因。

关键问题2　患者在明确诊断并予以对症治疗后，为何症状无明显缓解且再次出现高热？是否还存在其他并发症

入院后经影像学以及内镜检查，诊断克罗恩病基本明确，予以美沙拉嗪1周后症状无明显缓解，首先考虑用药时间较短，效果不明显。再次出现高热，结合实验室辅助检查，不排除在院期间并发院内感染，后予经验性抗感染治疗后症状明显好转。经多次复查影像学及内镜检查，以及患者出院后治疗好转，也再次验证克罗恩病诊断明确。

背景知识介绍

克罗恩病（Crohn's disease，CD）是一种特发性肠道慢性肉芽肿炎症，病变呈穿壁性炎症，多为节段性、非对称分布，可累及胃肠道各部位，以末端回肠和附近结肠为主。具有慢性、反复复发的特点，是炎症性肠病（inflammatory bowel disease，IBD）的一种。目前病因不明，一般认为与环境、遗传、微生物、免疫等因素有关。主要症状与疾病的程度和严重性相关，一般有腹痛、腹泻、便血、瘘管和肛门病变，还可能存在与自身免疫有关的肠外表现。临床上通过实验室诊断（血液检查、粪便检查等）、影像学检查、内镜检查、病理组织学检查，基本可确诊。治疗原则包括个体化、综合化治疗，尽早控制疾病症状，维持缓解。除了一般治疗外，常用药物有氨基水杨酸类（美沙拉嗪/柳氮磺胺吡啶）、糖皮质激素、免疫调节剂、益生菌等；根据患者病情，必要时还可选择手术治疗。该类患者发生肠癌的概率比一般人群增高5%～10%，故建议定期肿瘤监测。

近年来，国内儿童IBD发病率显著升高。临床上与IBD有类似临床表现的疾病很多，由于缺乏对IBD诊断的组织学或血清学验证金标准，导致鉴别诊断困难，需要结合临床表现、内镜

检查、组织病理学检查以及影像学检查进行综合分析，采取排除诊断法，主要排除肠结核、其他慢性肠道感染性疾病、肠道恶性肿瘤以及自身免疫性疾病的肠道病变，并随访观察。在治疗方面除了药物和手术治疗外，强调了营养治疗在IBD多学科管理中的重要性，可防治营养不良，促进儿童生长发育和预防骨质疏松症，成为各个阶段IBD患儿不可缺少的临床治疗措施之一。

点评

该患者为初中生且克罗恩病症状不典型，以反复发热为首发表现，容易漏诊误诊，但如果将患者体型偏瘦且有长期便秘史联系在一起就能得到较强的提示。在临床工作中，对患者的病史追问和分析尤为重要，不放过任何细节，是帮助发热待查这类疾病做出正确诊断的重要因素。

（汪 菁 贾 雯 邵凌云）

参·考·文·献

[1] Lamb, CA, Kennedy VA, Raine T, et al., British Society of Gastroenterology consensus guidelines on the management of inflammatory bowel disease in adults[J]. Gut, 2019. 68(Suppl 3): p. s1–s106.

[2] Wang XQ, Zhang Y, Xu CD, et al., Inflammatory bowel disease in Chinese children: a multicenter analysis over a decade from Shanghai[J]. Inflamm Bowel Dis, 2013. 19(2): p. 423–428.

[3] 中华医学会儿科学分会消化学组, 中华医学会儿科学分会临床营养学组, 陈洁, 龚四堂. 儿童炎症性肠病诊断和治疗专家共识[J]. 中华儿科杂志, 2019. 57(7): 501–507.

以发热、全身皮疹为主要表现，皮肤活检病理提示黏液水肿性苔藓的胃腺癌

题记

　　反复发热1个月伴全身皮疹发红并逐渐加重的患者，常首先考虑风湿结缔组织病可能，会去考虑用药后过敏，也会去考虑血液病诸如淋巴瘤的浸润，但也应考虑皮肤副肿瘤性综合征可能。在胃肠肿瘤相关的皮肤副肿瘤综合征中，我们常见的皮肤改变是SWEET综合征、皮肌炎甚至天疱疮等，但目前国内外暂无胃癌继发黏液水肿性苔藓病变的报道，我们在此介绍一例。

病史摘要

入院病史

患者，男性，65岁，退休职员，上海人。2019年11月26日入院。

主诉

反复发热1月余，皮疹半月余。

现病史

患者1个月前（2019年10月初）无明显诱因下出现发热，多为午后低热，体温最高37.8℃，伴夜间盗汗，无畏寒、寒战，无皮疹、关节肿痛，无咳嗽、咳痰、胸闷、气促，无腹痛、腹泻、恶心、呕吐，无头痛、头晕，无尿频、尿急、尿痛等，曾于2019-10-28到上海某区中心医院门诊就医，血常提示：白细胞5.6×10^9/L中性粒细胞74.1%，血红蛋白131 g/L血小板168×10^9/L；CT示：胸部CT未见异常，冠状动脉钙化，附见脾肿大；给予"头孢丙烯"口服抗感染治疗1周无改善，仍反复发热。11月份患者出现颈、胸部皮肤发红，伴瘙痒，曾到外院皮肤科就医，给予"扑尔敏、西替利嗪"治疗疗效欠佳。2019-11-16到我院门诊就医，血常规：白细胞5.78×10^9/L、中性粒细胞70.7%、单核细胞0.61×10^9/L、红细胞4.75×10^{12}/L、血红蛋白129 g/L、血小板252×10^9/L；血沉56 mm/h；C反应蛋白47.6 mg/L；肝肾功能未见明显异常；腹部彩超（2019-

11-18）示：肝脾未见明显异常，附见：后腹膜淋巴结肿大；给予"多西环素0.1 g po bid"治疗后症状无明显改善。近1周患者感皮肤发红较前明显，仍有发热，感视物模糊，无头痛、头晕，今日再次到我科门诊就医，门诊以"发热待查"收入院。

患病以来患者精神可，胃纳、睡眠正常，大小便正常，无体重明显下降。

既往史/个人史

无特殊。

入院查体

神清，可对答，眼睑轻度水肿，头皮可见丘疹，白色，颗粒状，疹间皮肤正常。颜面部、颈部、前胸部可见皮疹，表面粗糙，未见明显抓痕或破溃。心、肺、腹部查体未见明显异常，双下肢无水肿。

实验室及辅助检查

• 血常规：血红蛋白112 g/L，白细胞计数5.43×10^9/L，成熟中性粒细胞65.2%，血小板209×10^9/L。

• 血沉：91 mm/h。

• 血培养阴性，尿常规正常，粪常规阴性。

• 肿瘤标志物：糖类抗原CA12-5 97.00 U/ml（↑），细胞角蛋白19片段（CY211）4.40 ng/ml（↑），余指标正常。

• 甲状腺功能正常。

• 细胞因子检测：白介素-6 7.52 pg/ml（↑），白介素2受体 1 097.00 U/ml（↑）。

• 血浆EB病毒核酸定量（EBV-DNA血浆）未检出，全血EB病毒核酸定量（EBV-DNA白细胞）2.27×10^3/L。

• 自身免疫性抗体谱：ANA：颗粒型，1 : 320，余指标均阴性。

• 心电图正常。

• 前列腺B超：慢性前列腺炎，伴精囊慢性炎症可能大。射精管囊肿。残余尿阴性。

• 心脏B超：静息状态下经胸超声心动图未见明显异常；功能诊断：左心收缩功能正常左心舒张功能正常。

• 浅表淋巴B超：双侧腋窝淋巴结肿大。双侧颈部、双侧锁骨上、双侧腹股沟未见明显异常肿大淋巴结。

• 肺CT平扫：两肺纹理增多，右肺下叶后基底段小结节，右肺中下叶条索灶，请结合临床随访；纵隔、两腋窝多发小淋巴结，腹膜后多发淋巴结，建议进一步检查；冠脉钙化。脾略大。

• 头颅MRI平扫：两侧额叶腔隙灶；随访。

入院后诊疗经过

患者入院后完善相关检查，因患者为老年男性，反复低热伴皮疹，皮疹范围逐渐扩大，自上而下，由颜面部、颈部，逐渐累及躯干四肢（图22-1），查自身抗体：ANA颗粒型1 : 320，考

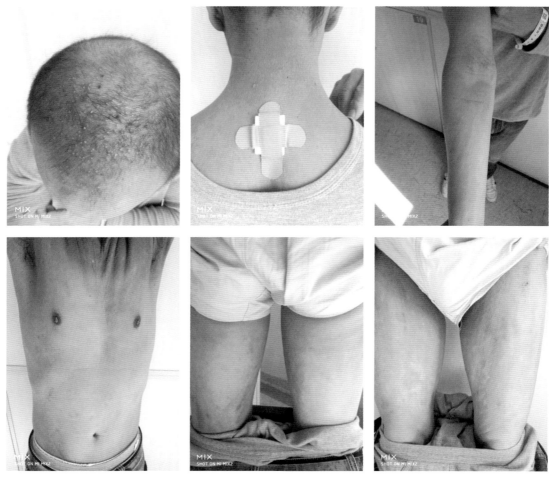

图 22-1 患者皮疹改变，从颜面部、颈部，由上至下，逐渐累及躯干四肢，皮疹主要是弥漫性大小不一红色至淡红色斑片，边界不清，部分融合成大片，稍高出皮面，呈苔藓样改变，触之略有浸润感。头皮可见散在粟粒大小淡红色（至肤色）丘疹，部分表面可见脓疱。

虑结缔组织病不除外，请皮肤科会诊行皮肤活检病理提示：首先考虑黏液水肿性苔藓（硬化性黏液性水肿），建议临床进一步检查。请风湿科会诊：暂不考虑系统性硬皮病。根据患者皮肤病变，我们不排除患者血液系统肿瘤情况，给予患者行骨穿，查骨髓涂片＋流式＋活检，同时，患者仍反复发热，肿瘤标志物 CA125 升高，即与患者家属沟通，2019 年 12 月 11 日患者同意行PET-CT 检查，结果回报：胃窦胃壁增厚，SUV 最大值 5.4，左侧锁骨区淋巴结，双侧腋窝淋巴结、胃周、腹膜后、肝门区淋巴结及大网膜多发结节，SUV 最大值 6.6，考虑恶性病变及其转移不能除外，建议胃镜病理活检。出院后于 2019 年 12 月 13 日行胃镜检查（图 22-2）：胃窦黏膜可见一溃疡型新生物，约 4 cm×3 cm，底部光滑污秽，覆有苔膜，周围呈环状增生，予以活检，12 月 17 日胃组织活检病理报告显示：胃窦腺癌，中低分化。

随访

12 月 20 日患者至上海某医院普外科行手术治疗，术后辅以化疗，全身苔藓样皮疹逐渐消失。

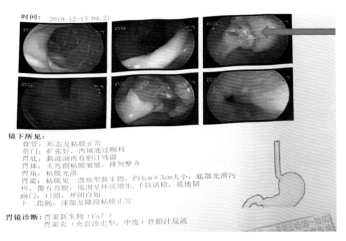

图22-2 患者胃镜报告，提示胃窦部新生物（Ca?）。

临床关键问题及处理

关键问题1 本病例患者主要表现为发热、全身皮疹进行性加重，结合部分辅助检查结果，很容易想到需鉴别风湿结缔组织病及血液系统肿瘤。但是皮肤活检病理及骨髓穿刺活检病理均不能很好地解释发热原因，下一步应如何诊治

本病例为老年男性，反复低热伴皮疹，皮疹范围逐渐扩大，自上而下，由颜面部、颈部，逐渐累及躯干四肢，查自身抗体：ANA颗粒型1：320，考虑结缔组织病不除外，请皮肤科会诊行皮肤活检病理提示：首先考虑黏液水肿性苔藓（硬化性黏液性水肿）。请风湿科会诊：暂不考虑系统性硬皮病。完善骨髓穿刺＋活检，无血液系统疾病证据。患者仍反复发热，肿瘤标志物CA125升高，为了避免漏诊，予以PET-CT检查，结果回报：胃窦胃壁增厚，SUV最大值5.4，左侧锁骨区淋巴结，双侧腋窝淋巴结、胃周、腹膜后、肝门区淋巴结及大网膜多发结节，SUV最大值6.6，考虑恶性病变及其转移不能除外，建议胃镜病理活检。患者病程中无消化道症状，既往无相关病史，很容易漏诊，由此可见，深入系统地评估病情及全面地辅助检查的重要性，侧面体现了PET-CT的合理使用在发热待查诊治中的重要地位。

关键问题2 皮肤黏液水肿性苔藓是罕见的皮肤病，既往国内外无胃肠道肿瘤与皮肤黏液水肿性苔藓相关性的报道。该患者皮肤黏液水肿性苔藓是否与胃癌相关

结合本病例中患者皮损特点及皮肤活检病理报告，黏液水肿性苔藓诊断明确。考虑患者病程中先有发热，再出现皮疹，且随着胃癌的治疗，皮疹明显改善，该患者的黏液水肿性苔藓很可能由胃癌间接造成的皮肤损害，类似于副肿瘤综合征。

背景知识介绍

副肿瘤综合征（paraneoplastic syndrome，PNS）不是由肿瘤直接蔓延、浸润、压迫、转移所

产生的相应组织器官症状，是由肿瘤而继发的，如异常的免疫反应（包括交叉免疫、自身免疫和免疫复合物沉着等）或其他不明原因引起的心血管、内分泌、神经肌肉、血液系统、胃肠道以及皮肤等远隔部位发生病变，这些全身表现可出现在肿瘤本身引起症状之前，而且随着原发灶的演变而变。副肿瘤综合征发生的可能机制为机体在肿瘤生长过程中产生抗体结合并破坏肿瘤细胞，这些抗体与正常组织产生交叉反应。

皮肤副肿瘤性综合征（cutaneous paraneoplastic syndrome，CPS）又称为副肿瘤性皮肤病，是由恶性瘤间接造成的皮肤损害，这些皮肤损害不仅与恶性肿瘤有着特殊关系，而且常发生于恶性肿瘤的早期，其发生率在副肿瘤综合征中仅次于内分泌综合征。正确识别副肿瘤综合征和皮肤副肿瘤性综合征，有利于肿瘤发现和提高患者治愈率和生存率；肿瘤的治疗后，PNS或CPS可以消失，如再次出现，则提示肿瘤复发转移等可能，这有利于监测肿瘤的复发及转移。

根据既往文献报道，胃肠肿瘤相关的皮肤副肿瘤综合征主要皮肤表现有：急性发热性中性粒细胞皮病（SWEET综合征）、皮肌炎、牛肚掌、坏死松解游走性红斑、副肿瘤性天疱疮、多发性脂溢性老年斑、匐行性回型红斑、获得性鱼鳞病、副肿瘤性肢端角化症、获得性毳毛增多症、多中心网状组织细胞增多症等。目前国内外暂无文献明确报道胃肠道肿瘤继发黏液水肿性苔藓病变。

黏液水肿性苔藓是一种罕见的先天性皮肤黏蛋白增多症，又称丘疹黏蛋白增多症、硬化性黏液水肿。本病病因和发病机制尚不十分清楚，根据皮损组织学特征，提示可能是成纤维细胞产生酸性黏多糖平衡失调所致。本病好发于面部、手背、肘部及四肢伸侧，常局限于皮肤，但也可有乏力、消瘦、上肢疼痛、麻木及头晕等全身症状。组织病理改变为真皮上部大量黏蛋白沉积，阿新蓝染色为强阳性，并可见成纤维细胞及胶原增多。目前对于此病尚无满意的治疗方案，局部治疗无效。有报道用苯丙氨酸氮芥和环磷酰胺单独或者联合泼尼松治疗可消除皮损，异维A酸和阿维A酯治疗有一定效果。临床治疗困难，但预后较良好。

结合本病例中患者皮损特点及皮肤活检病理报告，黏液水肿性苔藓诊断明确。但因无法解释患者发热的原因，且患者肿瘤标志物CA125升高，PET-CT检查提示胃窦病变，行胃镜活检，活检病理报告显示胃窦腺癌，中低分化。考虑患者病程中先有发热，再出现皮疹，且随着胃癌的治疗，皮疹明显改善，该患者的黏液水肿性苔藓很可能由胃癌间接造成的皮肤损害，类似于副肿瘤综合征。该患者病程中无消化道症状，既往无相关病史，很容易漏诊，因此，在发热待查的诊治中，深入系统地评估病情及全面的辅助检查具有重要的作用。

点 评

本病例患者主要表现为发热、全身皮疹进行性加重，结合部分辅助检查结果，很容易想到需鉴别风湿结缔组织病及血液系统肿瘤。但是皮肤活检病理及骨髓穿刺活检病理均不能很好地解释发热原因，需全面评估病情及辅助检查结果，进一步完善检查，如PET-CT。患者病程中无消化道症状，既往无相关病史，很容易漏诊，侧面体现了PET-CT的合理使用在发热待查诊治中的重要地位。另外，熟悉副肿瘤皮肤综合征有利于肿瘤早期发现与治疗。

（刘其会　高　岩　蒋卫民）

参·考·文·献

［1］叶庭路,伍露娜,潘慧清,等.黏液水肿性苔藓1例附文献复习［J］.皮肤性病诊疗学杂志,2010,17（3）: 233-235.

［2］惠海英,王俊民,王香兰,等.黏液水肿性苔藓3例临床病理分析［J］.中国皮肤性病学杂志,2005,19（4）: 234-235.

［3］王延召,黄文生,高兆亚,等.胃肠肿瘤相关的皮肤副肿瘤综合征［J］.临床医药文献电子杂志,2019,6（80）: 194-195.

［4］Cárdenas-Gonzalez R E, Ruelas M E H, Candiani J O. Lichen myxedematosus: a rare group of cutaneous mucinosis[J]. An Bras Dermatol, 2019, 94(4): 462-469.

23

表现为反复发热的胃癌

题记

发热待查中肿瘤占比20%以下,近年我院发热待查中肿瘤占12%左右,其中半数以上为淋巴瘤,而实体瘤则较为少见。这是一例反复发热5个月的病例,外院多种抗感染方案效果不佳,后证实为胃癌,但术后仍有发热。究竟是感染还是肿瘤,希望通过该病例能给临床医生提供更多的诊疗思路。

病史摘要

入院病史

患者,女性,25岁,销售职员,2019年5月13日收入我科。

主诉

反复发热5个月。

现病史

患者5个月前(2018年12月)无明显诱因下出现发热,Tmax 39.0℃,伴咽痛、全身肌肉关节酸痛,无畏寒、寒战,无头晕、头痛、恶心、呕吐,当地医院考虑"扁桃体炎"予输液治疗(具体不详),诉发热较前好转,但全身酸痛逐渐加重。患者遂于2018-12-26—2019-01-04在当地A医院住院治疗,入院时有全身多处肌肉及关节触痛,双下肢可见多形性红斑。实验室检查:白细胞19.4×10⁹/L,淋巴细胞89.2%,血红蛋白119 g/L,C反应蛋白232.10 mg/L,降钙素原0.30 ng/ml,乳酸脱氢酶1 438 IU/L,白蛋白36.1 g/L,铁蛋白 > 3 000 ng/ml,乙型流感病毒抗体IgM(+),肺炎支原体抗体IgM(+);脑脊液:淡红色,有核细胞20×10⁶/L,单核细胞98%,糖3.53 mmol/L,氯化物123.1 mmol/L,蛋白质0.32 g/L。胸部CT:两肺散在炎性病变伴双侧胸腔少许积液,心包少许积液(图23-1)。B超:脂肪肝,胆囊壁增厚伴回声增高、不均匀(炎性改变),胆囊颈管部可疑细密点状回声(泥沙样结石不排除),胆总管稍粗。骨髓穿刺提示:感染

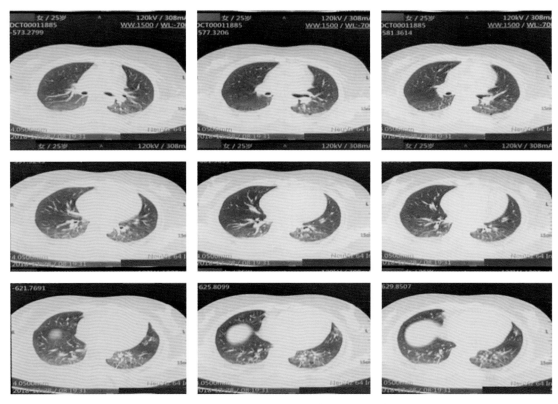

图23-1 胸部CT（2018-12-28）。两肺散在炎性病变伴双侧胸腔少许积液，少量心包积液。

性骨髓象（图23-2）。入院后予哌拉西林-舒巴坦抗感染治疗仍有发热，加用奥司他韦、阿奇霉素后仍持续发热，Tmax 39.5℃，且炎症指标较前升高；2018-12-29调整抗感染治疗方案为利奈唑胺联合莫西沙星，仍有反复高热，Tmax 39.8℃（图23-3）。

患者遂于2019-01-04转至当地B医院住院治疗，入院后查白细胞23.71×10⁹/L，中性粒细胞92.44%，血红蛋白93 g/L，C反应蛋白147.4 mg/L，降钙素原0.172 ng/ml，铁蛋白4 274 μg/L，白蛋白27 g/L。Q热立克次体抗体IgM阳性；G试验、GM试验、血培养、血疟原虫、ANCA、抗核抗体谱、EBV-DNA、CMV-DNA、肿瘤标志物阴性。01-07行PET-CT（图23-4）：① 全身骨骼弥漫性FDG代谢增高，建议骨髓活检除外血液系统增殖性疾病。② 胃窦处胃壁增厚，FDG代谢增高，建议胃镜检查除外恶性病变。③ 舌骨左缘肌肉肿胀，FDG代谢增高，双侧颌下多发中小淋巴结，FDG轻度增高，考虑炎性病变可能，建议随访/必要时活检。④ 腹膜后及双侧髂血管旁小淋巴结影，FDG代谢轻度增高，考虑炎性反应可能，随访。⑤ 舌尖部FDG代谢增高，考虑生理性摄取。⑥ 左肺及右下肺少许炎症，心包少量积液。01-08心超：左室增大，左室顺应性下降，肺动脉高压（轻度），少量心包积液。01-09骨穿骨髓象提示感染；骨髓流式发现1%幼稚髓系细胞，粒细胞欠成熟；骨髓活检见骨髓增生大致正常。入院先后给予美罗培南、米诺环素、利奈唑胺抗感染治疗，仍有发热。01-10行胃镜，胃角、胃窦部溃疡性病灶；病理回报：（胃窦）黏液细胞癌，免疫组化：CK（+），EMA（+），CEA（+），CDX-2（+），AE1（+），AE3（+）。

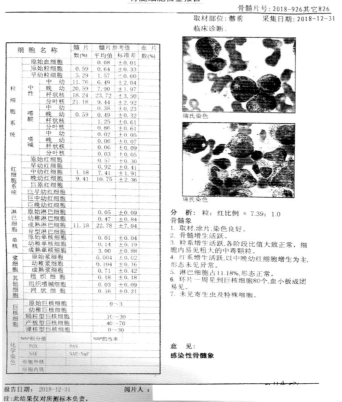

图23-2 骨髓涂片（2018-12-31）。

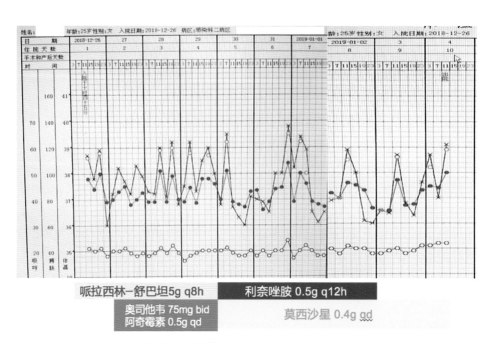

图23-3 体温单（2018-12-26—2019-01-04）。

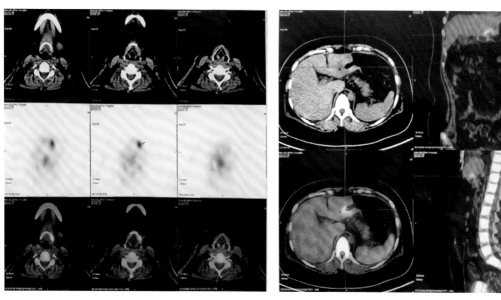

图23-4 PET-CT（2019-01-07）。全身骨骼弥漫性FDG代谢增高。胃窦处胃壁增厚，FDG代谢增高。

01-23行腹腔镜下全胃切除+食管-空肠吻合术，01-29术后病理：（远端胃标本）距下切缘2.5 cm胃角小弯侧溃疡浸润型低分化腺癌，肿块大小4.5 cm×3.0 cm×1.2 cm，侵及全层；神经侵犯（+），脉管内癌栓（+）；胃小弯侧检及淋巴结18枚，其中13枚见癌转移；胃大弯侧检及淋巴结3枚，其中2枚见癌转移。术后予美罗培南联合利奈唑胺抗感染及对症支持治疗，仍有低热（图23-5），37.5℃左右，伴有咳嗽、咳痰，咳白痰，02-16出院。

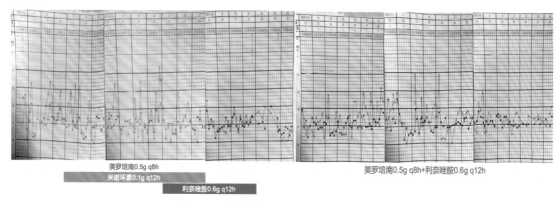

美罗培南0.5g q8h
米诺环素0.1g q12h
利奈唑胺0.6g q12h

美罗培南0.5g q8h+利奈唑胺0.6g q12h

图23-5 体温单（2019-01-04—2019-02-16）。

出院后1周患者再次出现发热，Tmax 38.2℃，2019-02-28—2019-03-09在当地C医院住院治疗。入院查白细胞10.42×10⁹/L，淋巴细胞85.04%，血红蛋白86 g/L，血沉111 mm/h，C反应蛋白121.13 mg/L，降钙素原正常范围，铁蛋白＞1 650 ng/ml。胸腹部CT：右肺上叶局限性肺气肿，双肺炎症、双侧胸膜增厚及右肺局限性气肿（图23-6）；脂肪肝，脾脏内缘良性病变，腹膜后、双侧腹股沟见多发结节。头颅MRI：双侧颈动脉鞘区及颌下区、部分枕部

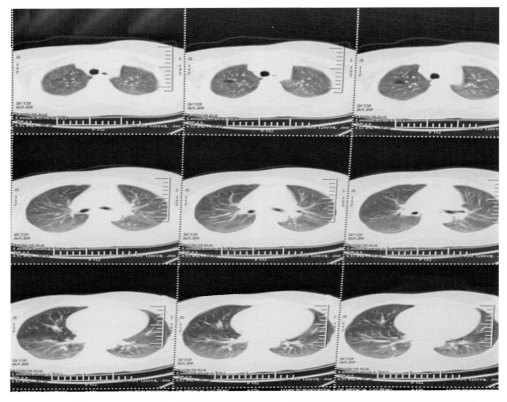

图23-6　胸部CT（2019-03-01）。右肺上叶局限性肺气肿，双肺炎症、双侧胸膜增厚及右肺局限性气肿。

头皮下多发中小淋巴结状异常强化信号，考虑多发淋巴结肿大。先后予头孢哌酮舒巴坦及氨曲南联合替考拉宁抗感染治疗，治疗后体温维持在36.8 ～ 37.4℃（图23-7）。03-06复查

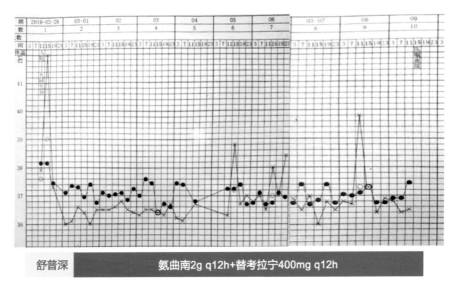

图23-7　体温单（2019-02-28—2019-03-09）。

白细胞14.07×10⁹/L，中性粒细胞11.29×10⁹/L，血红蛋白86 g/L，血沉93.05 mm/h，C反应蛋白114.22 mg/L，乳酸脱氢酶383.20 U/L。患者于2019-03-09出院转至当地A医院继续治疗。在A医院，予利奈唑胺联合哌拉西林–他唑巴坦抗感染治疗后仍反复发热，Tmax 40℃。追溯病史发现2019-01-04检查见Q热立克次体抗体IgM（+），患者发热前3个月曾有养宠物狗史，考虑立克次体感染，03-11加用米诺环素0.1 g q12h抗感染治疗后体温逐渐恢复正常。03-21停用利奈唑胺，加用阿奇霉素0.5 g qd，03-26停用哌拉西林–他唑巴坦及米诺环素，03-29停用阿奇霉素（图23-8）。04-01复查白细胞7.04×10⁹/L，中性粒细胞69.3%，血红蛋白78 g/L，予出院。

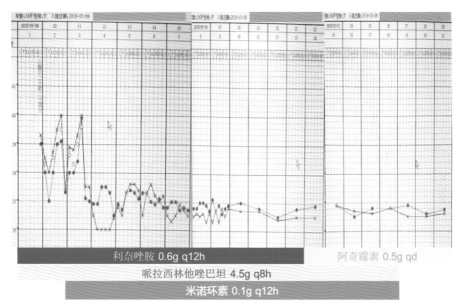

图23-8 体温单（2019-03-09—2019-04-01）。

患者出院后长期卧床，有咳嗽、咳痰、咳白痰、稍黏，胃纳差，自觉双下肢无力。2019-04-09再次出现发热，下午体温较晨起高，Tmax 38.5℃，服用退热药可降至正常，无畏寒、寒战、头晕、头痛、恶心、呕吐、腹痛、腹泻。患者于2019-04-11—2019-05-12在当地A医院住院治疗，04-11查白细胞17.45×10⁹/L，血红蛋白87 g/L，C反应蛋白242.9 mg/L，血沉89 mm/h，降钙素原0.29 ng/ml，铁蛋白＞3 000 ng/ml，乳酸脱氢酶467 U/L，血疟原虫阴性。腹部增强CT：胃癌术后改变、脂肪肝、肝囊肿。04-20骨穿：提示感染，增生型贫血象，铁染色提示铁利用障碍；骨髓流式：未见明显的免疫表型异常淋巴细胞；骨髓活检：以成熟粒细胞增生为主，红系细胞少见。需除外纯红细胞再生障碍性贫血可能。05-05B超：脂肪肝、胆囊积液、胆囊内泥沙形成、泥沙样结石不排除。子宫及双侧附件未见明显异常。04-11入院后予哌拉西林–他唑巴坦联合米诺环素抗感染治疗，效果欠佳，04-15改为利奈唑胺、美罗培南、米诺环素抗感染，体温仍无明显下降，Tmax 39.5℃，04-21暂停抗感染治疗。停止用药期间患者仍有发热。04-28尝试用青霉素120万U q12h治疗，体温有下降趋势，Tmax 38.5℃，05-05青霉素加量至160万U q8h，05-08再次出现高热，Tmax 40.5℃，治疗效果欠佳（图23-9）。住院期间血象及炎症指标见表23-1。患者于2019-05-13转我院。

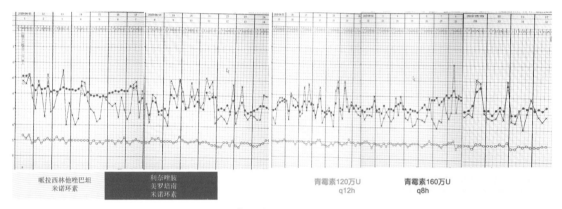

图23-9　体温单（2019-04-11—05-12）。

表23-1　血常规及炎症指标

日　期	白细胞（10^9/L）	中性粒细胞（%）	血红蛋白（g/L）	C反应蛋白（mg/L）	降钙素原（ng/ml）	血沉（mm/h）	铁蛋白（ng/ml）	乳酸脱氢酶（U/L）
04-12	17.45	89.6	87	242.9	0.29	89		467
04-16	9.87	84.8	71	153.5			>3 000	
04-23	11.54	84	63	178.3			561	
04-28	7.02	82.3	72					
05-09	5.33	77.5	73	84.1	0.20			

患者患病以来精神一般、胃纳差、睡眠正常，大小便正常，近5个月体重明显下降，发病前体重近100 kg，目前约60 kg。

既往史及个人史

2019-01-23行"腹腔镜下全胃切除+食管-空肠吻合术"。否认肝炎、结核等传染病史。否认青霉素、磺胺类药物过敏史，预防接种史不详。

入院查体

神志清，精神稍差，轻度贫血貌。颈软，无抵抗。双侧腹股沟扪及多个小淋巴结，活动可，无压痛、粘连，余浅表淋巴结未扪及异常。双肺呼吸音粗糙，未闻及干湿啰音。心率98次/分，律齐，各瓣膜未闻及杂音。上腹部见手术瘢痕，双下肢无水肿。四肢关节及肌肉有疼痛、压痛，双下肢关节活动受限。双上肢肌力、肌张力正常，双下肢肌力Ⅳ级，双下肢肌肉萎缩，双侧病理征阴性。

实验室检查

• 血常规：白细胞5.95×10^9/L，中性粒细胞74.6%，血红蛋白84 g/L，血小板270×10^9/L，网

织红细胞绝对值30.96×10⁹/L。

- 血生化：铁蛋白10 574 μg/L，血钾3.2 mmol/L，白蛋白32.2 g/L，乳酸脱氢酶638 U/L，血清铁4.1 μmol/L，铁饱和度18%，总铁结合力22.2 μmol/L。

- 炎症指标：血沉40 mm/h，C反应蛋白60.9 mg/L，降钙素原0.44 ng/ml，CMV-DNA、EBV-DNA、T-SPOT.*TB*、G试验、肝炎、梅毒、HIV、疟原虫抗原阴性。

- 免疫指标：总IgE 172 IU/ml、尿κ轻链118 mg/L，免疫球蛋白、血轻链、血游离轻链、血免疫固定电泳、自身免疫性抗体阴性。

- 肿瘤标志物：SCC 5.75 ng/ml、NSE 17.03 ng/ml、CA125 50.16 U/ml，余肿瘤标志物正常。

- 性激素：睾酮1.95 nmol/L、催乳素31.73 ng/ml、IgF-1 56.86 ug/L，余激素水平正常。

- 细胞因子：白介素-6 7.4 pg/ml，白介素2受体1 719 U/ml，肿瘤坏死因子α 14.4 pg/ml，余正常。

- T/B/NK：CD4/CD8 0.64，%CD19 1.99，%CD3 81.43，%CD4 29.95，%CD8 46.98。

辅助检查

- 05-15 心超：未见明显异常。

- 05-15 B超：脂肪肝。胆囊饱满，胆泥淤积可能。膀胱内少量沉积物。双侧腋窝（右侧较大16 mm×9 mm，左侧较大23 mm×8 mm）、双侧腹股沟肿大淋巴结（右侧较大12 mm×5 mm，左侧较大14 mm×5 mm）。盆腔少量积液。脾脏、双肾未见明显异常，胰腺因气体干扰显示不清。双侧输尿管未见明显扩张。子宫、双侧卵巢未见明显异常。双侧颈部、锁骨上未见明显异常肿大淋巴结。

- 05-15 骨髓涂片：增生性骨髓象，三系均明显增生，粒系左移，部分伴退行性变，红系部分有血红蛋白充盈不足表现，铁染色示有铁利用障碍表现，片上单核组织巨噬细胞较易见，吞噬现象活跃（图23-10）；骨髓流式：未见异常。骨髓送检感染病原高通量基因检测结果阴性。

- 05-21 胃镜：全胃切除术后改变，吻合口通畅，周围黏膜稍粗糙。

- 05-24 腹部增强CT：盆腔积液，胃部术后改变，脂肪肝，胆囊结石可能。

- 05-25 PET-CT：① 胃癌治疗后，双侧颈部、双侧锁骨区（1.2 cm，SUV5.5）、纵隔及双肺门（1.5 cm，SUV4.8）、双侧腋窝（1.0 cm，SUV6.7）、腹盆腔腹膜后及肠系膜根部、双侧髂窝、双侧盆壁（1.0 cm，SUV2.8）、双侧腹股沟多发肿大淋巴结（1.1 cm，SUV3.4），伴FDG代谢异常增高，结合病史，建议淋巴结活检除外肿瘤性病变。② 腹部术区片状FDG代谢增高（SUV17.9），正中腹壁增厚伴FDG代谢增高（SUV3.8），结合病史，考虑术后改变可能大，盆腔少量积液。③ 甲状腺结节，未见FDG代谢异常增高，考虑良性。④ 右肺尖结节，未见FDG代谢异常增高，考虑良性，左上肺慢性炎症。⑤ 脂肪肝，胆囊大，胆结石，肠炎。⑥ 脾脏（SUV4.7）、骨髓反应性改变（SUV5.3）。

入院后诊疗经过

患者入院后仍有发热，Tmax 38.2℃，发热时伴随症状少，一般情况可。患者胃纳差，完善胃镜及上下腹增强CT提示胃切除术后改变，吻合口通畅。骨髓涂片、流式、宏基因组学检测

住院　　血液骨髓细胞形态学检查報告

细胞片號：19-158M1
标本种类：骨髓涂片

年龄：24岁　　科别：感染(感染科)　　临床诊断：发热待查

细胞名称		血片%	髓片%	参考范围%
粒系细胞	原粒细胞I型		1.0	
粒系细胞	原粒细胞II型			
粒系细胞	早幼粒细胞		2.5	0.2—4.15
粒系细胞 中性粒	中性中幼粒细胞		11.5	2.2—13.25
粒系细胞 中性粒	中性晚幼粒细胞		15.5	4.15—15.7
粒系细胞 中性粒	中性杆状核粒细		17.0	15.2—32
粒系细胞 中性粒	中性分叶核粒细	75.0	12.0	3.8—23.3
粒系细胞 嗜酸性	嗜酸性中幼粒细		1.0	0—1.7
粒系细胞 嗜酸性	嗜酸性晚幼粒细		0.5	0—2.1
粒系细胞 嗜酸性	嗜酸杆状核粒细		0.5	0.1—3.25
粒系细胞 嗜酸性	嗜酸分叶核粒细	4.0	2.5	0—5.5
粒系细胞 嗜碱性	嗜碱性中幼粒细			0—0.2
粒系细胞 嗜碱性	嗜碱性晚幼粒细			0—0.35
粒系细胞 嗜碱性	嗜碱杆状核粒细			0—0.5
粒系细胞 嗜碱性	嗜碱分叶核粒细			0—0.4
红系细胞	原始红细胞			0—1.55
红系细胞	早幼红细胞		2.0	0.2—3.1
红系细胞	中幼红细胞		17.0	3—14.35
红系细胞	晚幼红细胞		6.5	3.8—17.45
红系细胞	早巨幼红细胞			0
红系细胞	中巨幼红细胞			0
红系细胞	晚巨幼红细胞			0
單核系	原始单核细胞			0—0.15
單核系	幼稚单核细胞			0—0.4
單核系	成熟单核细胞	6	3.0	0.5—5
淋巴系統	原始淋巴细胞			0—0.2
淋巴系統	幼稚淋巴细胞			0—1.55
淋巴系統	成熟淋巴细胞	15	5.0	9.55—38.85
淋巴系統	异常形態淋巴细			
淋巴系統	不典型淋巴细胞			
浆系细胞	原始浆细胞			0—0.08
浆系细胞	幼稚浆细胞			0—0.51
浆系细胞	浆细胞		0.5	0—1.8
浆系细胞	不典型浆细胞			
巨核系细胞	原始巨核细胞			/50隻
巨核系细胞	幼稚巨核细胞			/50隻
巨核系细胞	颗粒型巨核细胞			/50隻
巨核系细胞	产板型巨核细胞			/50隻
巨核系细胞	裸核型巨核细胞			/50隻
其它類型细胞	组织细胞		2.0	0—0.5
其它類型细胞	噬血细胞			
其它類型细胞	组织嗜碱细胞			0—0.3
其它類型细胞	分类不明细胞			0
其它類型细胞	异型细胞			
其它類型细胞	肿瘤细胞			
其它類型细胞	异常浆细胞			
其它類型细胞	原幼白细胞			

粒细胞：有核红细胞=2.51	取材部位：手指末梢/髂前上棘
骨髓片共数有核细胞数：200个细胞	涂片：外周血片/骨髓涂片
血片共数有核细胞数：100个细胞	骨髓增生程度：60~90个有核细胞/HP

1000倍，Wright染色　　1000倍，Wright染色

形态描述：

骨髓有核细胞增生活跃，粒红比值属正常范围，粒系左移，可见双核型早幼粒细胞及少量原始粒细胞，部分成熟中性粒细胞可见颗粒增多、增粗、空泡及假匹赫氏畸形等。红系较增生，可见双核型中幼红细胞及红系有丝分裂型，部分中晚幼红细胞有血红蛋白充盈不足表现，部分晚幼红细胞可见脱核障碍。成熟红细胞轻度大小不一。淋巴细胞分类均为成熟中小淋巴细胞，可见少量单核组织巨噬细胞。全片找到巨核细胞大于200只，分类50只，其中颗粒型23只，产板型22只，4只裸核，成熟血小板散在或成小簇可见。

POX：中性粒细胞（+++）

铁染色：骨髓小粒（+～++）巨噬细胞（+++）

　　　　内铁：1%阳性（1粒）

诊断及意见：

增生性骨髓象，三系均明显增生，粒系左移，部分伴退行性变。红系部分有血红蛋白充盈不足表现，铁染色示有铁利用障碍表现。片上单核组织巨噬细胞较易见，吞噬现象活跃。请结合临床及骨髓活检综合判断。

接收时间：2019-05-15 10:05:09　　報告时间：2019-05-20 13:06:37

图23-10　骨髓涂片（2019-05-15）。

未见明显异常，无感染依据。PET-CT检查结合胃癌病史，建议淋巴结活检。住院期间未予抗感染治疗，患者仍有发热，Tmax 37.4℃（体温单见图23-11）。后经全科病例讨论，患者胃癌诊断明确，且为低分化腺癌伴有淋巴结转移，反复发热未发现明确感染灶且多种抗感染药物无效，发热考虑肿瘤热，后回当地医院肿瘤科进行化疗。

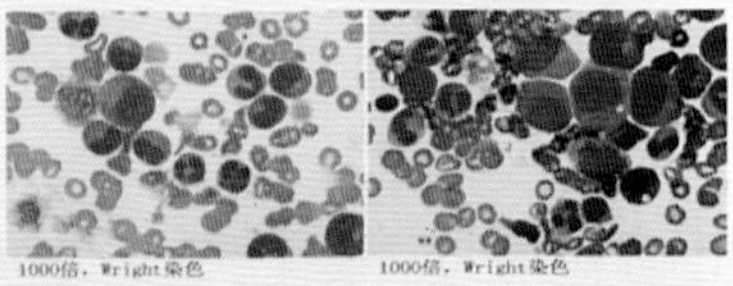

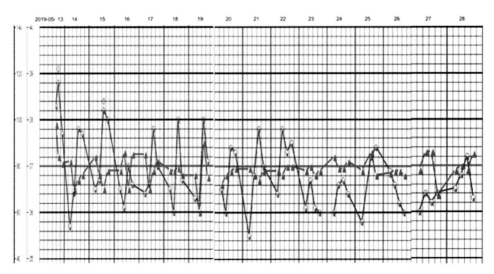

图23-11　体温单（2019-05-13—2019-05-28）。

临床关键问题及处理

关键问题 1　患者反复发热 5 个月，胃癌诊断明确且已行手术切除，发热究竟是感染还是肿瘤导致？如果是肿瘤热，为何术后仍有反复发热

该患者为 25 岁年轻女性，高热伴关节肌肉疼痛、双下肢多形性红斑起病，实验室检查血象高，C 反应蛋白、铁蛋白等炎症指标高，乙型流感病毒抗体 IgM(+)，肺炎支原体抗体 IgM(+)，肺 CT 提示两肺炎症，骨髓涂片提示感染性骨髓象，但先后给予多种抗菌药物抗感染治疗均效果不佳。患者 2020-01-07 行 PET-CT 检查提示胃窦胃壁增厚，FDG 代谢增高，01-10 胃镜检查病理提示胃黏液细胞癌，01-23 行全胃切除，术后病理提示浸润型低分化腺癌，且有神经侵犯及淋巴结转移。至此患者胃癌诊断明确。起病早期的发热考虑是肿瘤热，白细胞显著升高考虑是胃癌的肿瘤负荷引起的类白反应，而非感染性。

纵观患者整个疾病进程，术前发热伴白细胞显著升高，多种抗感染药物治疗无效，最终明确胃癌诊断，术前发热考虑是肿瘤热，肿瘤细胞释放多种内源性致热源的细胞因子所致。那么手术切除了肿瘤病灶是否就应该不发热了呢？患者术后仍有发热，辗转多家医院的感染科，白细胞逐渐恢复正常，找不到明确的感染灶，且多种广谱抗生素无效。收入我院后，停用所有抗感染药物，患者体温、症状较前好转，不排除入院前存在药物热因素；但患者术后病理提示淋巴结多发转移，神经侵犯、脉管癌栓，2019-5-25 复查 PET-CT 见全身多发肿大淋巴结伴 FDG 代谢增高，考虑肿瘤性病变，提示患者肿瘤累及范围广且有转移，患者的术后发热也提示肿瘤仍有残余或转移。建议患者尽快到肿瘤科进一步治疗，后续随访很遗憾患者一般情况逐渐恶化，后去世。

既然考虑肿瘤热，那么术后就应该不发热了，为何患者仍有发热呢？患者在辗转多家医院的过程中，白细胞逐渐恢复正常，仍有发热，但找不到明确的感染灶，且多种广谱抗生素无效；转入我院后，停用所有抗感染药物，患者体温、症状较前好转，不排除入院前有药物热因素，但若为感染，不使用抗感染药物的情况下病情不会好转。结合患者胃癌晚期且已有转移的病情，仍考虑肿瘤导致发热可能大。一般切除肿瘤后，体温常可恢复正常，若术后仍发热，说明肿瘤残余或者转移病灶存在。患者目前应该考虑化疗控制病情。

背景知识介绍

发热待查 (fever of unknown, FUO) 最常见的原因是感染、非感染性炎症性疾病和恶性肿瘤。根据文献报道及协和医院、我院 FUO 病因分析，恶性肿瘤导致的发热占 20% 以下。常见的表现为发热待查的恶性肿瘤包括：淋巴瘤（尤其是非霍奇金淋巴瘤）、白血病、肾细胞癌、肝细胞癌以及肝脏转移癌。其中引起发热的最常见的隐匿性恶性肿瘤是血液系统肿瘤，例如淋巴瘤和白血病，CT 或 MRI 以及骨髓穿刺通常可以明确受累部位。骨髓增生异常综合征、多发性骨髓瘤也被报道为FUO的病因。实体瘤中报道表现为FUO的有肾癌、肝细胞癌、心房黏液瘤，消化系统肿瘤结肠癌、胃癌报道较少。恶性肿瘤虽然不是FUO最常见的原因，但是FUO相关死亡的主要原因。

肿瘤热的发病机制是肿瘤生长迅速，相对缺血缺氧引起坏死，释放肿瘤坏死因子TNF导致机体发热。TNF能诱导IL-1、IL-6等内源性致热源从而引起发热。恶性肿瘤细胞内白细胞浸润引起炎症反应、恶性肿瘤细胞内释放抗原物质引起免疫反应而发热。肿瘤热对抗感染治疗无效，应用化疗药物后能得到控制，非甾体抗炎药可缓解肿瘤热。

2018年最新数据表明，全球范围内胃癌发病率在恶性肿瘤中居第五位，死亡率居第三位。我国是胃癌的高发地区，胃癌发病率和死亡率远高于世界平均水平。胃癌病理类型可分为腺癌、印戒细胞癌、腺鳞癌、髓样癌和未分化细胞癌等。胃癌根据2016年国际抗癌联盟AJCC和美国癌症联合会UICC的TNM分期法，分期依据是原发肿瘤浸润胃壁的深度（T）、区域淋巴结转移情况（N）、远处转移情况（M），按照TNM的不同组合将胃癌分为Ⅰ、Ⅱ、Ⅲ、Ⅳ四种临床分期。胃癌早期可无症状，部分有饱胀不适、消化不良等不适，中晚期最常见的症状则是上腹痛，部分患者出现贫血、厌食等；而很少以发热起病。

有研究表明术后发热是胃癌预后的独立危险因素（$P<0.001$）。发热持续超过48小时与存活率降低显著相关（$P<0.001$），亚组分析中，发热持续超过48小时与Ⅰ期和Ⅱ期胃癌的不良预后显著相关（$P<0.001$），但与Ⅲ期胃癌预后无关（$P=0.334$）。而考虑到胃切除术的类型，48小时以上的发热持续时间与切除术患者的预后差显著相关（$P=0.004$）。总之，术后发热与胃癌预后差有关。

点 评

在发热待查的诊断中，实体肿瘤所造成者占比并不高。肿瘤性发热有时和感染性发热很难区分，患者同样可以出现畏寒、寒战、高热，有时会出现白细胞升高，甚至降钙素原也会上升。此时，发热往往被患者、家属及医生首先认为是感染。但该类患者往往使用多种抗生素无效，又找不到明确感染灶时，要多考虑非感染因素，进一步完善影像学检查及骨髓穿刺，必要时行PET-CT检查。此外，我们也要警惕年轻人中的肿瘤发热。由于实体肿瘤主要发生于老年人，而年轻人主要是以血液系统肿瘤或间叶组织的肿瘤为主，故排除血液系统疾病后，实体肿瘤往往容易漏诊。在病因不明，年轻人出现恶性高热时，也不能忽略实体肿瘤的可能。如果有肿瘤病史的患者出现发热，更加要区分是合并感染还是肿瘤热。因为发热可能提示肿瘤复发或者转移，需积极处理，以免延误病情。对于明确肿瘤的患者，诊断性化疗后，体温往往会下降，很多淋巴瘤患者经化疗后体温下降，就是很好的例子。对于实体肿瘤来说，应与肿瘤科医生密切沟通，经多学科会诊后，慎重制订诊疗方案。很多病例中我们也不能完全排除实体肿瘤基础上继发细菌感染或其他病原体感染可能,尤其是晚期肿瘤全身转移者,患者机体免疫功能相当低下,继发感染不可避免。此时,发热的原因较复杂,有可能肿瘤性发热和继发感染并存,需要临床医生仔细鉴别,慎重做出诊断。

(刘袁媛　张晓明　蒋卫民　邵凌云)

参·考·文·献

[1] Bleeker-Rovers CP, Vos FJ, de Kleijn EM, et al. A prospective multicenter study on fever of unknown origin: the yield of a structured diagnostic protocol[J]. Medicine (Baltimore), 2007, 86(1): 26−38.

[2] Zenone T.Fever of unknown origin in adults: Evaluation of 144 cases in a non-university hospital[J]. Scandinavian Journal of Infectious Diseases, 2006, 38(8): 632−638.

[3] Mueller PS TC, Gertz MA.Fever of unknown origin caused by multiple myeloma: a report of 9 cases[J]. Arch Intern Med, 2002, 162(11).

[4] Sørensen HT, Mellemkjær L, Skriver MV, et al.Fever of unknown origin and cancer: a population-based study[J]. The Lancet Oncology, 2005, 6(11): 851−855.

[5] Etemadi A, Safiri S, Sepanlou SG, et al.The global, regional, and national burden of stomach cancer in 195 countries, 1990−2017: a systematic analysis for the Global Burden of Disease study 2017[J]. The Lancet Gastroenterology & Hepatology, 2020, 5(1): 42−54.

24

自发性脾破裂，最终诊断为脾脏弥漫大 B 细胞淋巴瘤的发热待查

题记

淋巴瘤虽然在发热待查中占比仅有 5%～10%，但因其临床表现各异、难以获得病理学依据而诊断非常困难。其中弥漫大 B 细胞淋巴瘤（diffuse large B cell lymphoma, DLBCL）是成人非霍奇金淋巴瘤中最常见的一种类型，其发病率占非霍奇金淋巴瘤（non Hodgkin's lymphoma, NHL）的 30%～40%，在临床表现和预后等多方面具有很大异质性，虽然常见的临床表现主要为无痛性淋巴结肿大、肝脾肿大，但以发热为表现者并不少见，而以脾破裂为表现的弥漫大 B 细胞淋巴瘤非常少见，目前仅有个例报道。本次介绍了一例发热待查 3 月余，入院后表现为急腹症自发性脾破裂，经急诊脾切除手术病理证实的弥漫大 B 细胞淋巴瘤的病例。

病史摘要

入院病史

患者，男性，72 岁，农民，于 2019 年 2 月 14 日入院。

主诉

发热 3 月余。

现病史

患者 2018 年 11 月 15 日左右开始无明显诱因下出现发热，体温最高 38.9℃，伴寒战、心悸，无头晕、头痛、无恶心、呕吐，无腹痛、腹泻，当地卫生所予退热药物对症处理（具体不详）后体温可降至正常，但仍感不适。2018 年 11 月 29 日再次发热伴胸闷就诊于当地医院，血常规和胸片、腹部 B 超未见明显异常，心脏超声未见赘生物及明显结构改变，仍考虑感染，予抗感染治疗（具体不详）后体温无明显下降，仅自行服用"布洛芬"后体温方能降至正常。此后 2019 年 12 月至 2020 年 1 月患者未再就诊，每次发热均自行服用"布洛芬"对症治疗，体温波动于

38 ～ 40℃。2019 年 2 月 6 日患者因再次出现高热再次就诊当地医院，血常规提示：白细胞 3.14×10^9/L，血红蛋白 111 g/L，血小板 82×10^9/L。肺部 CT 提示肺气肿伴肺大疱形成。予"左氧氟沙星＋头孢他啶"抗感染治 3 天，体温仍波动于 38 ～ 40℃，遂调整方案为"哌拉西林-他唑巴坦"再次治疗 3 天仍无明显疗效。外院 T-SPOT.*TB* 检查结果提示"A 孔 10 点，B 孔 1 点"，考虑"结核不能排除"，上腹部 CT 平扫未见明显异常，遂至我院就诊，门诊拟"发热待查"于 2019 年 2 月 14 日收入我科。患病以来患者精神稍萎，胃纳一般，睡眠一般，大小便正常，近半年体重下降 10 kg。

既往史

患者出生于原籍，否认疫区、否认疫情接触史。否认化学性物质、放射性物质、有毒物质接触史。有高血压病史，目前用药：美托洛尔 25 mg qd。

入院查体

体温 35.6℃，脉搏 99 次/分，呼吸 15 次/分，血压 117/73 mmHg，神志清楚，全身皮肤黏膜未见异常，未见肝掌、蜘蛛痣、瘀点、瘀斑。巩膜无黄染，角膜对光反射敏。左侧颈后可触及 1 粒 0.5 cm×1 cm 大小淋巴结，质中，移动度尚可，无明显粘连，甲状腺未触及肿大。双肺呼吸音清晰，未闻及干、湿性啰音。心率 99 次/分，律齐，各瓣膜听诊区未闻及病理性杂音。腹部平坦，腹软，全腹无压痛，无肌紧张及反跳痛，肝脾肋下未触及，肝肾区无叩击痛，移动性浊音阴性，肠鸣音 4 次/分。脑膜刺激征阴性，双下肢无水肿。

实验室及辅助检查

- 血常规：白细胞 3.95×10^9/L，中性粒细胞绝对值 2.81×10^9/L，血红蛋白 114 g/L，血小板 92×10^9/L。

- 粪便隐血：弱阳性（±）。

- 炎症指标：C 反应蛋白 148.70 mg/L（↑）；降钙素原 0.36 ng/ml（↑）；血沉 26 mm/h（↑）。

- 肝肾功能电解质心肌酶谱：乳酸脱氢酶 397 U/L（↑），总蛋白 52 g/L（↓），白蛋白 24 g/L（↓），余正常。

- 铁蛋白：822.30 ng/ml（↑）。

- 肿瘤标志物、自身抗体、补体、甲状腺功能（－）。

- 心肌标志物：肌红蛋白＜21.00 ng/ml（↓），肌钙蛋白 T 0.013 ng/ml，CK-MB mass 0.37 ng/ml，pro BNP 199.40 pg/ml。

- 血、尿轻链：血 λ-轻链 1.68 g/L，血 κ-轻链 2.69 g/L，KAP/LAM 1.60；尿-λ-轻链 50.20 mg/L（↑），尿-κ-轻链 109.00 mg/L，尿 KAP/尿 LAM：2.171。

- 免疫球蛋白：免疫球蛋白 M 0.75 g/L，免疫球蛋 G4 2.370 g/L（↑），血免疫球蛋白 E：17 4.48 ng/ml，血免疫球蛋白 G：12.00 g/L，血免疫球蛋白 A：1.93 g/L。

- EB 病毒衣壳抗体：IgA 阴性（－），IgG 阳性（＋），IgM 阴性（－）；EBV-DNA（血浆）低于检测下限。

- 血、尿免疫固定电泳：未发现单克隆免疫球蛋白。

- 血 β_2 微球蛋白：4.58 mg/L（↑）。
- T-SPOT.*TB*：阴性对照孔：0，阳性对照孔：正常，抗原A（ESAT-6）孔：12，抗原B（CFP-10）孔：20，T-SPOT.*TB*：阳性。
- 隐球菌乳胶定性试验：阴性。
- 胸部CT扫描：双肺下叶炎症伴可能，双肺散在肺大疱。
- B超：双侧颈部，锁骨上，腋下，腹股沟未见明显异常淋巴结肿大。

入院后诊疗经过

患者入院当晚发热至39℃（患者体温单见图24-1），完善血培养后予解热镇痛药对症治疗，体温恢复正常。因患者为农民，不排除少见不典型病原体感染，暂予莫西沙星0.4 g qd+多西环素0.1 g q12h经验性抗感染治疗。

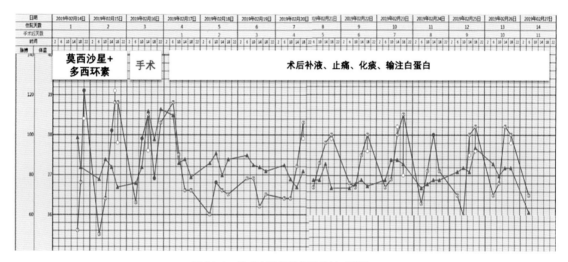

图24-1 患者入院后体温单及治疗措施。

患者2020-02-16日中午静滴莫西沙星期间站立时出现头晕、黑矇，血压111/68 mmHg；随即出现呕吐，呕吐物约150 ml胃内容物，未见血性液体。患者诉左上腹隐痛，胸前不适，查体示患者精神稍萎，应答切题，呼吸平静，稍出汗，腹平，较软，左上腹轻压痛，无反跳痛，Murphy征（－），麦氏点压痛（－），腹膜刺激征（－）。床旁心电图示心率增快，ST段压低。予停用莫西沙星，吸氧5 L/min，开放补液。2小时后患者出现一过性晕厥，持续时间约1分钟。且精神和对答欠佳，大量出汗，体检腹平，上腹部肌紧张，左上腹压痛及反跳痛明显。予以心电监护，测血压最低仅75/52 mmHg，指末氧饱和度（SpO$_2$）90%，心率114次/分，测指末血糖7.9 mmol/L，急查血红蛋白88 g/L较02-14入院时114 g/L明显下降。考虑存在急腹症，内出血不能除外，予以禁食、置入胃管，奥美拉唑40 mg静注，急诊行头颅、肺部、上下腹部CT扫描，结果提示：腹腔大量积液，脾区显示不清（图24-2），双侧额顶叶及侧脑室旁多发缺血灶，脑萎缩。结合临床表现和腹部CT，请普外科急会诊，结合患者既往病史，考虑脾破裂可能大，诊断性腹腔穿刺在右下腹抽出不凝血（图24-3），当晚全麻下行急诊剖腹探查术，术中见腹腔内

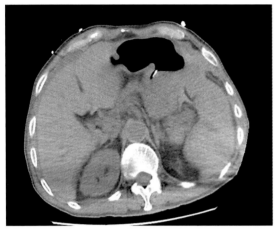

图24-2 上腹部CT提示脾区显示不清。

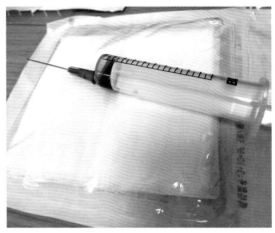

图24-3 诊断性腹腔穿刺可见不凝血。

大量不凝血，肝脾之间较多血块。脾脏上极背侧血块，吸尽后仍见出血，肝脾之间较多血块，脾脏约20 cm×15 cm×15 cm大小，脾旁有大量血凝块。术中明确诊断为脾破裂，遂行脾切除术。

术后予积极补液、止痛、化痰、输注白蛋白等对症支持治疗，患者恢复情况可，但仍有中度贫血、低蛋白血症。术后体温平3天后仍有反复（图24-1），但最高体温有所下降。2019-02-26外科病理示：(脾脏)恶性弥漫性大B细胞淋巴瘤，Non-GCB亚型。免疫组化：CD20(+)，CD10(散少+)，PAX5(+)，Bcl-6(－)MUM-1(－)，Ki67(70%)，CK(－)，CD3(散+)，KP1(－)，CD56(－)，S100(散+)。

2020-02-21日行骨髓穿刺活检术，骨髓涂片可见骨髓象轻度增生，粒系比例稍减少，部分伴退行性变。红系较增生，部分有血红蛋白充盈不足，铁染色示有铁利用障碍。片上成熟单核细胞较易见，并可见2%异常淋巴细胞及一些噬血细胞（图24-4）。骨髓流式示骨髓可见约0.6%大B淋巴细胞：(CD19+ CD20+ CD22+ CD10－CD38－κ－λ－)，考虑为异常B淋巴细胞可

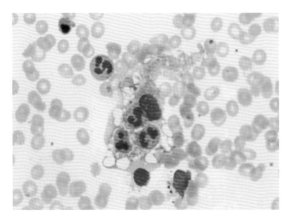

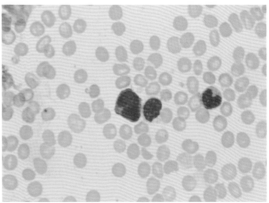

图24-4 骨髓涂片可见少量异常淋巴细胞及噬血细胞。

能。骨髓病理示：骨髓活检示7～8个髓腔，造血细胞约占40%，巨核细胞可见，各系造血细胞未见明显异常。患者脾脏病理明确，骨髓累及，考虑原发性脾恶性淋巴瘤，骨髓累及，弥漫性大B细胞淋巴瘤，转入血液科行进一步治疗。

临床关键问题及处理

关键问题1　发热待查患者以急腹症为表现的可能原因

发热待查患者伴腹痛的疾病包括腹腔内疾病（感染、肿瘤）、螺旋体病、沙门菌感染、旋毛虫病、系统性红斑狼疮、结节性多动脉炎、成人Still病、克罗恩病、家族性地中海热、卟啉病等。

急腹症是指腹腔内、盆腔和腹膜后组织和脏器发生了急剧的病理变化，从而产生以腹部为主的症状和体征，同时伴有全身反应的临床综合征。常见的急腹症包括：腹部脏器破裂、急性阑尾炎、溃疡病急性穿孔、急性肠梗阻、急性胆道感染及胆石症、急性胰腺炎、腹部外伤、泌尿系结石及异位妊娠子宫破裂等。

对于发热待查的患者而言，当患者出现急腹症，需要结合患者的临床症状来判断急腹症是否与原发病有关，常见于以下情形。

（1）腹腔内的感染或肿瘤病灶：感染灶包括肝脓肿、包虫病、伤寒肠穿孔等；肿瘤病灶包括肝癌、胃癌、淋巴瘤病灶，以及感染或肿瘤所致的胃肠道、胆道梗阻等。

（2）血管性疾病：如血管炎、腹腔血管栓塞等。

本例发热待查患者在起病初期的3个月除了发热之外并没有太多的伴随症状，入院后出现突发腹痛伴黑矇、血压下降等急腹症表现，血红蛋白迅速下降，上腹部CT提示腹腔大量积液，脾区显示不清，诊断性腹腔穿刺出不凝血，从而诊断为自发性脾破裂，急诊脾脏切除术后病理诊断明确脾脏弥漫大B细胞淋巴瘤。

关键问题2　自发性脾破裂发生的常见病因以及血液系统疾病中发生脾破裂的原因

自发性脾破裂最常见的表现为左上腹疼痛和左肩指痛。最常见的病因是感染、肿瘤和结缔组织疾病（详见表24-1）。据报道，在对613例脾破裂患者的系统回顾中，只有84例是继发于血液系统恶性肿瘤。在另一项文献综述中，Giagounidis等人分析了从1861年到1999年的136例病例，非霍奇金淋巴瘤是自发性脾破裂最常见的病因（34%），其次是急性髓系白血病（34%）、慢性髓系白血病（18%）和淋巴细胞急性白血病。

非外伤性脾破裂在淋巴瘤中的发生机制包括脾肿大、细胞浸润和最终的脾梗死合并囊性出血。弥漫性大B细胞淋巴瘤患者发生脾破裂的病例较少，目前仅有个例报道。诊断的金标准依赖于对病变进行手术切除活检，利用免疫组织化学或流式细胞术进行免疫表型分析，以帮助诊断。对于出现出血性休克的血流动力学不稳定的患者，脾切除术是首选的治疗方法。

关键问题3　淋巴瘤患者的切脾指征和优缺点

脾切除术的适应证主要包括三个方面，即脾破裂、血液或造血疾病，及脾脏本身的病变。血液或造血疾病包括遗传性球形红细胞增多症、地中海贫血等。对于恶性淋巴瘤患者，脾切

表 24-1　自发性脾破裂的常见病因

肿　瘤	风湿性疾病
非霍奇金淋巴瘤	韦格纳肉芽肿
霍奇金淋巴瘤	结节性多动脉炎
急性淋巴细胞白血病	系统性红斑狼疮
慢性髓性白血病	淀粉样变
毛细胞白血病	**遗传性疾病**
真性红细胞增多症	VIII 因子缺乏
多发性骨髓瘤	蛋白质 S 缺乏症
组织细胞增多症	**治疗引起**
骨髓增生异常综合征	华法林
感染性疾病	G-CSF
疟疾	溶栓治疗
传染性单核细胞增多症	透析
心内膜炎	碎石术
CMV	**其他**
伤寒热	如怀孕等
病毒性肝炎	
疟疾	
HIV	

除术可作为综合治疗的一项手段，可改善贫血和血小板减少。急诊脾切除术是合并巨大脾肿大的有效的治疗和诊断方式。该名患者在入院后以急腹症起病，已出现自发性脾破裂的并发症，有绝对脾切除指征。

对于脾肿大的患者，脾切除术能为患者提供明确的病理诊断。其中50%左右患者有潜在的恶性肿瘤，其中一半以上为脾边缘区淋巴瘤。由于脾脏切除术后骨髓衰竭引起的细胞减少不能完全消除，因此在检查过程中建议采用骨髓活检来确定疾病对骨髓浸润的负担。脾切除术的缺点是短期（围手术期事件）和长期（免疫抑制和感染）并发症。脾切除患者出现的围手术期并发症包括肺功能不全、深静脉血栓形成、门静脉血栓形成、大出血等。该名患者通过脾切除术后的脾脏病理检查确诊为弥漫性大 B 细胞淋巴瘤，属于"偶然事件"下的"必然诊断"，后续患者术后恢复良好，我们仍继续对其进行了骨髓涂片和活检检查进一步确诊，指导患者的诊断和治疗方案。

背景知识介绍

脾淋巴瘤来自全身淋巴瘤的晚期脾脏受累或是来自脾脏原发淋巴瘤，以前者多见。

原发性脾恶性淋巴瘤（primary splenic lymphoma, PSL）是指病变首发于脾脏及脾门淋巴结，可有少数的腹腔淋巴，骨髓及肝受累。PSL是一种罕见的脾脏肿瘤，少于所有淋巴瘤的2%和非霍奇金淋巴瘤（NHL）的1%。最常见的症状为体重减轻、虚弱、发热和脾脏增大引起的上下腹疼痛或不适。PSL以B细胞源型为主，主要包括两类：毛细胞脾淋巴瘤和脾脏边缘区淋巴瘤（splenic marginal zone lymphoma, SMZL）等，SMZL可累及脾脏、骨髓，大约20%的患者表现出自身免疫性表现，包括自身免疫性溶血性贫血，免疫性血小板减少等。另外，PSL也包括少数弥漫大B细胞淋巴瘤病例。

1965年，Gupto提出脾原发性淋巴瘤诊断标准：① 脾肿大伴机械压迫症状；② 辅助检查无其他部位出现受侵犯；③ 剖腹探查：肝、肠系膜、脾主动脉旁淋巴结无受累表现；④ 脾切除术后至其他部位出现淋巴瘤时间间隔>6个月。1988年Kehoe提出PSL也可有脾局部淋巴结、肝或骨髓累及。

目前脾淋巴瘤的诊断手段主要包括：① 外周血涂片检查：大多数患者在外周血涂片上可见肿瘤淋巴样细胞、毛细胞、原淋巴细胞、绒毛淋巴细胞、嗜碱性绒毛淋巴细胞等；② 活检或细针穿刺细胞学检查（FNAC）；③ 免疫组化；④ 影像学，据文献报道，^{18}F-FDG-PET-CT对PSL的诊断/分期和再分期的敏感性为和特异性均达到90%以上；⑤ 手术探查：脾切除术等。

本例患者最终诊断的弥漫大B细胞淋巴瘤是指肿瘤性大B淋巴细胞呈弥漫性生长，肿瘤细胞的核与正常组织细胞的核大小相近或大于组织细胞的核，通常大于正常淋巴细胞的2倍。弥漫大B细胞淋巴瘤的细胞和遗传学特征存在很大的异质性。形态有较大变异，可分为：中心母细胞型、富含T细胞/组织细胞型、间变细胞型、免疫母细胞型；免疫学表型：sIg（+），CD19（+），CD20（+），CD22（+），CD79（+），CD5，（－/+），CD3（－），BCL－2（－/+），cyclin D1（－）。

弥漫大B细胞淋巴瘤可发生于任何年龄，高峰为50～70岁。常见的临床症状为淋巴结肿大，40%病变分布于淋巴结外，包括胃肠道、皮肤、中枢神经系统、软组织和各脏器。其预后与患者的年龄、分期、风险分组、LDH等有关。分子学或免疫组化亚型与预后相关，GCB型预后较non-GCB型更佳。

按Ann Arbor/Cotsword分期系统，弥漫性大B细胞淋巴瘤可分为Ⅰ～Ⅳ期（表24-2）。

对于脾淋巴瘤，脾切除术不仅是一种诊断方式，也是治疗脾淋巴瘤的方法。早期脾切除术可逆转细胞减少，显著改善晚期PSL或NHL患者的预后。除了脾切除术，治疗还包括全身化疗和放疗，脾切除术后联合化疗可获得良好的长期生存。此外，随着利妥昔单抗等靶向药物的应用，弥漫大B细胞淋巴瘤的治疗有了突破型进展，患者的长期存活率得到明显改善。

表 24-2　弥漫性大 B 细胞淋巴瘤的分期 (Ann Arbor/Cotsword 分期系统)

分　期	扩　散　范　围
Ⅰ 期	侵犯单个淋巴结区域（Ⅰ） 侵犯单个结外部位（Ⅰ E）
Ⅱ 期	侵犯 2 个或 2 个以上淋巴结区域, 但均在膈肌的同侧（Ⅲ）, 可伴有同侧的局限性结外器官侵犯（Ⅱ E）
Ⅲ 期	膈肌上下淋巴结区域均有侵犯（Ⅲ）, 可伴有结外器官侵犯（Ⅲ E）或脾侵犯（Ⅲ S）或两者均侵犯（Ⅲ ES）
Ⅳ 期	在淋巴结、脾脏和咽淋巴环之外, 一个或多个器官或组织广收侵犯, 伴有或不伴有淋巴结肿大等

点 评

　　本例患者为老年男性, 以发热起病, 病程 3 个月, 起病初期除了发热之外没有太多的伴随症状, 没有淋巴瘤常见的表现如淋巴结肿大或者肝脾肿大, 血象改变也不明显, 因此早期诊断非常困难。在疾病进展过程中患者出现了急性左上腹痛, 伴腹肌紧张, 表现为急腹症伴血流动力学改变, 通过上腹部 CT 及诊断性腹腔穿刺出不凝血诊断为自发性脾破裂, 急诊脾切除术后病理证实为脾脏弥漫性大 B 细胞淋巴瘤。临床无明显脾大却发生自发性脾破裂, 较为罕见, 结合该患者反复发热原因不明的病史, 应该考虑到淋巴瘤的可能性。该患者虽然过程异常凶险, 但经过手术切除, 病理明确诊断后, 经后续有效的化疗及利妥昔单抗治疗, 病情得到缓解。

（张　怡　朱浩翔　金嘉琳）

参·考·文·献

［1］中华医学会血液学分会. 中国弥漫大 B 细胞淋巴瘤诊断与治疗指南（2013 版）［J］. 中华血液学杂志, 2013, 34（19）: 816-819.

［2］《中华传染病杂志》编辑委员会. 发热待查诊治专家共识［J］. 中华传染病杂志, 2017, 35（11）: 641-655.

［3］Ingle S B, Hinge Ingle C R. Primary splenic lymphoma: Current diagnostic trends[J]. World J Clin Cases, 2016, 4(12): 385-389.

［4］Aubrey-Bassler FK, Sowers N. 613 cases of splenic rupture without risk factors or previously diagnosed disease: a systematic review[J]. *BMC Emerg Med*, 2012, 12: 11.

［5］Tameemi WF AI, Hamid MMA. Spleen rupture as the first presentation of chronic phase chronic myeloid leukaemia: Case Report[J]. *IRAQI J Med Sci*, 2012, 10: 98-101.

［6］Dunphy L, Abbas S H, Patel A, et al. Spontaneous splenic rupture: a rare first presentation of diffuse large B cell lymphoma[J]. BMJ Case Rep, 2019, 12(8).

［7］王劲, 张荷, 冯江, 等. 原发性脾淋巴瘤四例临床分析［J］. 临床血液学杂志, 1999, 12（6）: 272.

［8］Sun P G, Cheng B, Wang J F, et al. Fever of unknown origin revealed to be primary splenic lymphoma: A rare case report with review of the literature[J]. Mol Clin Oncol, 2017, 6(2): 177-181.

［9］ Balink H, Collins J, Bruyn GA et al. F-18 FDG PET/CT in the diagnosis of fever of unknown origin[J]. ClinNucl Med, 2009, 34: 862-868.

［10］沈艳.发热待查321例病因分析［J］.交通医学,2015,29（5）: 477-478.

［11］ Wright W F, Auwaerter P G. Fever and fever of unknown origin: review, recent advances, and lingering dogma[J]. Open Forum Infect Dis, 2020, 7(5): ofaa132.

［12］ Large B-cell lymphoma presenting as acute abdominal pain and spontaneous splenic rupture; a case report and review of relevant literature[J]. Clin Lab Haematol, 2003, 25(4): 263-265.

25

易误诊为粟粒性肺结核的过敏性肺泡炎

过敏性肺泡炎是由易感人群反复吸入各种具有抗原性的有机气雾微粒及低分子量化学物质，所引起的一组肉芽肿性、间质性/细支气管性及肺泡性肺部疾病。其临床表现为发热、干咳及胸闷等症状，易误诊为肺炎和肺结核。本文从一例过敏性肺泡炎误诊为粟粒性肺结核的病例入手，探讨过敏性肺泡炎的特点及诊治。

入院病史

患者，女性，27岁，从事家具销售，2019年10月24日入住复旦大学附属华山医院虹桥院区感染科。

主诉

咳嗽1月余，加重伴低热、胸闷1周。

现病史

患者2019年9月15日无明显诱因下出现咳嗽、咳痰，为黄脓痰，无痰中带血，有鼻塞、流涕伴有咽痛，无发热、头痛、恶心、呕吐、腹痛、腹泻、尿频、尿急、尿痛，未予重视。9月29日至上海市某中心医院就诊，胸部CT平扫示两肺纹理增多，血常规：白细胞10.4×10^9/L，中性粒细胞75.2%，血红蛋白115 g/L，C反应蛋白2.05 mg/L，予头孢菌素类药物治疗（具体不详），咳嗽咳痰较前减少。10月18日复诊，患者诉有活动后胸闷气促，伴有低热，血常规示白细胞12.8×10^9/L，中性粒细胞76.2%，血红蛋白124 g/L，C反应蛋白19.04 mg/L，胸部CT平扫提示两肺弥漫性粟粒性结节影，右肺中叶、左肺上叶舌段及两肺下叶少许纤维灶，纵隔内及左腋窝多发小淋巴结显示，予左氧氟沙星抗感染治疗，患者体温平，但仍偶有咳嗽、咳痰，胸闷和活动后气促症状无改善，10月21日至我院急诊就诊，指末氧饱和度95%，胸部CT平扫提示两肺见弥漫性磨玻璃样密度影，右肺中叶及左肺见条索影（图25-1），血气分析：pH 7.439，氧分压7.40 kPa，二氧化碳分压4.90 kPa，碱剩余0.4 mmol/L，血糖5.2 mmol/L，甲流和乙流病毒抗原检测阴性，T-SPOT.*TB* 阴性，TBNK细胞未见异常，痰结核Xpert阴性，予美罗培南1.0 g q8h，莫西沙星0.4 g qd，卡泊芬净50 mg qd抗感染治疗，吸氧5 L/min氧饱和度97%～98%，10月23日复查血气分析pH 7.393，氧分压11.15 kPa，二氧化碳分压5.84 kPa，现为进一步诊治收住入院。患病以来患者精神好，胃纳可，睡眠好，大小便正常，无体重明显下降。

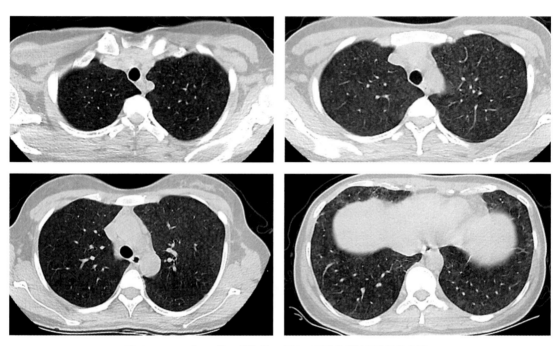

图25-1　2019年10月21日胸部CT平扫：两肺弥漫性粟粒性结节影。

个人史

2019年7月15日开始在家具销售处工作，患者回忆8月份就开始出现干咳。

入院查体

体温36.7℃，呼吸20次/分，血压100/60 mmHg，身高165 cm，体重55 kg，指末氧饱和度96%（不吸氧）；神志清，精神可，全身淋巴结未及肿大，心率78次/分，心脏听诊未及杂音，双肺呼吸音粗，未闻及干湿啰音，腹平软，无压痛、反跳痛，双下肢不肿。

入院后检查

- 血常规：白细胞计数6.35×10⁹/L，中性粒细胞66.1%，淋巴细胞24.5%，单核细胞7.4%，嗜酸性粒细胞1.6%，嗜碱性粒细胞0.4%，血红蛋白105 g/L（↓），血小板297×10⁹/L。
- C反应蛋白5.14 mg/L，降钙素原0.05 ng/ml，铁蛋白22.08 ng/ml，血沉45 mm/h（↑）。
- 肝肾功能正常。
- CMV-DNA：阴性，隐球菌乳胶定性试验：阴性。

- κ–轻链 3.01 g/L，λ–轻链 2.12 g/L（↑），KAP/LAM 1.42；尿–κ–轻链 41.00 mg/L（↑），尿–λ–轻链 7.47 mg/L（↑），尿 KAP/尿 LAM 5.489（↑）。
- 血免疫球蛋白 E 268.80 ng/ml（↑），IgA/IgM/IgG 正常范围内。
- 补体 C4 0.240 g/L，补体 C3 片段 0.859 g/L（↓）。
- ANA、ENA、ANCA、抗心磷脂抗体均阴性。
- 乙肝标志物/丙肝抗体/HIV/RPR/TPPA 均阴性。

辅助检查

- 肺功能提示轻度混合性肺通气功能障碍，小气道功能轻度限闭。
- 心超未见异常。
- 肺泡灌洗液细胞学:(肺泡冲洗液) 大量中性粒细胞伴坏死,可见少量活化单核巨噬细胞,偶见成熟淋巴细胞,查找可见小簇球菌,属正常菌群,未见肿瘤细胞证据,请结合临床综合判断。

临床关键问题及处理

关键问题 1　该患者目前的诊断是什么

患者为年轻女性,慢性咳嗽,低热,胸部 CT 平扫提示双侧粟粒状改变,故入院后予异烟肼、利福平、吡嗪酰胺、乙胺丁醇、阿米卡星经验性抗结核治疗。但患者 T.SPOT.*TB* 阴性,痰结核 Xpert 阴性,抗感染治疗后体温好转,且临床表现迅速改善,不符合结核感染的一般规律,这似乎是脱离致敏原(某个环境或者因素)后病情迅速消失,故请呼吸科会诊,根据患者在家具店工作后逐渐出现干咳胸闷,胸部 CT 平扫为特征性双肺弥漫性病灶并伴有空气征,脱离环境后症状缓解相对迅速,考虑过敏性肺泡炎可能大,因为提供病史为入职后出现干咳等症状,考虑同家具相关挥发性气体相关,停用抗结核药物,患者一般情况可,胸闷、气促好转,予 2019 年 11 月 6 日出院。

后续病情变化

患者出院后当天先至当地医保中心办理医保报销手续,然后至家具店 1 小时,后骑自行车回家后,出现呼吸急促,后出现畏寒,测体温 38.0℃,后体温最高升至 39.4℃,伴有恶心,呕吐胃内物一次,非喷射性,呼吸急促无缓解,伴咳嗽,少量白痰,遂再次至我院急诊,急查血常规:白细胞 15.10×10⁹/L,中性粒细胞 95.1%,嗜酸性粒细胞 0.1%,血红蛋白 112 g/L（↓）,血小板 248×10⁹/L,降钙素原 0.17 ng/ml,C 反应蛋白 6 mg/L,血淀粉酶正常。肝肾功能、电解质等均基本正常,肌钙蛋白,乳酸 2.28 mmol/L,氧饱和度 93.9%,心电图提示窦性心动过速。胸部 CT 平扫提示双肺弥漫多发斑片影(图 25-2)。上腹部 CT 无异常。下腹部 CT 提示腹腔肠管内容物较多,盆腔积液。予美罗培南 1.0 g,莫西沙星 0.4 g,患者不适较前有改善,于 2019 年 11 月 7 日再次入我院感染科。

入院后予吸氧、加强支持治疗,但未用任何抗感染药物。11 月 8 日复查血白细胞明显下降。患者平卧时有气促及咳嗽不适,予复方甲氧那明口服,11 月 10 日起予甲泼尼龙(美卓乐)

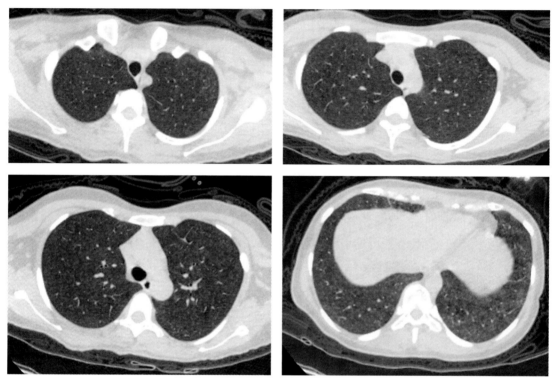

图 25-2　2019 年 11 月 5 日胸部 CT 平扫：双肺弥漫多发斑片影。

20 mg qd 口服，配以补钾、补钙及抑酸护胃治疗。患者过敏原检测提示蘑菇（++），甲醛未测。患者咳嗽及气促症状较前减轻，血白细胞正常，炎症指标较前下降，11 月 14 日复查胸部 CT 平扫结果双肺弥漫模糊影及条索结节影，较前（2019-11-05）进展（图 25-3），患者临床表现改善明显，无胸闷、气促、咳嗽、咳痰，于 11 月 15 日出院，嘱患者出院后勿再次至单位接触过敏原。

　　患者出院后约 18 时至居住地，约 22 时入睡，诉 11 月 16 日凌晨 2 时许，再次出现发热，体温约 38.0℃，伴咳嗽，气促不明显，未特殊处理，夜间体温有下降，具体未量，伴大量出汗，患者后至舍友屋居住，晨起体温约下降至 37.6℃，约 11 时至酒店居住，后体温正常，气促不明显，目前晨起有咳嗽，少量白痰，食纳稍下降。

　　关键问题 2　**患者的过敏原究竟是什么**

　　患者本次出院后未再至单位，回居住地后再次出现症状，脱离环境后至酒店居住后体温恢复正常，症状明显好转。故再次追问患者病史，患者诉毕业后居住于单位宿舍，后出现咳嗽，且宿舍内木门上有真菌生长（图 25-4），且患者有蘑菇过敏，故考虑患者的过敏原来可能来自宿舍的真菌。

　　关键问题 3　**如何与变应性支气管肺曲霉病鉴别**

　　变应性支气管肺曲霉病（allergic bronchopulmonary aspergillosis，ABPA）是人体对寄生于支气管内的曲霉发生超敏反应而引起的一种变态反应性肺部疾病。ABPA 的实验室检查特点包括，痰标本可见嗜酸性粒细胞、痰曲霉培养阳性（阳性率可达 50% ～ 78%）、外周血嗜酸粒细

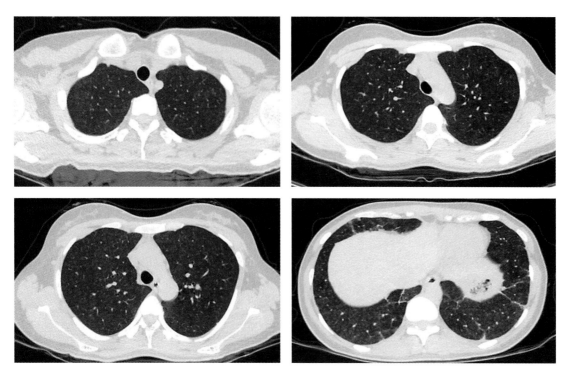

图25-3 2019年11月14日胸部CT平扫。

胞增多、血清总IgE升高、血清烟曲霉特异性IgE和（或）IgG水平升高，曲霉沉淀抗体阳性等。肺功能检查表现为一定程度上可逆的阻塞性通气功能障碍。其中血清总IgE>1 000 U/ml是ABPA诊断的主要条件之一。患者血清总IgE 122.4 IU/ml，烟曲霉特异性IgE阴性，且既往无哮喘史，痰培养无阳性发现。故我们考虑患者ABPA诊断依据不足。

后续诊疗经过

患者再次入院后继续予甲泼尼龙（美卓乐）16 mg po qd，配以补钙、补钾及抑酸治疗。予吸氧，复方甲氧那明（阿斯美）止咳。患者不适逐渐减轻，复查血常规、C反应蛋白、降钙素原、血沉均恢复正常，患者气促亦改善，2019年11月26日予美卓乐改为12 mg，11月28日出院，12月19日患者末次随访复查胸部CT平扫较前明显好转（图25-5），激素逐步减量至2020年1月停用。患者

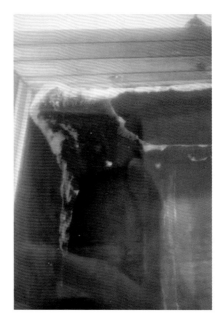

图25-4 宿舍内木门上有真菌生长。

更换了宿舍木门后，仍居住于原宿舍，未再发作过。可惜，由于患者未通知即已换门，未取得门上具体真菌鉴定。

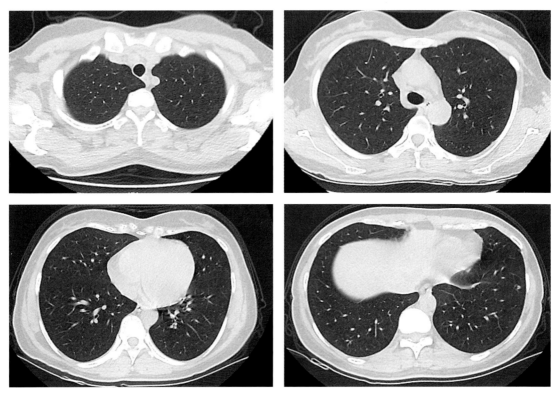

图25-5　2019年12月19日胸部CT平扫。

背景知识介绍

过敏性肺炎（hypersensitivity pneumonitis，HP），又名外源性过敏性肺泡炎，是由于患者吸入多种过敏原而导致的疾病，其中常见的过敏原包括细菌产物、真菌孢子、动物蛋白质、昆虫抗原及有机物尘埃微粒等。临床表现主要包括咳嗽、发热、呼吸困难等，严重时可危及患者生命。由于过敏原的性质、接触的持续时间以及宿主因素的不同，患者在临床表现和预后方面有很大差异。

（一）临床表现

临床上将过敏性肺泡炎分为急性和慢性HP。其中急性HP的症状持续时间不到6个月、病变可逆且影像学表现以磨玻璃样阴影为主；慢性HP的症状持续时间超过6个月、病变相对不可逆、进展概率更大且影像学显示网状影和蜂窝征。

（1）急性过敏性肺炎：急性HP是最经典、最容易识别的HP类型，但其症状可能与病毒性或细菌性感染相混淆，患者通常最初接受抗生素治疗。病程特征为突然出现（暴露后4～6小时）发热、寒战、不适、恶心、咳嗽、胸闷和呼吸困难，不伴哮鸣音。脱离刺激性抗原后，症状在12小时至数日内减轻，临床和影像学表现在数周内完全消退。再次接触刺激性抗原可能导致复发。急性症状发作期间,体格检查可发现呼吸过速和弥漫性细湿啰音。很少出现哮鸣。

（2）亚急性过敏性肺炎:亚急性HP的特征是逐渐出现咳痰、呼吸困难、乏力、厌食和体重减轻。以咳嗽和不适为特征的HP反复、不频繁的急性发作,可能呈现上述类似表现。体格检查通常发现呼吸过速和弥漫性湿啰音。

（3）慢性过敏性肺炎:慢性HP患者通常诉隐匿性发作咳嗽、呼吸困难、乏力和体重减轻,可能没有急性发作病史。晚期疾病可能出现杵状指（趾）,这或许有助于预测临床恶化。在此阶段,脱离刺激物后患者通常只能部分改善。

（二）诊断

下列情况应怀疑HP:已知患者有HP致病因素暴露史;患者有间质性肺疾病的临床和影像学证据,但没有提示其他诊断（如结节病、风湿性疾病、药物暴露和囊性肺疾病）的特异性特征。评估的主要目的是识别潜在刺激物、确定呼吸系统损害的严重程度,以及识别特征性的影像学和肺泡灌洗液（bronchoalveolar lavage fluid, BALF）结果。若诊断仍不明确,多学科评估及病理有助于诊断。

（1）详细病史询问:评估疑似HP患者的第一步是采集关于潜在职业暴露、业余爱好暴露或家庭暴露的详细病史。

（2）肺功能测定:肺功能有助于评估呼吸损害的模式和严重程度,但没有诊断意义。所见异常可随疾病阶段而不同,不过也有很大重叠。

1）急性HP:急性HP患者通常存在限制性通气障碍,且在症状发作期间可能出现脉搏血氧饱和度下降。不过也可出现阻塞性通气障碍。发作间期的气体交换可为正常。

2）亚急性HP:肺量计检查和肺容积测定可显示限制性通气障碍,或者阻塞性和限制性通气异常兼具的混合性通气障碍。通常可见肺一氧化碳弥散量（diffusing capacity for carbon monoxide, DLCO）降低、SpO_2轻度下降或活动时去氧饱和,以及轻度动脉性低氧血症。

3）慢性HP:常见中至重度限制性通气障碍;但阻塞性和限制性生理学表现兼具的混合性通气障碍也时常发生,单纯的重度阻塞性通气障碍较少见。DLCO总是降低,静息或活动时SpO_2下降是典型表现。

（3）胸部HRCT:胸部HRCT越来越多地用于诊断HP。CT表现因疾病阶段而不同,但特征性表现是以中上肺野为主的小叶中心性磨玻璃样或结节样不透光区伴空气潴留征。比较吸气相和呼气相CT图像,是获取空气潴留证据的最佳方式。

1）急性HP:在急性HP患者中,常用CT来确认肺炎的存在。典型发现是磨玻璃样影。

2）亚急性HP:在亚急性HP患者中,CT的典型表现包括小叶中心性小结节、磨玻璃影,以及密度和血供减少的小叶区域。小叶中心性结节可能很多,也可能非常少,可能是主要表现或唯一表现。直径>10 mm的结节罕见,通常提示机化性肺炎区域。比较吸气相与呼气相图像可证实空气潴留。囊腔通常数量很少,直径从3～25 mm不等,伴有磨玻璃样不透光区。

3）慢性HP:在慢性HP患者中,CT往往显示斑片状磨玻璃影、小叶中心性结节和马赛克衰减（空气潴留所致），通常主要分布于上肺野。纤维性HP的特征包括间隔增厚、牵引性支气管扩张和蜂窝征。蜂窝征的发生率为16%～69%，相比特发性肺纤维化（idiopathic pulmonary fibrosis，IPF）中的寻常型间质性肺炎（usual interstitial pneumonia，UIP），其主要位于肺底的情况较少见。

（4）尝试避开抗原：避开抗原是一种环境"去激发"方式，尝试避开抗原后症状缓解、影像学阴影消退，这是诊断HP的支持性证据，但尚未得到标准化。

（5）支气管肺泡灌洗：对于疑似HP患者，BALF是检测肺泡炎的最敏感工具，但对于有明确暴露史和CT表现典型的患者，可不做此检查。HP中肺泡炎的进展过程仍不明确，但BALF结果往往可以反映出疾病的阶段和刺激性抗原暴露的强度。

当临床和影像学表现提示亚急性HP时，BALF淋巴细胞显著增多（占所见白细胞的20%以上，且常超过50%）。虽然大多数慢性HP患者的BALF淋巴细胞计数>20%，但有些患者的数量正常或偏低。距离末次暴露时间较长可引起BALF淋巴细胞计数较低。

（6）组织病理学：若考虑HP，应告知病理科医师；HP的组织病理学表现往往不明显，必须结合临床来解读。

1）急性-亚急性HP：组织病理学表现的典型三联征见于约70%的活检病例：慢性细胞性细支气管炎伴支气管周围淋巴细胞浸润；松散的非干酪样小肉芽肿，位于靠近呼吸性细支气管或终末细支气管处。这些边界不清的上皮样巨噬细胞聚集可能与多核巨细胞有关；慢性肺炎伴肺泡壁斑片状单个核细胞浸润（主要为淋巴细胞和浆细胞）。肺泡和肺间质组织中或许可见泡沫状巨噬细胞。

2）慢性HP：纤维性HP的组织病理学表现可包括UIP的特征和纤维性非特异性间质性肺炎的特征。

(三) 治疗

HP最重要的治疗方法是避免与过敏原接触，及时、有效地脱离环境是治疗成功的关键，必要时使用糖皮质激素治疗。免疫抑制剂、抗纤维化药物以及肺移植对于HP患者也具有一定的治疗价值。

（1）脱离过敏原：HP治疗的关键是避免接触过敏原，了解患者的生存环境，并对其环境进行改善，嘱咐患者注意防尘、通风，定期对生活场所进行打扫和消毒。

（2）激素治疗：目前，激素是药物治疗的主要手段，当消除过敏原暴露后疾病仍不能完全恢复时，就可能需要全身性使用激素。对于急性重症HP患者，当其伴有明显的肺部渗出症状和低氧血症时，可给予激素治疗，及时使用激素可以减轻免疫炎症反应，促进早期纤维化病灶的吸收。目前临床上多使用泼尼松治疗HP。由于患者的病情严重程度不同，激素治疗的剂量和疗程目前尚难统一大多数推荐治疗剂量为40～60 mg/d，在患者发病的1～2周后，通过影像学及肺功能检查评估病情改善情况，待症状和体征消失，影像学显示肺部病灶吸收后可逐渐减量至停药，疗程4～8周，总的来说，激素可用于治疗急性和亚急性HP患者，可以有效抑制炎症，改善患者的病情。然而对于慢性HP患者激素治疗并不总是有效。

（3）免疫抑制剂：对于慢性HP患者，尤其是那些具有明显进展性的患者，可考虑使用免疫抑制剂作为辅助疗，包括硫唑嘌呤和吗替麦考酚酯。有回顾性研究显示硫唑嘌呤和吗替麦考酚酯治疗与患者肺部气体交换能力的改善有关。

（4）抗纤维化治疗：在慢性HP中，纤维化可能是主要的驱动机制。肺纤维化和蜂窝状结构改变是慢性HP和IPF的最终结局。对于进行性纤维化的慢性HP患者，使用用于IPF的新型抗纤维化药物可能是有效的。

（5）肺移植：对于病程进行性发展的患者来说，应尽早进行肺移植评估，肺移植后患者多数具有良好的中期生存率。需告知患者移植后应避免再次暴露于致病过敏原，新的过敏性炎症可能会再次严重损害移植肺。

本例患者以长期慢性咳嗽，继而低热、胸闷为主要表现，胸部CT检查恰恰为双肺弥漫性粟粒性浸润改变，与粟粒性肺结核临床表现和肺CT均酷似。在疾病治疗最初予以诊断性抗结核治疗无可厚非，但是能够从患者临床迅速缓解敏感地觉察到与普通粟粒状肺结核治疗的差异，从而考虑到类似于脱离致敏原后的好转，继而请有经验的呼吸科医生协助诊治，而后考虑为过敏性肺泡炎。当然，诊断出过敏性肺泡炎依旧不是诊断的终结，努力找到致敏的因素更为重要。作为感染科医生，发现了"真菌"所导致过敏性肺泡炎，从而再同变应性支气管肺曲霉病做鉴别诊断是应有之义，没有取到过敏物做病原鉴定对于该患者来说颇为可惜。

（张冰琰　陈　楠　胡越凯　金嘉琳）

参·考·文·献

［1］Vasakova M, Selman M, Morell F, et al. Hypersensitivity Pneumonitis: Current Concepts of Pathogenesis and Potential Targets for Treatment[J], Am J Respir Crit Care Med, 2019, 200(3): 301-308.

［2］张维,罗凤鸣.外源性过敏性肺泡炎的临床治疗进展［J］.华西医学,2019,34（1）: 88-91.

26

年轻男性反复肺部感染合并双眼失明，最终诊断罕见原发性免疫缺陷病

题 记

本例为青年男性患者，1年前开始反复出现机会性感染，后双眼逐渐失明，多次查外周血CD4$^+$T淋巴细胞和B淋巴细胞数量减少，血清免疫球蛋白水平下降。因患者父母近亲结婚，姐姐也因严重肺部感染死亡，最终利用核心家系进行原发性免疫缺陷基因检测，Panel明确诊断为一种常染色体隐性遗传的罕见原发性免疫缺陷病——*RHOH*基因缺陷病。

病史摘要

入院病史

患者，男性，21岁。云南大理人，在校大学生，2019年11月13日收入我科。

主诉

反复发热、咳嗽14个月，双眼视力下降12个月。

现病史

患者2018年9月中旬无明显诱因出现发热，最高体温38℃，伴咳嗽、咳痰，痰为白色，自服"感冒药"后无明显好转，10月3日当地医院查血常规提示：白细胞7.41×10^9/L，中性粒细胞51.6%，血红蛋白117 g/L，血小板258×10^9/L，C反应蛋白43.13 mg/L（↑），血沉27 mm/h。胸部CT提示：双肺炎症。查免疫球蛋白IgG 0.8 g/L（↓），补体C3 0.88 g/L，G试验569.24 pg/mL（↑），隐球菌荚膜抗原检测、血T-SPOT.*TB*阴性。淋巴细胞亚群分析：白细胞数8.88×10^9/L，淋巴细胞百分比42.7%，CD4$^+$T淋巴细胞10.8%（绝对值409个/μl）（↓），CD8$^+$T淋巴细胞79.8%，B淋巴细胞0.9%（↓），NK淋巴细胞3.5%，CD4/CD8 T淋巴细胞比值0.14（↓）。支气管肺泡灌洗液细菌、真菌涂片及培养阴性，多种细菌核酸联合检测均为阴性。10月8日行骨髓穿刺术，骨髓细胞形态学提示感染。当地医院考虑"双肺炎症、原发免疫缺陷"，予以莫西

沙星注射液、头孢哌酮-舒巴坦、卡泊芬净、复方磺胺甲噁唑抗感染，人免疫球蛋白20 g qd×5 d、甲泼尼龙40 mg qd治疗1周后序贯泼尼松逐渐减量至5 mg qd治疗。10月14日复查肺部CT提示：双肺弥漫性斑片状密度增高影，边界不清，范围较10月3日有所缩小，复查免疫球蛋白IgG 12.8 g/L。大颗粒淋巴细胞检测CD3$^+$CD57$^+$T-LGL细胞占淋巴细胞的60.96%、CD3$^-$CD56$^+$NK细胞占淋巴细胞的5.63%，基因重排TCR β阴性，基因重排TCR γ阳性，基因重排TCR D阴性，请血液科会诊，考虑大颗粒细胞增多症。患者症状逐渐好转，无发热，偶有咳嗽。10月20日出院，口服复方磺胺甲噁唑0.96 g q6h，碳酸氢钠片2片 tid、头孢克洛2片 qd治疗1周，并于当地每月输注免疫球蛋白20 g×5 d。

2018年11月患者开始出现右眼视力下降，视物发黄，后视物变形，在大理某医院给予更昔洛韦行眼内注射8次，2018年12月患者就诊于昆明某眼科医院，查HIV阴性，查左眼有病灶但视力尚正常，建议患者行激光治疗，患者拒绝。2019年1月患者后左眼开始出现同样症状，先后于重庆和大理某医院予静脉注射更昔洛韦近1个月后好转。2019年3月因偏头痛、双眼视力下降于大理某医院行颅脑MR考虑右侧脑囊虫病，予以吡喹酮3片 po tid（2周×3次，每两次间隔1个月），后头痛症状好转，自行停药。

2019年5月初患者再次出现咳嗽，咳较多白色透明痰液，伴发热，体温最高39℃，伴畏寒，活动后气促，5月6日就诊于北京某医院考虑为"肺部感染（耶氏肺孢子菌病、巨细胞病毒感染、细菌感染可能、真菌感染待排）、原发性自身免疫缺陷病、支气管哮喘、支气管扩张、CMV相关视网膜炎、低蛋白血症"。予以头孢他啶、莫西沙星、更昔洛韦、复方磺胺甲噁唑抗感染治疗；同时予免疫球蛋白20 g qd×5 d，甲泼尼龙40 mg ivgtt qd×5 d，后改为泼尼松20 mg po qd至5月27日结束，复方磺胺甲噁唑口服至5月27日结束。2019年5月27日全身PET-CT：① 双肺弥漫斑片影，代谢增高，考虑炎性病变；双肺门及纵隔多发炎性淋巴结；② 肝脏增大；腹膜后、腹股沟多发炎性淋巴结；颈部、胸、腹部和盆部其余部位未见明确代谢异常增高病灶。2019年6月，患者再发咳嗽，发热，及活动后气促，给予中药治疗后症状稍有好转，但左眼视力继续下降，右眼失明。2019年8月2日患者到广州某医院就诊，考虑巨细胞病毒性视网膜炎，予眼内注射更昔洛韦（1周2次，已用9次），患者左眼视力无继续下降，但右眼仍失明。2019年8月患者再发咳嗽，咳痰，痰为白色，伴发热，体温最高39.4℃，夜间多发，伴出汗及全身乏力，肩膀酸痛，活动后气促，自服中药及布洛芬退热，体温可降至37.1℃。8月15日患者至外院就诊，查淋巴细胞亚群提示：CD4$^+$ T淋巴细胞20%（↓）（绝对值444/μl），CD8$^+$ T淋巴细胞68.4%，CD19$^+$ B淋巴细胞1.1%（↓），NK细胞6.4%（↓）。8月16日CMV-DNA ＜500 copies/ml，8月28日肺部CT提示：双肺炎症，考虑病毒性肺炎。予莫西沙星0.4 g ivgtt qd，2 d，咳嗽及气促无明显好转，9月4日转入呼吸与重症病区，血常规提示：白细胞7.428×10^9/L，中性粒细胞4.678×10^9/L，淋巴细胞29.8%；球蛋白19 g/L（↓），降钙素原0.07 ng/ml，乳酸脱氢酶270 U/L，血沉56 mm/h，巨细胞病毒抗体IgG 20.20 IU/ml（↑）。免疫球蛋白：免疫球蛋白A 0.29 g/L（↓），免疫球蛋白M 0.54 g/L（↓），免疫球蛋白G 0.87 g/L（↓），κ 链1.24 g/L（↓），λ 链0.35 g/L（↓）。淋巴细胞亚群：CD4$^+$ T淋巴细胞20.1%（↓），CD8$^+$ T淋巴细胞63.8%（↑），

B淋巴细胞1.9%（↓），NK细胞5.9%（↓）；IL-6 20.58pg/ml（↑）、IL-10 7.8pg/ml（↑）。入院后予以哌拉西林-他唑巴坦4.5 g ivgtt q8h（09-05—09-11）抗感染治疗，9月5日巨细胞病毒DNA定量：$1.29×10^4$ copies/ml，考虑存在巨细胞病毒感染，予加用更昔洛韦250 mg ivgtt q12h（2019-09-06—09-20）抗巨细胞病毒感染；9月6日加用复方磺胺甲噁唑0.96 g po qid覆盖耶氏肺孢子菌感染，2019年9月9日加用卡泊芬净50 mg ivgtt qd加强抗真菌治疗。患者球蛋白水平低下，予静注人免疫球蛋白5 g qd×5天，间隔4天后，重复一次人免疫球蛋白5 g qd×5 d。9月9日行支气管肺泡灌洗术，肺泡灌洗液二代测序：产气克雷伯菌序列数8；耶氏肺孢子菌序列数486，风疹病毒特异性序列数158。9月11日患者肺部CT提示：与8月28日相比，双肺感染（需注意真菌感染可能）较前有所好转吸收。患者体温恢复正常5天（2019-09-11—09-15），9月16日患者再次出现发热，体温最高39.2℃，伴咳嗽，咳少量黄白色黏液痰，考虑肺部细菌感染控制欠佳，改美罗培南1.0 g ivgtt q8h抗感染治疗，并予以止咳、化痰、提高免疫力、营养支持治疗。9月17日复查血常规提示：白细胞$2.54×10^9$/L，中性粒细胞$0.61×10^9$/L；巨细胞病毒DNA阴性，血培养阴性。9月20日复查肺部CT提示：与9月1日相比，双肺感染较前明显吸收。血常规提示：白细胞$2.35×10^9$/L，中性粒细胞$0.58×10^9$/L。考虑粒细胞减少，与更昔洛韦不良反应相关，予重组粒细胞集落因子升高白细胞治疗后复查白细胞$10.62×10^9$/L，中性粒细胞$9.29×10^9$/L。9月22日患者咳嗽、咳痰较前明显好转，体温正常，病情稳定，予以办理出院。出院诊断：双肺免疫抑制宿主肺炎（耶氏肺孢子菌+巨细胞病毒+细菌感染）；巨细胞病毒性视网膜炎；口腔念珠菌感染；右侧脑囊虫病治疗后；双侧上颌窦炎；低蛋白血症；联合免疫缺陷病：病因待查。出院后继续予以更昔洛韦胶囊1.0 g po tid、头孢克肟胶囊200 mg po bid、复方磺胺甲噁唑0.96 g po qid、碳酸氢钠片500 mg po tid、阿斯美胶囊（复方甲氧那明）2粒po tid治疗2周，之后患者自行将更昔洛韦胶囊改为0.5 g po tid，余治疗不变。出院后至今患者无再发热，偶有咳嗽，少量咳痰，无其他不适。现为进一步治疗及明确病因收入我院。

既往史及家族史

患者既往体健。患者父母亲系近亲结婚，为表兄妹关系，其姐姐1年余前死于重症肺部感染，具体不详。

入院查体

体温36.8℃，脉搏72次/分，呼吸18次/分，血压113/82 mmHg。神志清楚，步入病房，对答切题，查体配合。患者右眼无光感，左眼指数30 cm，双眼角膜透明，瞳孔大，直径5 mm，右眼对光反射消失，左眼对光反射存在。心肺无殊，腹部平软，全腹无压痛、反跳痛，肝脾肋下未及，双下肢不肿。

入院后实验室检查和辅助检查

• 血常规：白细胞$2.80×10^9$/L（↓），中性粒细胞绝对值$1.44×10^9$/L（↓），淋巴细胞绝对值$0.99×10^9$/L（↓），中性粒细胞51.4%，淋巴细胞35.4%，单核细胞12.1%（↑），血红蛋白124 g/L（↓），血小板$184×10^9$/L。

• 淋巴细胞亚群CD六项：淋巴细胞群42.88%（↑），NK$^+$14.19%，CD8$^+$ 54.03%（↑），CD4$^+$

20.83%（↓），CD4/CD8 0.39（↓），CD3$^+$ 79.43%，CD19$^+$ 6.20%（↓），淋巴细胞数4 307；CD4$^+$淋巴细胞绝对值250/μ。

- 免疫球蛋白：IgM 1.03 g/L，IgE<43.92 ng/ml，IgG 3.15 g/L（↓），Ig A 0.34 g/L（↓），IgG4 0.020 g/L（↓）。
- 自身抗体：（ − ）；肿瘤标志物：（ − ）；免疫固定电泳：（ − ）；甲状腺功能：正常。
- 补体C3：1.050 g/L，C4：0.212 g/L。
- 肝肾功能心肌酶谱：谷丙转氨酶14 U/L，谷草转氨酶21 U/L，总胆红素8.6 μmol/L，直接胆红素3.3 μmol/L，碱性磷酸酶41 U/L（↓），γ-谷氨酰转移酶23 U/L，白蛋白44 g/L，球蛋白17 g/L（↓），白/球蛋白比例2.59（↑），乳酸脱氢酶239 U/L（↑），肌酐77 μmol/L。
- 乙肝表面抗原：（ − ）；丙肝病毒抗体0.04（ − ）；HIV抗体（ − ）。
- 巨细胞病毒IgM抗体：1.32 COI（ − ），IgG抗体：38.60 U/ml（+）。CMV-DNA：（ − ）。EBV-DNA（血浆及全血）：低于检测下限。
- 降钙素原<0.02 ng/ml；铁蛋白571.00 ng/ml（↑）；C反应蛋白<3.11 mg/L。
- T-SPOT.*TB* 阴性；抗原A（ESAT-6）孔0，抗原B（CFP-10）孔0；G试验<31.25 pg/ml。
- 心超：静息状态下经胸超声心动图未见明显异常功能诊断：左心收缩功能正常左心舒张功能正常。
- B超：双侧颈部、锁骨上、腋下及腹股沟未见明显异常肿大淋巴结。肝脏、胆囊、胰腺、脾脏、双肾未见明显异常。

临床关键问题及处理

关键问题1　该患者的感染特点是什么？如何完善下一步检查？

患者，青年男性。1年内反复出现肺部机会感染，包括巨细胞病毒、耶氏肺孢子菌、细菌、真菌等多种病原体；后出现视网膜病变，考虑巨细胞病毒感染引起，导致双侧视力下降；其间患者出现头痛症状，根据头颅MRI检查结果考虑脑囊虫病可能。患者感染的特点是以机会性感染病原体为主，且多次完善免疫相关检查发现患者同时存在细胞和体液免疫缺陷，CD4$^+$ T淋巴细胞计数显著降低（约400个/μl），B淋巴细胞计数显著降低，免疫球蛋白包括IgG和IgM的水平低下。因此，该患者的感染特点是免疫缺陷的背景下，反复出现机会性感染。

此次入院需要完善评估患者的细胞及体液免疫状态和感染的情况。入院后完善相关检查，患者CD4淋巴细胞计数显著低下，约250个/μl，B淋巴细胞计数偏低；免疫球蛋白IgG 3.15 g/L（↓）（正常值7 ~ 16 g/L），IgA 0.34 g/L（↓）（正常值0.7 ~ 4 g/L）。提示患者同时存在细胞免疫和体液免疫的缺陷。入院时患者体温平，无咳嗽、咳痰等呼吸道症状，肺部CT：胸膜下少许斑片状磨玻璃影，考虑感染后改变。请眼科会诊，患者右侧无光感，左侧指数30 cm，双眼角膜透明、前房清、深，瞳孔大，直径5 mm，右眼对光反射消失，左眼对光反射存在，晶体后囊混，右眼底见后极大片白色坏死灶，左眼底后极及下方大片白色坏死灶，视盘前机化灶（图

26-1）。考虑双眼视网膜坏死（考虑巨细胞病毒感染后表现），并发性白内障，11～19行左眼玻璃体切除术，左眼玻璃体穿刺（注药）术，左眼硅油填充术，左眼白内障超声乳化摘除术，房水二代测序提示：巨细胞病毒序列数16；风疹病毒序列数3；马链球菌序列数2 874。后续予头孢他啶2.25 mg联合万古霉素1 mg眼内注射治疗，定期治疗和随访。患者入院时无头晕、头痛、行走不稳等症状，予完善头颅MR增强提示：右额叶内侧回-扣带回皮质区、延髓、左侧桥臂及小脑半球多发异常信号，倾向良性病变如肉芽肿性病变，寄生虫感染？寄生虫抗体全套阴性，鉴于患者目前已驱虫3个疗程，暂未处理。

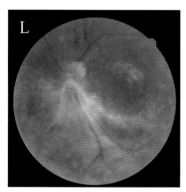
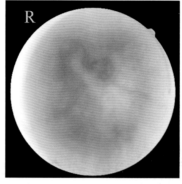
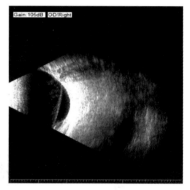

图26-1 眼底照相显示双眼底血管闭塞，大片渗出及视网膜坏死灶。B超提示玻璃体混浊，局部视网膜脱离。

因患者免疫球蛋白IgG处于较低水平，故住院期间予补充人免疫球蛋白10 g ivgtt qd×4 d，同时予以复方磺胺甲噁唑2片qd预防耶氏肺孢子菌感染、更昔洛韦胶囊1.0 g tid治疗巨细胞病毒感染。

关键问题2　考虑该患者免疫存在何种缺陷？如何检测

该患者青年起病，表现为T细胞和B细胞的数量减少，血清抗体水平低下，合并多种条件致病菌感染，无明确的获得性免疫缺陷的依据，且患者父母为近亲结婚，姐姐有可疑的原发免疫缺陷病基础上继发感染死亡的家族史。综上，考虑该患者为原发性免疫缺陷病可能大。我们首先完善了患者γ干扰素抗体的检测，结果为阴性。同时将患者及其父母的样本送检了由复旦大学附属华山感染科和复旦大学生命科学院共同开发的原发性免疫缺陷基因检测Panel，Panel基于液相磁珠杂交捕获技术，采用新一代的高通量测序技术，通过对患者核心家系的相关免疫缺陷基因区域进行检测和分析，锁定候选基因，并通过遗传学进行验证，必要时进行功能验证。Panel包含了共计535种相关免疫基因，这些基因来自OMIM数据库、HGMD数据库、DisGeNet数据库、PubMed数据库、诺和致源免疫缺陷基因检测数据库和过去几年的研究积累。

3周后基因检测结果提示该患者存在RHOH基因纯合突变，其父母均携带该基因突变的杂合子。结合文献检索，发现RHOH基因仅表达于造血细胞，包括髓样细胞、NK细胞、B细胞和T细胞，该基因是维持非黏附状态的淋巴细胞所必需的，也是胸腺细胞发育和TCR信号传导的关键调节剂。*RHOH* 缺乏主要导致 CD4 T 细胞明显降低，CD8 T 细胞比例增加，幼稚 T 淋巴细胞减少，TCR 信号障碍，导致患者可能合并各种机会性感染。该患者的表型可与 *RHOH* 基因突变相符。

背景知识介绍

原发性免疫缺陷病（primary immunodeficiency diseases，PIDs）是指一组免疫器官、组织、细胞或分子缺陷，导致机体免疫功能不全的疾病，属于遗传性疾病。随着基础免疫学的发展和检测以及基因分析水平的提高，这组疾病的病种也日益增多，但 PIDs 仍属于罕见病，发生率约为 6/100 000。PIDs 可以是单发的疾病，也可以是综合征的一个表现。PIDs 可以分为联合免疫缺陷、综合征伴联合免疫缺陷、抗体缺陷为主的免疫缺陷、免疫调节异常性疾病、吞噬细胞数量和（或）功能缺陷、固有免疫缺陷、自身炎症性疾病、补体缺陷及拟表型原发性免疫缺陷九大类。其中，最常见的是 IgA 缺陷，发病率约为 1/1 000，但是绝大部分患者没有症状；其次是 B 细胞和 T 细胞缺陷，例如普通变异型低丙种球蛋白血症、重症联合免疫缺陷等；相对少见的是中性粒细胞功能或者补体缺陷。

PIDs 患者的临床表现多样。严重者可能出现重症联合免疫缺陷，也可能表现为容易发生机会性感染，持续性感染，和严重的器官特异性自身免疫病。因此，对疑似 PIDs 患者的评估常常包括对反复发作的、持续的、严重的、罕见的以及无法解释的感染的评估。绝大部分的 PIDs 在婴儿期或者儿童期发作，但是也有少部分患者可以成年后起病，因此对于这类 PIDs 的识别也非常重要。评估疑似 PIDs 的患者需要包括以下信息：发病年龄，幼年时反复感染或者死亡的家族史，感染的数量、部位和类型，其他身体的异常表现。对出现具有警示作用的临床特征（详见表 26-1）的患者需要进行临床评估。感染发作越早，免疫缺陷可能越严重。许多免疫疾病都是 X 连锁的，在这种情况下，仔细的家族史至关重要。在患有 T 细胞缺陷病的患者中，最常见的是病毒、真菌、分枝杆菌和其他机会性感染（耶氏肺孢子菌，弓形虫），活病毒疫苗接种可能与传播性和进行性病毒性疾病有关。在儿童早期持续出现鹅口疮、腹泻、吸收障碍和发育迟缓可能表明存在 T 细胞异常。在 B 细胞或抗体缺乏症中，化脓性细菌感染占主导，尤其是有荚膜的病原体感染。此类感染通常会影响上呼吸道和下呼吸道以及皮肤，并且非常严重，反复发作且经常持续存在。感染少见病原体，具有意外并发症或涉及多个部位（肺、窦腔、关节、骨或脑膜，脓肿形成或败血症）的感染应提高可疑程度。在成年人中，此类中最常见的疾病称为普通变异型免疫缺陷。

对临床表现怀疑 PIDs 的患者应进行相关实验室检测至关重要。常用的实验室检查包括基本的初筛：血常规和细胞分类计数、血清免疫球蛋白水平检测，其他包括外周血单核细胞定量、T 和 B 细胞功能检测（如细胞因子的生成，IgG 亚类测定）、补体检测等。延迟超敏性皮肤检测有助于评估细胞免疫。补体缺陷最好通过检测 CH50 水平。当怀疑中性粒细胞缺陷时，可以进行硝基蓝四唑测试或吞噬功能的测量。必要时，可以检测疫苗接种后抗体产生的情况。

表26-1 不同免疫缺陷类型的特征

抗体缺陷病

出生6个月后发病

反复呼吸道感染

细菌性感染，尤其是带有荚膜的病原体感染

出现血清等凝集素

评估B细胞的功能，而非数量

常见的感染病原体包括：
　　各种病毒感染（巨细胞病毒、呼吸道合胞病毒、EBV、副流感病毒）、肺炎链球菌、流感嗜血杆菌、卡他莫拉菌、铜绿假单胞菌、金黄色葡萄球菌、脑膜炎奈瑟菌、肺炎支原体、蓝氏贾第鞭毛虫，分枝杆菌和真菌感染少见

细胞免疫缺陷病

出生6个月内起病

反复发作的病毒、真菌或者寄生虫（机会性病原体）感染

皮肤迟发免疫反应缺陷

吸收障碍或慢性腹泻

常见的感染病原体包括：
　　肠道病毒、细菌感染（伤寒沙门菌、李斯特菌、肠道菌群）、非结核分枝杆菌、真菌（念珠菌、隐球菌、组织胞浆菌、耶式肺孢子菌）、寄生虫（弓形虫、隐孢子虫）

补体缺陷

反复细菌感染

反复奈瑟菌感染（后期相关补体缺陷）

相关风湿性疾病（尤其是系统性红斑狼疮）

常见感染病原体类似于抗体缺陷病

提示中性粒细胞缺陷的因素

脐带迟分离

持续中性粒细胞缺乏

反复或者持续齿龈炎或牙周炎

反复细菌感染伴肉芽肿形成

常见感染病原体包括：
　　金黄色葡萄球菌、铜绿假单胞菌、诺卡菌、伤寒沙门菌、非结核分枝杆菌、念珠菌、曲霉等

但是，由于PIDs的疾病谱系范围很广，临床和实验室基本检测对于PIDs诊断来说是远远不够。在这种情况下，分子诊断、遗传学和外显子组测序对诊断来说非常重要。目前，国际免疫学联合会（IUIS）报告了354种不同的PIDs，列出了344种不同的基因缺陷表型，但是越来越多的基因正在被发现。不同的原发性免疫缺陷病有相应的治疗手段，干细胞移植以及免疫球蛋白替代性治疗是主要的两类，也有基因治疗正在相关临床研究中。

许多原发性免疫缺陷病的患者面临未被诊断、诊断不足或诊断错误的风险，尤其是成人发病的原发性免疫缺陷病。由于这些患者可能会出现合并多种慢性，尤其是机会性感染，所以感染科医生也可能是这些患者的首诊医生，因此要增加对这类疾病的认识，才能够及时进行临床识别和基因诊断，这对改善此类患者的治疗方案，提高患者预后非常重要。

［感染科：阮巧玲　陈　甜　朱浩翔　张文宏

　眼科：王志良　张晓燕

　遗传分析：吴　晶　姜　宁（复旦大学）］

参·考·文·献

［1］ Vicki M, Jordan SO, Jessica Q, et al. Global report on primary immunodeficiencies: 2018 update from the Jeffrey Modell Centers Network on disease classification, regional trends, treatment modalities, and physician reported outcomes[J]. Immunol Res, 2018, 66(3): 367−380.

［2］ Capucine P, Waleed A, Aziz B, et al. Primary immunodeficiency diseases: an update on the classification from the international union of immunological Societies Expert Committee for Primary Immunodeficiency 2015[J]. J Clin Immunol, 2015, 35(8): 696−726.

［3］ 陈灏珠. 实用内科学（15版）［M］. 北京：人民卫生出版社，2017: 2566−2579.

27

误诊为酒精性肝硬化的
特发性缩窄性心包炎

题记

　　随着人们生活水平的提高，酒精性肝病、肝硬化的发病率越来越高。虽然根据饮酒量、生化及影像学检查，酒精性肝硬化的诊断并不困难，但可能掩盖原发病，造成误诊误治。本例患者有长期大量饮酒史，虽有胸闷症状、体检可见颈静脉充盈，但外院一直诊断为酒精性肝硬化，多次心超及CT检查均未见明显异常，按酒精性肝硬化治疗无效，入院后经肝穿刺病理检查，发现肝脏明显淤血，最终经手术证实为特发性缩窄性心包炎，术后症状明显缓解。

病史摘要

入院病史

患者，男性，56岁，江苏淮安人，农民，于2019年11月29日入院。

主诉

乏力、腹胀伴活动后气急3月余。

现病史

　　患者2019年8月起无明显诱因下出现全身乏力、腹胀、活动后胸闷气急，并出现双下肢浮肿，至当地医院就诊，血液生化检查示谷丙转氨酶和谷草转氨酶正常，总胆红素34.6 μmol/L，间接胆红素31.3 μmol/L，白蛋白37 g/L，凝血功能：国际标准化比值1.23，凝血酶原时间15.6秒，凝血酶原活动度73%。胸片示心影增大，两肺未见明显异常。心脏超声示主动脉瓣钙化并少量反流，左心舒张功能减低，少量心包积液。肺功能示轻度阻塞性通气功能障碍，呼气阻力明显增加，残总比明显增加。B超提示肝硬化，因患者有长期大量饮酒史，当地医院经诊断为"酒精性肝硬化"，予保肝利尿等对症处理后患者乏力、腹胀症状稍有好转，但活动后胸闷、气急等症状并未缓解，轻度体力活动如爬两层楼即可出现症状。此后3月余患者辗转于多家医院,反复就诊于肝病科、心内科,均诊断为"酒精性肝硬化",予保肝利尿、放腹水、补充白蛋白等对症治疗后,患者自觉乏力、胸闷、腹胀可适当缓解,但停药后症状反复,且双下肢浮肿持续存在。2019年11月27日患者至复旦大学附属华山医院感染科门诊就诊,上腹部CT平扫提示:肝硬化、脾肿大、腹水。胸部CT平扫:左肺上叶少许炎症,左肺上叶小结节,考虑增生灶可能,心包积液,双侧胸腔少许积液,主动脉钙化。心脏超声:少量心包积液,左心收缩功能正常、左心舒张功能正常。肝功能:谷丙转氨酶25 U/L,谷草转氨酶22 U/L,γ-谷氨酰转移酶72 U/L,总胆红素42 μmol/L,间接胆红素34 μmol/L,白蛋白45 g/L;凝血功能:国际标准化比值1.29,凝血酶原时间14.4秒。为进一步诊治于11月29日入住复旦大学附属华山医院感染科病房。

既往史

否认病毒性肝炎、结核病史,否认手术外伤史,输血史,过敏史。7年前曾有短暂乏力、腹胀、双下肢浮肿,当地医院诊断为"酒精性肝硬化",予保肝、利尿治疗后症状缓解,7年来无自觉不适,平时可进行日常体力劳动。

个人史

否认疫水接触史,否认化学物质、放射性物质、有毒物质接触史,否认吸毒史。有40年吸烟史,平均1包/日。40年长期大量饮酒史,平均52° 白酒500 g/d,7年前已戒烟戒酒。

入院查体

体温36.5℃,脉搏73次/分,呼吸20次/分,血压128/83 mmHg,身高178 cm,体重84 kg,BMI 26.5 kg/m²。神志清楚,发育正常,体型偏胖,回答切题,自主体位,查体合作,步入病房。全身皮肤黏膜未见皮疹及出血点,未见肝掌、蜘蛛痣,全身浅表淋巴结无肿大。巩膜可疑黄染,双侧瞳孔等大等圆、对光反射存在,角膜未见K-F环。颈软,无抵抗,颈静脉充盈,甲状腺无肿大。胸廓对称无畸形,胸骨无压痛;两肺呼吸音粗,未闻及干、湿啰音。心率73次/分,律齐。腹膨隆,腹壁脂肪厚,全腹软,无压痛及反跳痛,肝脾肋下未触及,肝、双肾区无叩击痛,移动性浊音阴性,肠鸣音4次/分。双下肢轻度凹陷性水肿。肌力正常,肌张力正常,生理反射正常,病理反射未引出。

入院后实验室检查

• 血常规:白细胞8.14×10⁹/L,红细胞5.22×10¹²/L,平均红细胞体积85.1 fl,血红蛋白139 g/L,中性粒细胞0.648,血小板178×10⁹/L,中性粒细胞绝对值5.28×10⁹/L。

• 肝肾功能:谷丙转氨酶16 U/L,谷草转氨酶20 U/L,总胆红素39.4 μmol/L(↑),直接胆红素19.2 μmol/L(↑),总胆汁酸6 μmol/L,碱性磷酸酶125 U/L,γ-谷氨酰转移酶70 U/L(↑),总蛋白76 g/L,白蛋白45 g/L,球蛋白31 g/L,白球比例1.45,前白蛋白151 g/L(↓),尿素7.6 mmol/L(↑),肌酐75 μmol/L,尿酸0.656 mmol/L(↑)。

• 免疫球蛋白:血免疫球蛋白M 0.86 g/L,血免疫球蛋白E 405.6 ng/ml(↑),血免疫球蛋白G 15.2 g/L,血免疫球蛋白A 2.29 g/L。

• 凝血功能:凝血酶原时间18.8秒,纤维蛋白原降解产物<2.5μg/ml,部分凝血活酶时间

35.5秒（↑），国际标准化比值1.24（↑），D-二聚体0.56（↑），纤维蛋白原定量2.7 g/L，凝血酶原时间13.8秒（↑）。

- 转铁蛋白：2.81 g/L；免疫球蛋白G4：0.646 g/L；铜蓝蛋白0.333 g/L（↑）。
- NT-pro BNP 150.1pg/ml（↑）；心肌标志物：肌红蛋白<21.0 ng/ml（↓），肌钙蛋白T 0.01 ng/ml（↓），CK-MB mass 0.92 ng/ml。
- 血糖、血氨、肿瘤标记物、激素水平：正常范围。自身免疫性肝病抗体谱（－）。
- 血清免疫固定电泳：阴性。
- 血 T-SPOT.*TB*：阴性。
- 病毒性肝炎标记物：HBsAg 0.00（－）IU/mL，HBsAb 930（+）IU/L，HBeAg 0.41（－）s/co，HBeAb 1.7（－）s/co，HBcAb 0.1（－）s/co，anti-HCV0.04（－）s/co。
- HBV-DNA（－），HCV-RNA（－），CMV-DNA（－），EBV-DNA（血浆）（－）。

入院辅助检查

- 腹部B超：肝脏弥漫性病变，脾脏略大，腹腔积液，胆壁增厚，水肿可能，双侧胸腔未见明显积液。
- 肝脏Fibroscan：肝硬度（LSM）13.1。
- 肝脏MR增强：肝硬化，少量腹水，左肾小囊肿。
- 门静脉CTV增强：门静脉及其分支、下腔静脉及肝静脉管径增粗（约16 mm），腹腔积液，心包积液。
- 肺功能：轻度混合型通气功能障碍，小气道中度限闭。

临床关键问题及处理

关键问题1　患者酒精性肝硬化是否存在，反复发生的胸闷、双下肢浮肿是否与肝硬化有关

该患者有40年嗜酒史（饮52°白酒500 g/d），计算酒精摄入量>40 g/d，符合长期饮酒史，有反复乏力、腹胀等临床症状，肝功能谷丙转氨酶、谷草转氨酶、MCV升高均不明显，有γ-谷氨酰转移酶和胆红素的轻度升高，肝脏弹性超声肝硬度升高（但患者BMI 26.5 kg/m²，按照中国标准超重，有腹型肥胖，可能对结果有所影响），腹部彩超、CT及MRI等影像学检查均提示存在肝硬化、脾肿大、腹水，但未提示脂肪肝改变。根据酒精性肝病防治指南，支持酒精性肝硬化的诊断。但该患者存在很多不支持的地方，如：① 患者为何在戒酒7年后出现症状，且经过积极保肝利尿治疗后病情仍在进展？② 患者多次检查肝功能均提示转氨酶（包括谷丙转氨酶、谷草转氨酶、AKP、γ-谷氨酰转移酶等）均正常，白蛋白、球蛋白、白球蛋白比例也在正常范围；③ 酒精性肝硬化无法解释患者的颈静脉充盈（图27-1）及影像学提示的下腔静脉扩张等右心衰竭症状。从临床表现及体格检查的结果，我们高度怀疑该患者存在心源性肝淤血，尤其是缩窄性心包炎。到底该患者是单纯的心源性肝淤血还是酒精性肝硬化基础上合并了心脏的问题呢？目前并不能明确。

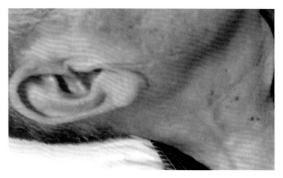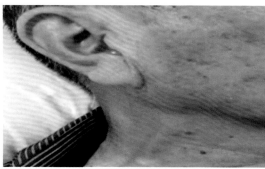

图27-1　体检提示颈静脉充盈。

关键问题2　下一步如何明确诊断

　　为了明确诊断，在和患者充分沟通后，于2019年12月5日B超引导下行肝穿刺活检术，病理结果提示：肝组织门管区少许炎症，无明显纤维化，局部肝窦扩张，少许淤血，考虑为局部代偿性改变或循环障碍，请结合临床排除心源性因素后，再调查有无局部肝血道回流因素（图27-2）。肝穿病理的结果并未见酒精性肝病特异性的大泡性或大泡性为主伴小泡性的混合性肝细胞脂肪变性，仅在门管区有少许炎症，无明显纤维化，更无肝硬化的证据，支持了我们的临床诊断，该患者并非肝硬化，而是肝淤血。

　　导致肝淤血的原因有很多，如伴有右心功能不全的心脏病、心脏瓣膜病或肺部疾病，肝静

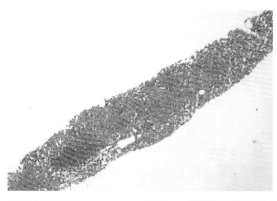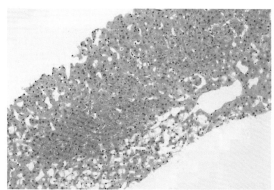

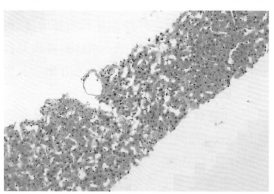

图27-2　肝脏病理HE染色。

脉或下腔静脉回流受限（如布-加综合征或肝脏的肿瘤、囊肿、淋巴结肿大等使静脉受压）等，其中心源性肝淤血较为常见。且该患者有活动后胸闷、气急、劳力性活动受限等心衰症状，体检发现颈静脉充盈，双下肢轻度凹陷性水肿，因此仍考虑缩窄性心包炎引起的肝淤血。但之前多次影像学检查阴性给我们的诊断带来了很多困惑，有可能是临床早期影像学改变不典型，导致诊断困难。因此，我们联系本院经验非常丰富的心超室主任再次对患者进行心超检查，经仔细探查后得出结论：少量心包积液，心包可疑增厚，左房增大，左室后侧壁舒张受限，下腔静脉增宽，结合临床考虑早期缩窄性心包炎可能（图27-3）。虽然复查胸部CT增强仍提示心包积液，心包增厚并不明显（图27-4），但此时已经有支持我们临床诊断的依据。

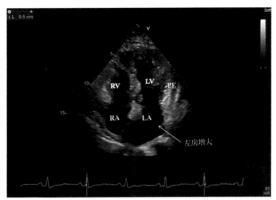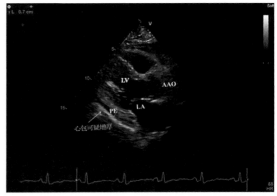

图27-3　经胸超声心动图。LA：左心房，LV：左心室，RA：右心房，RV：右心室，PE：心包积液，AAO：主动脉根部。

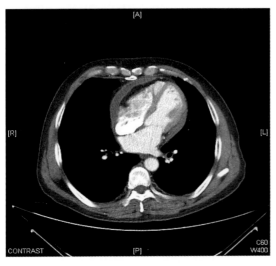

图27-4　胸部增强CT可见心包积液。

后续处理措施及结果

经心外科会诊后考虑有手术指征，患者转至心外科病房，于12月24日行心包剥离术，术中发现心包增厚（约5 mm）、质硬，心包内粘连紧密（图27-5），左侧方增厚的心包壁层和脏层之间可见中等量的暗红色心包积液，予剥除粘连心包。术后心包组织及心包积液二代测序、Xpert均阴性，病理提示：心包膜纤维组织增生伴胶原化及明显增厚，可符合缩窄性心包炎改变。术后患者恢复良好，未再出现乏力、胸闷及双下肢浮肿症状。

最终诊断

患者病程中无发热、盗汗等不适，入院后T-SPOT.TB阴性，术后心包组织二代测序及心包积液Xpert均阴性，因此结核性心包炎诊断依据不足。患者7年前曾有类似症状发作，有可能当时有急性心包炎发作，后续演变为缩窄性心包炎，因此该患者最终诊断为缩窄性心包炎，特发性可能大。

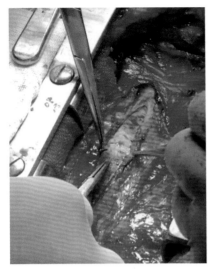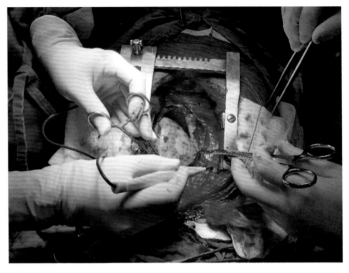

图27-5 患者心包剥离术中发现心包增厚、质硬，心包内粘连紧密。

背景知识介绍

缩窄性心包炎是指由于心包的壁层和脏层的慢性炎症性病变，引起心包增厚、粘连，甚至钙化，使心脏的舒张期充盈受限，从而降低心脏功能，造成全身血液循环障碍的疾病。

几乎所有心包病变后都可发生缩窄性心包炎。特发性和治疗后（如手术或放疗后）在发达国家中常见，而感染性尤其是结核性心包炎在发展中国家更常见。缩窄性心包炎的常见病因详见表27-1。

表27-1 缩窄性心包炎的常见病因

常见病因	所占比例
特发性或病毒性	42% ～ 61%
心脏外科手术后	11% ～ 37%
放疗后（主要是霍奇金病或乳腺癌）	2% ～ 31%
结缔组织病	3% ～ 7%
感染后（结核或化脓性心包炎）	3% ～ 15%
其他（恶性肿瘤、创伤、药物、结节病、尿毒症相关心包炎等）	1% ～ 10%

缩窄性心包炎的起病通常较为隐匿，心包缩窄的症状可在急性心包炎后数月至数十年出现。主要出现右心功能衰竭的症状和体征，如劳力性呼吸困难、因静脉压升高引起的大量腹水和下肢水肿以及乏力、胸闷等全身症状。查体可见颈静脉怒张、肝肿大、胸腹腔积液，少部分病人可见奇脉、Kussmaul征、心包叩击音等。心包纤维化、增厚及钙化是缩窄性心包炎主要的病理表现。该病

临床并不常见，且部分患者发病隐匿，临床表现不典型，很容易误诊为其他疾病误诊。

缩窄性心包炎的诊断主要基于右心衰竭的症状和体征，并结合影像学检查。影像学检查主要包括：

（1）超声心动图：缩窄性心包炎的典型表现为心包增厚，以房室环为著，可有钙化；室间隔运动异常；下腔静脉扩张；双心房增大、心室相对减小；E峰值高、A峰值低；吸气状态下肝静脉收缩期的前向血流速度降低，且在呼气状态下肝静脉舒张期的反向血流速度增加。目前梅奥医学中心通过超声心动图诊断缩窄性心包炎的标准是：① 室间隔异常运动；② 呼气状态下肝静脉舒张期的反向血流速度增加；③ 组织多普勒提示二尖瓣环组织速度增加大于8 cm。①和②或③联合诊断缩窄性心包炎的特异性和灵敏度分别为91%和87%。

（2）CT：心包增厚是CT诊断该病的直接征象，CT还可发现心包钙化。钙化主要发生在富含脂肪的区域（如房室沟、心脏底部），典型表现为盔甲心。CT间接征象包括心室腔正常或减小、右心室舒张充盈受损、室间隔僵硬。国内学者研究发现CT诊断符合率为73.1%。

（3）MR：MR除可发现心包增厚、心包钙化和心包积液外，还可显示心包心肌粘连、间隔运动反弹、舒张期充盈突然停止和室间隔僵硬曲度改变。心包增厚>4 mm是该病的典型心脏MR成像表现。如上述检查仍无法明确诊断，可进一步行右心导管检查或心内膜活检进一步帮助诊断。

缩窄性心包炎的治疗方法包括内科保守治疗和外科治疗。保守治疗适应证包括：① 短暂性缩窄性心包炎，抗炎治疗可避免行心包剥离术。② 手术风险高或存在手术禁忌证。对于非典型缩窄性心包炎，若抗结核、利尿2～3个月后症状缓解不明显或不能脱离利尿剂，则应尽早手术。外科治疗是通过外科手术剥离心包，解除其对心脏的压迫，是目前治疗缩窄性心包炎较为有效的手段。根治性心包剥离术、次全心包剥离术后10年生存率分别可达94%及55%，85%的根治性心包剥离术后患者5年随访心功能为Ⅰ～Ⅱ级。

本例患者因腹水、下肢水肿，肝功能轻度异常起病，因长期大量饮酒史，影像学多次提示肝硬化，因此外院多次诊断为酒精性肝硬化，但治疗效果一直不佳。入院体检时我们发现患者有颈静脉充盈，结合患者有劳力性呼吸困难、下肢水肿，考虑存在右心衰竭，以缩窄性心包炎最为常见，虽然外院多次心超及CT均未提示缩窄性心包炎，临床仍坚持该方向不放弃，后续通过有经验的心超医生反复推敲，支持缩窄性心包炎的诊断，最终通过手术确诊，并帮患者摘掉了伴随多年的"酒精性肝硬化"的帽子。通过该例患者的诊治，体现出临床基本功和临床思维的重要性，在辅助检查表现非常不典型时反复推敲，最终走出误区。

（杜合娟　朱浩翔　张继明）

参·考·文·献

［1］Adler Y, Charron P, Imazio M, et al.2015 ESC guidelines for the diagnosis and management of pericardial diseases: the task for cefor the diagnosis and management of pericardial diseases of the European Society of Cardiology (ESC). Endorsed by: the European Association for Cardio-Thoracic Surgery(EACTS)[J]. Eur Heart, 2015, 36(42): 2921−2964.

［2］Welch TD, Ling LH, Espinosa RE, et al. Echocardiographicdiagnosis of constrictive pericarditis: mayo clinic criteria[J].Circ: Cardiovasc Imaging, 2014, 7(3): 526−534.

［3］刘锋.缩窄性心包炎的超声、CT与MRI联合研究分析［J］.现代医用影像学,2018,27（2）: 530−531.

［4］林果为,王吉耀,葛均波.实用内科学［M］.第15版.人民卫生出版社,2017.

［5］酒精性肝病防治指南（2018年更新版）［J］.实用肝脏病杂志,2018,21（2）: 170−176.